重订古今名医临证金鉴

不寐癫狂癫痫卷

单书健 ◎ 编著

中国健康传媒集团
中国医药科技出版社

内 容 提 要

古今名医之临床实践经验，乃中医学术精华之最重要部分。本书主要选取了古今名医对不寐、癫狂、癫痫证治疗的临床经验、医案、医论之精华，旨在为临床中医诊治以上疾病提供借鉴。全书内容丰富，资料翔实，具有极高的临床应用价值和文献参考价值，以帮助读者开阔视野，增进学识。

图书在版编目（CIP）数据

重订古今名医临证金鉴 . 不寐癫狂癫痫卷 / 单书健编著 . — 北京：中国医药科技出版社，2017.8

ISBN 978-7-5067-9304-9

Ⅰ . ①重… Ⅱ . ①单… Ⅲ . ①失眠—中医临床—经验—中国 ②癫痫—中医临床—经验—中国 Ⅳ . ① R249.1

中国版本图书馆 CIP 数据核字（2017）第 100514 号

美术编辑 陈君杞
版式设计 也 在

出版 **中国健康传媒集团** | 中国医药科技出版社
地址 北京市海淀区文慧园北路甲 22 号
邮编 100082
电话 发行：010 - 62227427 邮购：010 - 62236938
网址 www.cmstp.com
规格 710×1000mm ¹/₁₆
印张 30 ¹/₄
字数 338 千字
版次 2017 年 8 月第 1 版
印次 2023 年 8 月第 3 次印刷
印刷 三河市百盛印装有限公司
经销 全国各地新华书店
书号 ISBN 978-7-5067-9304-9
定价 59.00 元

获取新书信息、投稿、为图书纠错，请扫码联系我们。

困惑与抉择

——代前言

单书健

从 1979 年当编辑起，我就开始并一直在思考中医学术该如何发展？总是处于被证明、被廓清、被拷问的中医学，在现代科学如此昌明的境遇下，还能不能独立发展？该以什么形态发展？

一、科学主义——中医西化百年之困

（一）浑沌之死

百年中医的历史，就是一部中医西化的历史……

百年来西医快速崛起，中医快速萎缩，临床范围窄化，临床阵地缩小，信仰人群迁移，有真才实学、经验丰富的中医寥若晨星……

科研指导思想的偏差。全部采用西医的思路、方法、评价标准。科研成果大部分脱离了中医药学的最基本特点，以药为主，医药背离，皮之不存，毛将焉附？

中医教育亦不尽人意。学生无法建立起中医的思维方式，不能掌握中医学的精髓，不能用中医的思维方式去认识疾病，这是中医教育亟待解决的问题。中医学术后继乏人，绝非危言耸听，而是严酷的现实。

傅景华先生认为，科学主义首先将科学等同于绝对真理，把近代以来形成的科学体系奉为不可动摇的真理，那么一切理论与实践都要符合"科学"，并必须接受"科学"的验证。一个明显错误的观念，却变成不可抗衡的共识。事实上，这种认识一旦确立，中医已是死路一条。再用笼罩在现代科学光环之下的西医来检验中医则是顺理成章。"用现代科学方法研究中医，实现中医现代化"的方针应运而生，并通过行政手段，使之成为中医事业发展的惟一途径。中医走上了科学化、现代化、实证化、实验化、分析化、还原化、客观化、标准化、规范化、定量化的艰巨而漫长的征程，中医被验证、被曲解、被改造、被消化的命运已经注定。在"现代化"的迷途上，历尽艰辛而长途跋涉，费尽心机地寻找中医概念范畴和理论的"物质基础"与"科学内涵"，最高奢望不过是为了求人承认自己也有符合西医的"科学"成分。努力去其与西医学不相容的"糟粕"，取其西医学能够接受的"精华"，直至完全化入西医，以彻底消亡而告终。

中国科学院自然科学史研究所研究员宋正海先生认为科学是人类社会结构中的一个基本要素。从古至今，任何民族和国家，均存在科学这个要素，所不同的只是体系有类型不同、水平有高低之分。并非如科学主义者所认为的，只有西方体系的近代科学才算是"科学"。[1]

近代科学为西方科学体系所独霸，它的科学观、方法论所形成的科学主义，无限度发展，逐渐在全球形成强势文化，取得了话语权，致使各国民族的科学和文化越来越被扼杀乃至被完全取代。近百年来以科学主义评价中医科学性、以西医规范中医，正促使中医走上一条消亡之路。要真正振兴中医，首先要彻底批判科学主义，让中医先从束缚中走出来。

《庄子·应帝王》中浑沌之死十分深刻，发人深省……

南海之帝为儵，北海之帝为忽，中央之帝为浑沌。儵与忽时相与遇于浑沌之地，浑沌待之甚善。儵与忽谋报浑沌之德，曰："人皆有七

---

[1] 宋正海. 要振兴中医首先要彻底批判科学主义. 中国中医药报社. 哲眼看中医. 北京科学技术出版社，2005，71-78.

窍以视听食息，此独无有，尝试凿之。"日凿一窍，七日浑沌死。

《经典释文》："倏忽取神速之名，浑沌以合和为貌。"成玄英疏："夫运四肢以滞境，凿七窍以染尘，乖浑沌之至淳，顺有无之取舍，是以不终天年，中途夭折。""浑沌"象征本真的生命世界，他的一切原本如此，自然而然，无假安排，无须人为地给定它以任何秩序条理。道的根源性在于浑沌。在浩渺的时空中按人的模式去凿破天然，以分析去破毁混融，在自然主义的宇宙观看来，乃是对道的整体性和生命的整体性的斫丧。把自己的价值观强加给中医学，加给多样性的生命世界，中医西化无疑是重演"浑沌"的悲剧！

（二）中医是不为狭义科学见容的复杂性科学

2015年10月5日，中国科学家屠呦呦凭发现青蒿素的治疟作用而获得2015年诺贝尔生理学与医学奖，这是中国科学家获得的第一个科学类诺贝尔奖。2011年，屠呦呦获得拉斯克奖（Lasker Award）时曾表示，青蒿素的发现，是团队共同努力的成果，这也是中医走向世界的荣誉。

围绕屠呦呦的获奖，关于中医科学性的争论再次喧嚣一时。然而不管如何争议，中医跨越几千年历史为中华民族乃至全世界的生存做出了不可磨灭的贡献。

朱清时院士认为中医药是科学，是复杂性科学。只是当前流行的狭义的"科学"还不接受。

发源于西方的现代主流科学总是把复杂事物分解为基本组成单元来研究（即以还原论为基础）；以中医为代表的中国传统科学总是把复杂事物看作整体来研究，他们认为，若把事件简化成最基本的单元，就要把许多重要信息都去除掉，如单元之间的连接和组合方式等等，这样做就把复杂事物变样了。

朱清时院士指出，解剖学发现不了经络和气，气实际上是大量细胞和器官相互配合和集体组装形成的一种态势。这种态势正如战争中兵家的部署,士兵组织好了,战斗力就会大增,这种增量就是气。或者像放在山顶上蓄势待下的石头。总之,是一个复杂系统各个部分之间的关系、组装方式决定了它能产生巨大的作用。

英国《自然》杂志主编坎贝尔博士就世界科技发展趋势发表看法说:目前对生命科学的研究仍然局限在局部细节上,尚没有从整个生命系统角度去研究,未来对生命科学的研究应当上升到一个整体的、系统的高度,因为生命是一个整体。

著有《东方科学文化的复兴》的姜岩博士曾著文指出:混沌理论推动了复杂科学的诞生。而复杂科学的问世彻底动摇了还原论——能用还原论近似描述的仅仅是我们世界的很小的一部分。哥德尔不完备性定理断言,不仅仅是数学的全部,甚至任何一个系统,都不可能用类似哥德尔使用的能算术化的数学和逻辑公理系统加以概括。哥德尔的结果是对内涵公理化一个致命的打击。

著名生物学家、生命科学哲学家迈尔强调科学的多元性。他认为,由于近代物理学的进步,"仿佛世界上并没有活生生的有机世界。因此,必须建立一种新的哲学,这种哲学主要的任务是摆脱物理主义的影响"。他指出生物学中还原是徒劳的、没有意义的……生物学领域重要的不是本质而是个体。

诺贝尔奖获得者、杰出现代科学家普利高津说过:"物理学正处于结束现实世界简单性信念的阶段,人们应当在各个单元的相互作用中了解整体,要了解在相当长的时间内,在宏观的尺度上组成整体的小单元怎样表现出一致的运动。"而这些观念与中医的学术思想更为接近。美国物理学家卡普拉把现代物理学与中国传统思想作了对比,认为两者在许多地方极其一致。哈肯提出"协同学和中国古代思想在整体性观念上有深刻的联系",他创立协同学是受到中医等东方思维的启发。以中国古代整体论思想为基础的中医将大大促进医学和科学的发展。

（三）哲学家的洞见

曾深入研究过中医的哲学家刘长林先生指出，当前困扰中医学的不是中医药学术本身，而是哲学。一些流行的认识论观念必须突破、更新，这样才能树立正确的科学观，破除对西方和现代科学的迷信，正确理解中医学的科学价值，划清中医与西医的界限，此乃发展中医学的关键。

刘先生认为：科学多元的客观依据是宇宙的无限性，宇宙和任一具体事物都具有无限多的方面和层面……任何认识方法都是对世界的一种选择，都是主客体的一种特殊的耦合关系。你的方法选择认识这一方面，就不能同时认识那一方面；你建立的耦合关系进入这一层面，就不能同时进入那一层面，因为世界是由各种对立互补的方面、层面所组成的。这就形成了不同的认识方法，而认识方法的不同，导致了认识的结果也就不同，所获规律的形态也不一样，从而形成不同的科学模型，但却都是对这一事物的正确认识。于是形成形态各异的科学体系，这就是科学的多元性。[1]

恩格斯说：一切存在的基本形式是空间和时间。孟庆云先生认为，《内经》的思想主旨是从时间结构的不同内容阐发有机论人体观，提出了关于阴阳始终、藏象经络、四时气化、诊法治则等学说中时间要素的生命特征，具有独特的科学价值。

刘先生指出：西方科学体系以空间为主。空间性实，其特性在于广延和并列。空间可以分割，可以占有。空间关系的特点是相互排斥，突显差别。对空间的深入认识以分解为条件。在空间中，人与物

[1] 刘长林. 关于中国象科学的思考——兼谈中医学的认识论实质. 杭州师范大学学报（社会科学版），2009，31（2）：4-11.

是不平等的，人居主位，对物持征服和主宰的态度。因此，主体与客体采取对立的形式……以空间为本位，就会着重研究事物的有形实体和物质构成，这与主客对立的认识方式是统一的。认识空间性质主要靠分析、抽象和有控制条件的实验。抽象的前提是在思维中将对象定格、与周围环境分割开，然后找出具有本质意义的共性。在控制的条件下做实验研究，是在有限的空间范围内（如实验室），在实际中将对象与周围环境分割开，然后寻找被分离出来的不同要素之间的规律性联系。

刘先生还认为：东方科学体系以时间为主。时间性虚，其特性在于持续和变异。时间不能分割，不能占有，只能共享。在时间里，人与人、人与万物是平等、共进的关系。主体与客体采取相融的方式……从时间的角度认识事物，着眼在自然的原本的整体，表现为现象和自然的流行。向宇宙彻底开放的状态，在"因""顺"对象的自然存在和流行中，寻找其本质和规律。用老子的话说，就是"道法自然"，这是总的原则。

"现象联系的本质是'气'，气是万物自然生化的根源。现象层面的规律体现为气的运动，通过气来实现。中医学研究的是现象层面的规律，在认识过程中，严格保持人和万物的自然整体状态，坚持整体决定和产生部分，部分受整体统摄，因而要从整体看部分，而不是从部分看整体。西医学研究的是现象背后的实体层面，把对象看作是合成的整体，因而认为部分决定整体，整体可以用部分来说明，故主要采取还原论的方法。"

"现象表达的是事物的波动性，是各种功能、信息的联系。现象论强调的是事物的运动变易，即时间方面。庄子说：'与物委蛇，而同其波。'（《庄子·庚桑楚》）'同其波'，就是因顺现象的自然流变，去发现并遵循其时间规律。所以中医学研究的是整体。而西医学以实体为支撑事物存在的本质，将生命活动归结为静态的物质形体元素，故西医学研究的是'粒子'的整体。"

"中医学认为：'器者，生化之宇。'（《素问·六微旨大论篇》）而生化之道，以气为本。'气始而生化，气散而有形，气布而蕃育，气终而象变，其致一也。'（《素问·五常政大论篇》）可见，中医学以无形的人体为主要对象，着意关注的是气化，把人看作是气的整体。而西医学则以有形的人体为对象，研究器官、细胞和分子对生命的意义，把人看作是实体的整体。"

刘先生进而指出：时间与空间是共存关系，不是因果关系。人无论依靠何种手段都不可能将时空两个方面同时准确测定，也不可能从其中的一个方面过渡到另一方面。量子力学的不确定性原理告诉我们，微观粒子的波动特性的关系也是这样。它们既相互补充，又相互排斥。

部分决定整体和整体决定部分，这两个反向的关系和过程同时存在。但是，观测前者时就看不清后者，观测后者时又看不清前者，所以我们只能肯定二者必定相互衔接，畅然联通，但却永远不能弄清其如何衔接，如何联通。这是认识的盲区，是认识不可逾越的局限。要承认这类盲区的存在，因为世界上有些不可分割的事物只是共存关系，而没有因果联系。

刘先生从哲学的高度对中西医把握客观事物认识论原理，燃犀烛微，深刻剖析，充满了哲学家的洞见，觉闻清钟，发人深省。

李约瑟曾经指出：中西医结合在技术层面是可以探讨的，理论层面是不可能的。刘长林先生也认为：人的自然整体（中医）与合成的整体（西医），这两个层面之间尽管没有因果联系，但却有某种程度的概率性的对应关系。寻求这种对应关系，有利于临床。我们永远做不到将两者真正沟通，就是说，无论用中医研究西医，还是用西医研究中医，永远不可能从一方走到另一方。

早在 20 世纪 80 年代，傅景华先生就形成了中医过程论思想。傅先生认为：中医不仅包括对有形世界的认识，而且具有对自然和生命本源以及发生演化过程的认识。中医的认识领域主要在生命过程与枢机，而不仅是人体结构与功能，中医是"天地人和通、神气形和通"的大道。傅先生认为中医五脏属于五行序列，分别代表五类最基本的生命活动方式。《素问·灵兰秘典论篇》喻以君主、相傅、将军、仓廪、作强之官，形象地反映出五类生命运动方式的特征。在生命信息的运行机制中，心、肺、肝、脾、肾恰似驱动、传递、反馈、演化、发生机制一样，立足于生命的动态过程，而非实体器官。针对实体层面探求中医脏腑经络实质已走入死胡同，傅景华先生以"中医过程论"诠释中医实质，空谷足音，振聋发聩，惜了无唱和。笔者曾多次和傅景华讨论，好像那时他并不知道怀特海的过程哲学，只是基于对《周易》等典籍中过程思想的理解，能提出如此深刻的见解，笔者十分敬佩他深邃的洞见。十几年后，怀特海的过程哲学已在中国传播，渐至大行其道了。

怀特海明确地说过，他的过程哲学与东方思想更加接近！而不是更接近于西方哲学。杨富斌教授指出，怀特海过程哲学的"生成"和"过程"思想，与中国哲学关于生成和变易的思想相接近。

怀特海的有机体概念，通常是指无限"绵延"（持续）的宇宙运动过程的某一点上包含了与其他点上的事物的相互关系，因而获得自身的具体现实规定性的事物。意在取代以牛顿物理学绝对时空观为基础的机械唯物论宇宙观中的"物质"或"实在"观，即宇宙观问题。在他看来，传统的机械论宇宙观中所说的"物质"或"实在"实际上都是处于过程之中的存在物或实有（entity），都是与其他存在物相互作用、相互影响、相互依赖的，并在此过程中获得自身的规定性，不是单纯的、永恒的、具有绝对意义的东西，而是具有过程性、可变性和相对性的复杂有机体；认识过程中的主体和客体也是同一运动（认识）过程中彼此相关、相互渗透和相互依赖的两个有机体，因而并没有完全自主、自足的"主体"，也没有绝对不受主体影响的、具有绝对意义的客体，因此对于主体与客体的关系，也应当从二者的相互作用、相互影响和相互渗透及其与周围的关系等方面来考察。而中国古代哲学追求超现象的本质、超感觉的概念、超个体性的普遍性（同一性）为哲学的最高任务。在中国哲学家看来，天地人相通，自然与社会相通，阴阳相通相合。《黄帝内经》通过揭示自然变化对人体生理的影响，自然变化与疾病、自然环境与治疗的关系，认为"人与天地相参也，与日月相应也。"（《灵枢·岁露论》）怀特海的有机体思想与中国哲学的天人合一确有相通之处。

（四）医学不是纯粹的科学

除了极少数的哲学家、科学家认为中医是科学，而中医不是科学几乎成为世人之共识。但医学哲学家同样拷问：西医学是科学吗？

西医学之父威廉姆·奥斯勒说，"医疗行为是植根于科学的一种艺术"，进而他解释道，"如果人和人都一样，那医学或许能成为一门科学，而不是艺术。"

1981年6月密苏里大学哲学系的罗纳尔德·穆森在《医学与哲学》（The Journal of Medicine and Philosophy）发表了25页的长文"为什么医学不可能是一门科学"，医学圈里为之哗然，因为文章发表在暑月，因此常常被称为"暑月暴动"。依照穆森的观点，"医学是科学"缺乏有说服力的论证；从历史和哲学上可以论证医学"不是""不应该是"也"不可能是"（单一的、纯粹的）科学。在愿景、职业价值、终极关怀、职业目的与职业精神上，医学与科学之间是有冲突的；医学一旦成为科学，就会必然遮蔽偏离医学的职业愿景、价值、终极关怀、目的与精神。科学的基本目的是获得新知，以便理解这个世界和这个世界中的事物，医学的目的是通过预防或治疗疾病来增进人们的健康；科学的标准是获得真理，医学的标准是获得健康和疗效；科学的价值旨向为有知、有理（客观、实验、实证、还原）、有用、有利（效益最大化）；医学的价值旨向为有用、有理、有德、有情、有根、有灵，寻求科学性、人文性、社会性的统一。针对人的医学诉求和服务，科学存在严重的"缺损配置"。

穆森的结论是：尽管医学（知识）大部分是科学的，但它并不是、也不可能成为一门科学。

范瑞平先生指出，不能完全按照当代科学性与科学化的指标、方法与价值来衡量医学，裁判中西医之争，在当代科学万能和科学至上的意识形态中，技术乌托邦的期盼遮蔽了医学的独立价值，穆森的文章力矫时弊。

医学的原本是人学，这是众所周知的事实，其性质必须遵循人的属性而定。穆森和拥护者所做的，其实是站在我们所处的时代——医学有离科技更近、离人性更远，离具体更近、离整体更远的趋势——发出的"重拾医学人性"的呼吁。

我们还用为中医是不是科学而捶胸顿足地大声疾呼吗？

二、理论－实践脱节与"文字之医"

理论－实践脱节，即书本上的知识（包括教科书知识），并不能完全指导临床实践，这是中医学术发展未能解决的首要问题。形成理论－实践脱节的因素比较复杂，笔者认为欲分析解决这一问题，必须研究中医学术发展的历史，尤其是正确剖析文人治医对中医学术的影响。

迨医巫分野后，随着文人治医的不断增多，中医人员的素质不断提高，因为大量儒医的出现，极大地提高了医生的基础文化水平。文人治医，繁荣了中医学，增进了学术争鸣，促进了学术发展。通医文人增加，对医学发展的直接作用是形成了以整理编次医学文献为主的学派。由于儒家济世利天下的人生观，促使各阶层高度重视医籍的校勘整理、编撰刊行，使之广为流传。

文人治医对中医学术的消极影响约有以下诸端：

（一）尊经崇古阻碍了中医学的创新发展

两汉后，在儒生墨客中逐渐形成以研究经学、弘扬经书和从经探讨古代圣贤思想规范的风气，后人称之为"经学风气"。

儒家"信而好古""述而不作"一直成为医学写作的指导思想，这种牢固的趋同心理，削磨、遏制了医家的进取和创新。尊经泥古带给医坛的是万马齐喑，见解深邃的医家亦不敢自标新见，极大地禁锢了人们的思想，导致了医学新思想的难以产生及产生后易受抑压，也导致了人们沿用陈旧的形式来容纳与之并不相称的新内容，从而限制了新内容的进一步发展，极大地延缓了中医学的发展。

（二）侈谈玄理，无谓争辩

一些医学家受理学方法影响，以思辨为主要方法，过分强调理性作用，心外无物，盲目夸大了尽心明性在医学研究中的地位，对医学事实进行随意的演绎推理，以至于在各家学说中掺杂了大量的主观臆测、似是而非的内容（宋代以前文献尚重实效，宋代以后则多矜夸偏颇、侈谈玄理、思辨攻讦之作）。

无谓争辩中的医家，所运用的思辨玄学的方法，使某些医学概念外延无限拓宽，无限循环，反而使内涵减少和贫乏，事实上思辨只是把人引入凝固的空洞理论之中。这种理论似乎能解释一切，实际上却一切都解释不清。它以自然哲学的普遍性和涵容性左右逢源，一切临床经验都可以成为它的诠注和衍化，阻碍和束缚了人们对问题继续深入的研究。理论僵化，学术惰于创新，通过思辨玄学方法构建的某些理论，不但没有激起后来医家的创新心理，反而把人们拉离临床实践的土壤。命门之争，玄而又玄，六味、八味何以包治百病？

（三）无病呻吟，附庸风雅的因袭之作

"立言"的观念在文人中根深蒂固，一些稍涉医籍的文人，也常附庸风雅，编撰方书，有的仅是零星经验，有的只是道听途说，因袭之作，俯拾皆是。

（四）重文献，轻实践

受经学的影响，中医学的研究方法大抵停留在医书的重新修订、编次、整理、汇纂，呈现出"滚雪球"的势态。文献虽多，而少科学含量。从传统意义上看，尚有可取之处，但在时间上付出的代价是沉重的，因为这样的思想延缓了中医学的发展。

伤寒系统，有人统计注释《伤寒》不下千余家，主要是编次、注释，但大都停留在理论上的发挥和争鸣，甚或在如何恢复仲景全书原貌等问题上大做文章，进而争论诋毁不休，站在临床角度上深入研究者太少了。马继兴先生对《伤寒论》版本的研究，证明"重订错简"几百年形成的流派竟属子虚乌有。

整个中医研究体系中重经典文献，轻临床实践是十分明显的。

一些医家先儒而后医，或弃仕途而业医，他们系统研究中医时多已年逾不惑，还要从事著述，真正从事临床的时间并不多，其著作之实践价值仍需推敲。

苏东坡曾荐圣散子方。某年大疫，苏轼用圣散子方而获效，逾时永嘉又逢大疫，又告知民众用圣散子方，而贻误病情者甚伙。陈无择《三因方》云：此药实治寒疫，因东坡作序，天下通行。辛未年，永嘉瘟疫，被害者不可胜数。盖当东坡时寒疫流行，其药偶中而便谓与三建散同类。一切不问，似太不近人情。夫寒疫亦自能发狂，盖阴能发燥，阳能发厥，物极则反，理之常然，不可不知。今录以备寒疫治疗用者，宜审究寒温二疫，无使偏奏也。

《冷庐医话》记载了苏东坡孟浪服药自误：士大夫不知医，遇疾每为庸工所误。又有喜谈医事，孟浪服药以自误。如苏文忠公事可惋叹焉……

文人治医，其写作素养，在其学问成就上起到举足轻重的作用。而不是其在临床上有多少真知灼见。在中医学发展史上占有重要地位的医学著作并非都是经验丰富的临床大家所为。

《温病条辨》全面总结了叶天士的卫气营血理论，成为温病学术发展的里程碑，至今仍有人奉为必读之经典著作。其实吴鞠通著《温病条辨》时，从事临床只有六年，还不能说是经验宏富的临床家。《温病条辨》确系演绎《临证指南》之作，对其纰谬，前哲今贤之驳辨批评，多为灼见。研究吴鞠通学术思想，必须研究其晚年之作《医医病书》及其晚年医案。因《温病条辨》成书于1798年，吴氏40岁，而《医医病书》成于道光辛卯（1831）年，吴氏时已73岁。仔细研究即可发现风格为之大变，如倡三元气候不同医要随时变化，斥用药轻描淡写，倡治温重用石膏，从主张扶正祛邪，到主张祛除邪气，从重养阴到重扶阳……

《证治准绳》全书总结了明代以前中医临床成就，临床医生多奉为圭臬，至今仍有十分重要的学术价值。但是王肯堂并不是职业医生、临床家。肯堂少因母病而读岐黄家言，曾起其妹于垂死，并为邻里治病。后为其父严戒，乃不复究。万历十七年进士，选翰林院庶吉士，三年后受翰林院检讨，后引疾归。家居十四年，僻居读书。丙午补南行人司副，迁南膳部郎，壬子转福建参政……独好著书，于经传多所发明，凡阴阳五行、历象……术数，无不造其精微。著《尚书要旨》《论语义府》《律例笺释》《郁冈斋笔尘》，雅工书法，又为藏书大家。曾辑《郁冈斋帖》数十卷，手自钩拓，为一时刻石冠。

林珮琴之《类证治裁》于叶天士内科心法多有总结，实为内科之集大成者，为不可不读之书，但林氏在自序中讲得清清楚楚：本不业医。

目尽数千年，学识渊博，两次应诏入京的徐灵胎，亦非以医为业，如《洄溪医案》多次提及：非行道之人。

王三尊曾提出"文字之医"的概念（《医权初编》上卷论石室秘录第二十八）：

夫《石室秘录》一书，乃从《医贯》中化出。观其专于补肾、补脾、疏肝，即《医贯》之好用地黄汤、补中益气汤、枳术丸、逍遥散之意也。彼则补脾肾而不杂，此又好脾肾兼补者也……此乃读书多而临证少，所谓文字之医是也。惟恐世人不信，枉以神道设教。吾惧其十中必杀人之二三也。何则？病之虚者，虽十中七八，而实者岂无二三，彼只有补无泻，虚者自可取效，实者即可立毙……医贵切中病情，最忌迂远牵扯。凡病毕竟直取者多，隔治者少，彼皆用隔治而弃直取，是以伐卫致楚为奇策，而仗义执言为无谋也……何舍近而求远，尚奇而弃正哉。予业医之初，亦执补正则邪去之理，与隔治玄妙之法，每多不应。后改为直治病本，但使无虚虚实实之误，标本缓急之差，则效如桴鼓矣……是书论理甚微，辨症辨脉则甚疏，是又不及《医贯》矣……终为纸上谈兵。

"文字之医"实际的临床实践比较少，偶而幸中，不足为凭。某些疾病属于自限性疾病，即使不治疗也会向愈康复。偶然取效，即以偏概全，实不足为法。

"文字之医"为数不少，他们的著作影响并左右着中医学术。

笔者认为理论与实践脱节，正是文人治医对中医学术负性影响的集中体现。

必须指出，古代医学文献临床实用价值的研究是十分艰巨的工作。笔者虽引用王三尊之论，却认为《石室秘录》《辨证录》诸书，独到之处颇多，同样对非以医为业的医家，如王肯堂、徐灵胎、林珮琴等之著作，亦推崇备至，以为不可不读。

三、辨病下的辨证论治

笔者师从洪哲明先生临诊时，先生已近八旬。尝见其恒用某方治某一病，而非分型辨治。小儿腹泻概以"治中散"（理中丸方以苍术易白术）治之，其效甚捷；产后缺乳概用双解散送服马钱子；疝气每用《金匮》蜘蛛散。辨病还是辨证？

中医是先辨病再辨证，即辨证居于第二层次。《伤寒论》"辨太阳病脉证并治""辨阳明病脉症论治"……已甚明了。后世注家妄以己意，曲加发挥，才演绎出林林总总的"六经辨证"，已背离仲师原旨。

1985年，有一次拜谒张琪先生，以中医是辨病下的辨证论治为题就教，张老十分高兴地给我讲了一个多小时：同为中焦湿热，淋病、黄疸、湿温有何不同，先生毫分缕析，剀切详明。张老十分肯定中医是辨病下的辨证论治。

徐灵胎《兰台轨范》序：欲治病者，必先识病之名，能识病名，而后求其病之由生，知其所由生，又当辨其生之因各不同，而病状所由异，然后考其治之之法。一病必有主方，一方必有主药。或病名同而病因异，或病因同而病症异，则又各有主方，各有主药，千变万化之中，实有一定不移之法。

中医临床流派以经典杂病派为主流，张石顽、徐灵胎、尤在泾为其代表人物，《张氏医通》为其代表作。张石顽倡"一病有一病之祖方"，显系以辨病为纲领。细读《金匮要略》，自可发现仲景是努力建立辨病体系的，一如《伤寒论》。

外感热病中温病学派，临证每抓住疫疠之气外犯，热毒鸱盛这一基本病因病机，以祛邪为不易大法，一治到底，同样是以辨病为主导的。

《伤寒论》是由"三阴三阳"辨"病"与"八纲"辨"证"的两级构成诊断的。如"太阳病，桂枝证"（34条）、"太阳病……表证仍在"（128条）。首先是通过辨病，从整体上获得对该病的病性、病势、病位、发展变化规律以及转归预后等方面的全面了解，从而把握贯穿该病过程的始终，并明确其发生、发展的基本矛盾，然后才有可能对各个发展阶段和不同条件（如治疗、宿疾等）影响下所表现出来的症候现象做出正确的分析和估价，得出符合该阶段病理变化性质（即该阶段的主要矛盾）的"证"诊断，从而防止和克服单纯辨证的盲目性。只有首先明确"少阴病"的诊断，了解贯穿于少阴病整个发展过程中的主要矛盾是"心肾功能低下，水火阴阳俱不足"，才有可能在其"得之两三日"仅仅出现口燥咽干的情况下判断为"邪热亢盛，真阴被灼"，果断地用大承气汤急下存阴。正确的辨证分析，必须以明确的"病"诊断为前提，没有这个前提就难以对证候的表现意义做出应有的估价，势必影响辨证的准确性。

辨"病"诊断的意义在于揭示不同疾病的本质，掌握各病总体矛盾的特殊性；辨"证"诊断的意义在于认识每一疾病在不同阶段、不同条件下矛盾的个性和各病在一定时期内的共性矛盾，做到因时、因地、因人制宜。首先，辨病是准确诊断的基础和前提；结合辨证，则是对疾病认识的深入和补充。二者相辅相成，缺一不可。

"六经辨证"的说法之所以是错误的，就在于把仲景当时已经区分出的六个不同外感病种，看成了一种病的六个阶段，即所谓的太阳病是表证阶段，阳明病是里证阶段，少阳病是半表半里阶段等。这种认识混淆和抹杀了"病"与"证"概念区别，既与原文事实相违背，又与临床实际不相符合。按照这种说法去解释原文，就难免捉襟见肘，矛盾百出。"六经辨证"说认为太阳病即是表证，全不顾太阳病还有蓄血、蓄水的里证；认为阳明病是里证，却无视阳明病还有麻黄汤证和桂枝汤证。既为阳明病下了"里证"定义，却又有"阳明病兼表证"之说。试问阳明病既为里证，何以又能兼表证，则阳明病为里证之说又何以成立？

张正昭先生指出："六经辨证"说无端地给三阴三阳的名称加上一个"经"字，无形中把"三阴三阳"这六个抽象概念所包括的诸多含义变成了单一的经络含义，使人误认为"三阴三阳"病就是六条经络之病，违背了《伤寒论》以"三阴三阳"病名的原义。可见，把"三阴三阳"病说成"六经病"固属不妥，而称其为"六经证"就更是错误的了。

李心机先生鉴于《伤寒论》研究史上"注不破经，疏不破注"的顽固"误读传统"，就鲜明地指出"让伤寒论自己诠释自己"。

四、亚健康不是"未病"是"已病"

近年来，较多的中医学者把亚健康与中医治未病、欲病等同起来，亚健康不是中医的未病，机械的对应、简单的比附，不仅仅犯了逻辑上的错误，于全面继承中医学术精华并发扬光大十分不利。

（一）中医"未病"不能等同于亚健康

《素问·四气调神大论篇》："圣人不治已病，治未病，不治已乱，治未乱，此之谓也。夫病已成而后药之，乱已成而后治之，譬犹渴而穿井，斗而铸锥，不亦晚乎。"体现了治未病是中医对摄生保健的指导思想，强壮身体，防于未病之先。

"未病"是个体尚未患病，应注意未病先防。中医的"未病"和"已病"，是相对概念，健康属于未病，疾病属于已病。

《难经·七十七难》："上工治未病，中工治已病者，何谓也？然所谓治未病者，见肝之病，则知肝当传之与脾，故先实其脾气，无令得受肝之邪，故曰治未病焉。"此时，未病是以已病之脏腑为前提，以已病脏腑之转变趋向为依据，务先安未受邪之地。

《灵枢·官能》中有"正邪之中人也微，先见于色，不知于其身。"指出病邪初袭机体，首先见体表某部位颜色的变化，而身体并未感到任何不适，然机体的气血阴阳已出现失衡，仅表现一些细微病前征象的状态便为未病状态。由健康到出现机体症状，发生疾病，并非是卒然出现的，而是逐渐形成，由量变到质变的过程。

《灵枢·顺逆》也指出，"上工刺其未生者也；其次，刺其未盛者也……上工治未病，不治已病，此之谓也"。

《素问·八正神明论篇》："上工救其萌芽，必先见三部九候之气，尽调不败而救之，故曰上工。下工救其已成，救其已败。"显示早期诊断，把握时机，早期治疗，既病防变之意。

唐孙思邈的《千金方》中有"古之医者，上医治未病之病，中医治欲病之病，下医治已病之病"的论述，明确地将疾病分为"未病""欲病""已病"三个层次。未病指机体已有或无病理信息，未有任何临床表现的状态或不能明确诊断的一种状态，是病象未充分显露的隐潜阶段。

中医的治未病是一种原则和指导思想，既包涵未病先防的养生防病、预防保健思想，也包涵既病防变、早期治疗、控制病情的临床治疗原则。

亚健康无论如何都是有明显身体不适而又不能符合（西医的）某种疾病诊断标准的状态，把未病和亚健康等同起来，是毫无道理的。

（二）亚健康是中医的已病

作为"中间状态"的亚健康，应包括三条：首先，没有生物学意义上的疾病（尚未发现躯体构造方面的异常）及明确的精神心理障碍（属"疾病"）；其次，它涉及躯体上的不适（如虚弱、疲劳等非特异性的，尚无可明确躯体异常、却偏离健康的症状或体验，但还够不上西医的"疾病"）；再次，还可涉及精神心理上的不适（够不上精神医学诊断上的"障碍"），以及社会生存上的适应不良。以亚健康状态常见的头痛、头晕、失眠等为例，均已构成中医"病"的诊断。多数亚健康个体，其体内的病机已启动，已经出现了阴阳偏盛偏衰，或气血亏损，或气血瘀滞，或有某些病理性产物积聚等病机变化。

"亚健康状态"指机体正气不足或邪气侵犯时机体已具备疾病的一些病理条件或过程，已有一些或部分病症（证）存在，但是未具备西医学疾病的诊断标准。我们不能采取把中医的"病"的概念与西医"疾病"的概念等同起来的思考和研究方式。

笔者认为全部中医的"病"只要还不具备西医学疾病诊断的证据，均属亚健康范畴。

中医生存和发展有一最关键的因素，就是临床范围日益窄化，中医文化基础日渐式微，信仰人群的迁移，观念的转变，后继乏人。很多研究都表明，人群中健康状态占10%，疾病状态占15%，75%属于亚健康状态。西医还没有明确的方法和药物治疗亚健康。中医学在亚健康状态方面的潜在优势，不仅可拓展中医学术新的生存空间，而且必将促进整个世界医学的进化与发展，从而为全人类的健康做出新的贡献。

闫希军先生所著《大健康观》中提出了大健康医学模式。在大健康医学模式中，中医被赋予十分重要的地位，而拥有了更加广阔的空间。中医理论与系统生物学及大数据方法契合，并将与系统生物学和生态医学等领域取得的成果相互交通，水乳交融，这是未来西方医学和中医学发展必然的走向。

五、正本清源，重建中医范式

范式是某一科学共同体在某一专业或学科中所具有的共同信念，这种信念规定了它们的共同的基本观点、基本理论和基本方法，为它们提供了共同的理论模式和解决问题的框架，从而成为该学科的一种共同的传统，并为该学科的发展规定了共同的方向。

库恩认为"范式"是成熟科学的标志，由于"范式"的存在，科学家们一方面可以在特定领域里进行更有效率的研究，从而使他们的研究更加深入；而另一方面，"范式"也意味着该领域里"更严格的规定"，"如果有谁不肯或不能同它协调起来，就会陷于孤立，或者依附到别的集团那里去"。因此，同一范式内部，研究者拥有相同的世界观、研究方法、理论、仪器和交流方法，但在不同"范式"之间却是不可通约的。不同"范式"下的研究者对同一领域的看法就像是两个世界那样完全不同。这也是造成"一条定律对一组科学家甚至不能说明，而对另一组科学家有时好像直观那样显而易见"的原因。

李致重等学者从具体研究对象、研究方法及基础理论等方面论述了中西医范式的不可通约性。而且，中、西医关系的特殊之处还在于，它们不只是同一领域的两个不同"学派"，更是基于两种完全不同的文化而发展起来的，这也使得二者之间的不可通约性表现得尤其明显和强烈。正是由于这种不可通约性导致了中西医之争。屈于特定历史条件下"科学主义"的强势地位，中医最终被迫部分接受了西医"范式"。"范式丢失"是近现代中医举步维艰、发展停滞、甚至后退的根本原因。

任何一门科学的重大发展，都表现在基本概念的更新和范式的变革上……变革范式，是现时代中医理论发展的必经之路。

如何正本清源，重建范式？

正本清源是中医范式或重建的基础，这是一项十分艰巨浩大的工程。正本首先是建立传统范式。必须从经典著作入手，梳理还原，删汰芜杂，尽呈精华。

（一）解释学·语言能力与重建

东汉许慎在《说文解字·叙》中说："盖文字者，经艺之本，王政之始，前人所以垂后，后人所以识古。故曰：本立而道生。"给予中国古典解释学以崇高的地位。

解释学把生命哲学、现象学、存在主义分析哲学、语言哲学、心理学、符号学等理论融合在一起，强调语言的本体论地位，认为我们所能认识的世界只能是语言的世界，人与世界的关系的本质是语言的关系，不仅把解释当作人文科学的方法论基础，而且是哲学的普遍方法。

狭义解释学特指现代西方哲学领域中的解释学理论，它经过狄尔泰、海德格尔、伽达默尔、利科、哈贝马斯等思想巨匠在理论上的构建和推动，形成了哲学释义学；广义解释学则不限于西方哲学领域，一切关于文本的说明、注解、解读、校勘、训诂、修订、引申及阐释的工作都属于解释活动，都要依靠相应的解释方法和解释理论来完成，因而都可以称作解释学。中医书籍中只有少部分是经典原著，而其余大部分都属于关于经典原著的解释性著作。

从当代解释学观点看，任何现代理论或现代文化都发轫于传统，传统文化的生命力则在于不断的解释和再解释之中。传统文化和现代文化并不是对立的，而是统一的，确切地说，是对立统一。人类文化是一条河流，它从传统走来，向未来走去，亦如黑格尔所说，离开其源头愈远，它就膨胀得愈大。

拉法格相信：《老子》在其产生之初，在它的著者与当时的读者之间存在着一种共识，这种共识便是《老子》的初始意义，《老子》著者传达的是它，当时的读者从中读懂的也是它。那么，这种共识又是从何而来的呢？拉法格认为：处于同一时代同一环境中的人可能会在词义的联想、语言结构的使用、社会问题的关注上具有共同之处，所以他们之间能够彼此理解。拉法格采用语言学家乔姆斯基的"语言能力"一词来指代这种基于共有的语言与社会背景的理解能力。在他看来，这种"语言能力"是历史解释学的关键，是发现历史文本原始意义的途径。他建议读者利用多种传统方法增强自己理解《老子》的语言能力，如古汉语字词含义的研究、历史事件与古代社会结构的分析，其他古代思想家思想的讨论等。也就是说，旨在发现《老子》原始意义的现代读者应尽可能地将自己置于《老子》所处的时代，将当时的社会背景、语言现象等历史的事物内化为自己的"语言能力"。

历史的解释者的任务是利用历史的证据重新将《道德经》与它产生的背景联结起来，在该背景下对其进行分析研究。解释者首先必须去掉成见，不可以将我们现代的思想强加于古人，或用现代思想批判古人。

历史解释学方法是中医经典著作、传统理论研究的基本方法。其要旨在于忠实细密地根据经典话语资料和现代方法对原典重新解读。旧有的词语和概念通过词语组合方式和语境组件方式的特殊安排，突显出原典文本固有的基本意义结构。通过意义结构分析，探询其原始涵义、历史作用和现代意义。

（二）解构与重建

理解分析就是"解构"，而"解构"旨在重建，使新的理论概念或理论结构因此建立。自然科学家就是依循这一程序不断地改弦更张，发展其理论系统的……解构和重建与科恩所说的"范式变革"有所类同。何裕民先生认为：对原有理论概念或规则的重新理解和分析，对传统中医理论体系进行解构和重建，是现阶段中医理论发展的切实可行的最佳选择。

事实的确认和概念的重建是重建的途径与环节。

严肃的科学研究应以经验事实为基础，而不仅仅是古书古人的描述，古人的认识充其量只是帮助人们寻找经验事实，并在研究中给予一定的启示。

概念的重建与事实的确认可以说是互为因果的两大环节。梳理每个名词术语的历史演变和沿革情况、分析它们眼下使用情况及混乱原因，这两者有助于旧术语的解构；组织专家集体研讨以期相对清晰、合理地约定每一概念（名词术语）的特征和实质。

阴阳五行学说对传统中医理论之建构，具有决定性的作用。它们作为主导性观念和认识方法渗入中医学，有的又与具体的学术内容融合成一体，衍生出众多层次低得多的理论概念。藏象、经络、气血津液等可视作中医理论体系的第二层次，第三层次的是众多较为具体的概念或术语，其大多与病因病机、治法及"证"相关联。最低层次的是一些带有经验陈述性质的论述。形成这些概念，司外揣内、援物比类等起着主要作用，不少是从表象信息直接跳跃到理论概念的，许多概念与实体并不存在明确的对应关系，其内涵和外延有时也颇难作出清晰的界定。

一些学者主张：与学术内容融合在一起的阴阳五行术语，应通过概念的清晰化、实体化和可经验化而清理出去。亦即使哲学的阴阳五行与具体（中医）的科学理论分离……愚意以为不可，以其广泛渗透而不可剥离，阴阳五行已成为不可或缺的纲领框架，当以中医学理视之，而不仅仅视为居于指导地位的古典哲学思想。

（三）方法

正本清源，重建范式，必须有良好的方法。我们反对科学主义，但我们崇尚科学精神，我们必须学习运用科学方法，尤其是科学思维方法，科学观察方法，科学实证方法（不仅仅是实验室方法）。

"医林改错，越改越错"，《医林改错》中提出的"心无血，脉藏气"之说，显然是错误的。为什么导致错误的结论？主要是他不知道，观察是有其一定条件，一定范围的。离开原来的条件、时间、地点，观察结果会有很大差异。运用观察结论做超出原条件、原范围的外推时，必须十分审慎。他所观察的都是尸体，由于动脉弹力大，把血驱入静脉系统。这是尸体的条件，不可外推到活着的人体。对观察结果进行理解和处理时，必须注意其条件性、相对性和可变性。

在广泛占有资料的基础上，还必须要有正确的思维方法。对于马王堆汉墓出土的缣帛及竹木简医书成书年代的推定和对该批资料的运用，我国的有关专家认为："如果从《黄帝内经》成书于战国时期来推定，那么两部灸经的成书年代至少可以上溯到春秋战国之际甚至更早。"而日本山田庆儿先生认为，这种"推论的方法是错误的。不管我们最后会达到什么样的结论，我都不应该根据所谓《黄帝内经》是战国时期的著作这个还没有确证的假定，去推断帛书医书的成书年代，而必须相反地从关于后者已经确证了的事实出发，来推断前者成书的过程和年代"。山田庆儿先生基于"借助马王堆医书之光，可以逐渐看清中国医学的起源及其形成过程"。

吴坤安认为：喻嘉言、吴又可、张景岳辈，治疫可谓论切治详，发前人所未发。但景岳宜于汗，又可宜于下，嘉言又宜于芳香逐秽，三子皆名家，其治法之所以悬绝若此，以其所治之疫各有不同。景岳所论之疫，即六淫之邪，非时之气，其感同于伤寒，故每以伤寒并提，而以汗为主，欲尽汗法之妙，景岳书精切无遗。又可所论之疫，是热淫之气，从口鼻吸入，伏于募原，募原为半表半里之界，其邪非汗所能达，故有不可强汗、峻汗之戒；附胃最近，入里尤速，故有急下、屡下之法。欲究疫邪传变之情，惟又可之论最为详尽，然又可所论之疫，即四时之常疫，即俗名时气症也。若嘉言所论之疫，乃由于兵荒之后，因病致病，病气、尸气混合天地不正之气，更兼春夏温热暑湿之邪交结互蒸，人在气交中，无隙可避，由是沿门阖境，传染无休，而为两间之大疫，其秽恶之气，都从口鼻吸入，直行中道，流布三焦，非表非里，汗之不解，下之仍留，故以芳香逐秽为主，而以解毒兼之。是三子之治，各合其宜，不得执此而议彼。

学术研究中，所设置的讨论的问题必须同一，必须是一个总体，这是比较研究的基本原则。执此而议彼，古代医家多有此弊，六经辨证与卫气营血辨证、三焦辨证之争论，概源于方法之偏颇。

六、提高疗效是中医学术发展的关键

中医药学历数千年而不衰，并不断发展，主要依靠历代医学家临床经验的积累、整理提高。历代名医辈出，多得自家传师授。《周礼》有"医不三世，不服其药"，可见在很早人们即已重视了老中医经验。

以文献形式保留在中医典籍之中的中医学术精华仅仅是中医学术精华的一部分。为什么这样说？这是因为中医学术精华更为宝贵的部分是以经验的形式保留在老中医手中的。这是必须予以充分肯定、高度重视的问题。临床家，尤其是临床经验丰富、疗效卓著者，每每忙于诊务，无暇著述，其临床宝贵经验，留下来甚少。叶天士是临床大家，《外感温热篇》乃于舟中口述，弟子记录整理而成。《临证指南医案》，亦弟子侍诊笔录而成，真正是叶天士自己写的东西又有什么？

老中医经验，或禀家学，或承师传，通过几代人，或十几代或数百年的长期临床实践，反复验证，不断发展补充，这种经验比一般书本中所记述的知识要宝贵得多。老中医经验是中医学术精华的重要组成部分，舍全面继承，无法提高疗效。

书中的知识要通过自己的实践，不断摸索不断体会，有了一些感受，才能真正为自己所利用。真正达到积累一些经验，不消说对某些疾病能形成一些真知灼见，就是能准确地把握一些疾病的转归，亦属相当困难，没有十年二十年的长期摸索，是不可能的。很显然，通过看书把老中医经验学到手，等于间接地积累了经验，很快增加了几十

年的临床功力，这是中青年医生提高临床能力的必由之路。全面提高中医队伍的临床水平，必将对中医学术发展产生极大的推动作用。

老中医经验中不乏个人的真知灼见，尤其是独具特色的理论见解、自成体系的治疗规律都将为中医理论体系的发展提供重要的素材。尤其是传统的临床理论并不能完全满足临床需要时，理论与临床脱节时，老中医的自成规律的独特经验理论价值更大。

在强大的西医学冲击下，中医仍然能在某些领域卓然自立，是因为其临床实效，西医学尚不能取而代之。这是中医学赖以存在的基础，中医学的发展亦系之于此。无论如何，提高临床疗效都是中医学术发展的战略起点和关键所在。

中医以其疗效，被全世界越来越多的人认可，仅在英国就有3000多家中医诊所（这已是多年前的数字）。在美国有超过30%的人群，崇尚包括中医在内的替代医学自然疗法。在医学界也认为有一些疾病，西医学是束手无策的，应从中医学中寻求解决的办法。美国医学会在1997年出版的通用医疗程序编码中特别增加两个针灸专用编码，对没有解剖结构，没有物质基础的中医针灸学予以承认；在2015年实施的"国际疾病分类"ICD-11，辟专章将中医纳入其中。我们应客观地对待百年中医西化历史，襟怀大度地包容对中医的批评，矜平躁释，心态平和，目标清晰，化压力为动力，寓继承于创新，与时俱进。展望未来，我们对中医事业发展充满了信心。

单书健
2016 年 12 月

序

　　十年前出版之《当代名医临证精华》丛书，由于素材搜罗之宏富，编辑剪裁之精当，一经问世，即纸贵洛阳，一版再版，被医林同仁赞为当代中医临床学最切实用、最为新颖之百科全书。一卷在手，得益匪浅，如名师之亲炙，若醍醐之灌顶，沁人心脾，开慧迪智，予人以钥，深入堂奥，提高辨治之水平，顿获解难之捷径，乃近世不可多得之巨著，振兴中医之辉煌乐章也，厥功伟矣，令人颂赞！

　　名老中医之实践经验，乃中医学术精华之最重要部分，系砺炼卓识，心传秘诀，可谓珍贵至极。今杏林耆宿贤达，破除"传子不传女，传内不传外"之旧规，以仁者之心，和盘托出；又经书健同志广为征集，精心编选，画龙点睛，引人入胜。熟谙某一专辑，即可成为某病专家，此绝非虚夸。愚在各地讲学，曾多次向同道推荐，读者咸谓得益极大。

　　由于本丛书问世迄已十载，近年来各地之新经验、新创获，如雨后春笋，需加补充；而各省市名老中医珍贵之实践经验，未能整理入编者，亦复不少，更应广搜博采，而有重订《当代名医临证精华》之议，以期进一步充实提高，为振兴中医学术，继承当代临床大家之实践经验，提高中青年中医辨治之水平，促进新一代名医更多涌现，发展中医学术，作出卓越贡献。

　　与书健同志神交多年，常有鱼雁往还，愚对其长期埋首发掘整理老中医学术经验，采撷精华，指点迷津，详析底蕴，精心编辑，一心为振兴中医事业而勤奋笔耕，其淡泊之心志，崇高之精神，实令人钦佩。所写《继承老中医经验是中医学术发展的关键》一文，可谓切中时弊，力挽狂澜，为抢救老中医经验而呼吁，为振兴中医事业而献策，愚完全赞同，愿有识之士，共襄盛举。

顷接书健来函，出版社嘱加古代医家经验，颜曰：古今名医临证金鉴。愚以为熔冶古今，荟为一帙，览一编于某病即无遗蕴，学术发展之脉络了然于胸，如此巨构，实令人兴奋不已。

书健为人谦诚，善读书，且有悟性，编辑工作之余，能选择系之于中医学术如何发展之研究方向，足证其识见与功力，治学已臻成熟，远非浅尝浮躁者可比。欣慰之余，聊弁数语以为序。

八二叟朱良春谨识
时在一九九八年夏月

凡　例

1.明清之季中医临床体系方臻于成熟，故古代文献之选辑，以明清文献为主。

2.文献来源及整理者，均列入文后。未列整理者，多为老先生自撰。或所寄资料未列，或转抄遗漏，间亦有之，于兹恳请见谅。

3.古代文献，间有体例欠明晰者，则略作条理，少数文献乃原著之删节摘录，皆着眼实用，意在避免重复，简而有要。

4.古代文献中计量单位，悉遵古制，当代医家文献则改为法定计量单位。一书两制，实有所因。药名多遵原貌，不予划一。

5.曾请一些老先生对文章进行修改或重新整理素材，使主旨鲜明，识邃意新；或理纷治乱，重新组构，俾叶剪花明，云净月出。

6.各文章之题目多为编纂者所拟，或对仗不工，或平仄欠谐，或失雅训，或难概全貌，实为避免文题重复，勉强而为之，敬请读者鉴谅。

7.凡入药成分涉及国家禁猎和保护动物的（如犀角、虎骨等），为保持方剂原貌，原则上不改。但在临床运用时，应使用相关的替代品。

8.因涉及中医辨证论治，故对于普通读者而言，请务必在医生的指导下使用，切不可盲目选方，自行使用。

目 录

不 寐 卷

癫　狂　卷

癫 痫 卷

不寐卷

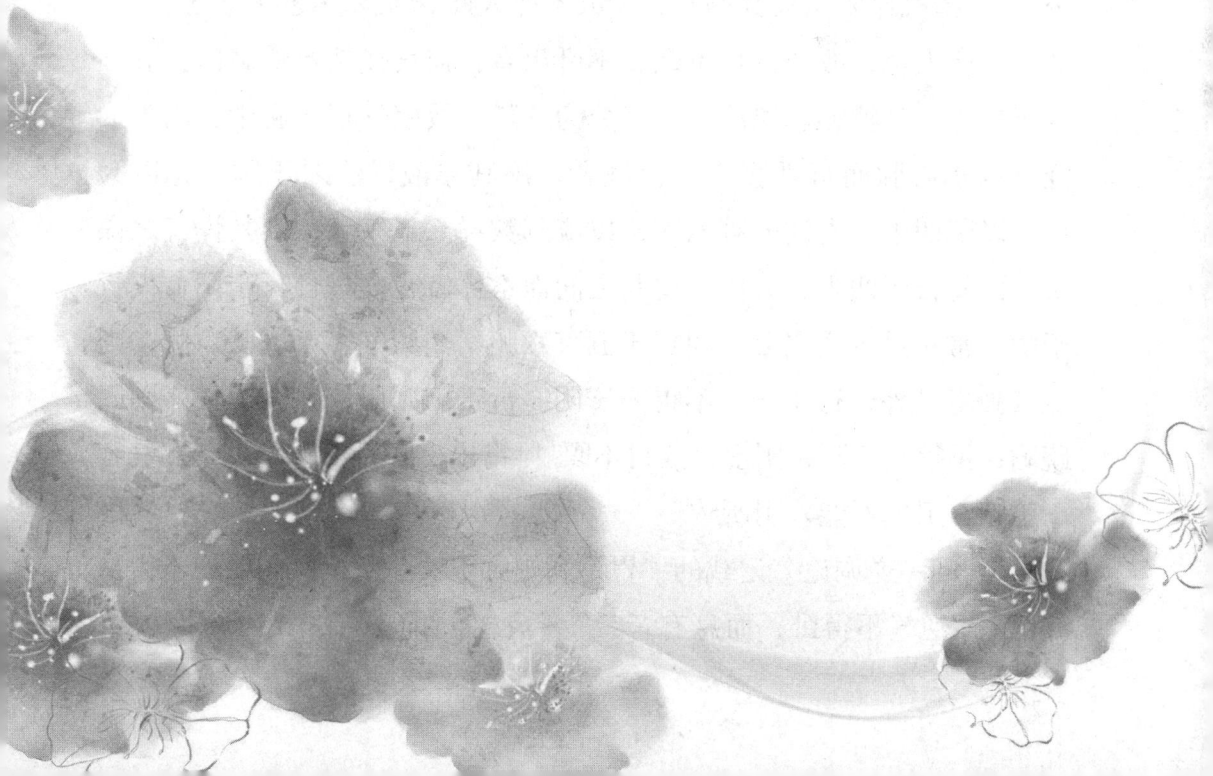

述　要

　　《内经》中无"不寐"的病证名称，但有"不得卧""目不瞑""不能眠"的论述。其有两种含义：

　　"不得卧"一指由于其他病证的直接影响，如咳喘、呕吐、腹满等，使人不得安卧。如《素问·病能论》云："人之不得偃卧者何也？岐伯曰：肺者，脏之盖也，肺气盛则脉大，脉大则不得偃卧。"在《素问·厥论》中又说："……腹满䐜胀，后不利，不欲食，食则呕，不得卧。"一指气血阴阳失其调和，使人不能入寐。《灵枢·邪客》云："夫邪气之客人也，故令人目不瞑，不卧出者，何气使然？伯高曰：五谷入于胃也，其糟粕、津液、宗气分为三隧。故宗气积于胸中，出于喉咙，以贯心脉而行呼吸焉。营气者，泌其津液，注之于脉，化以为血，以荣四末，内注五脏六腑，以应刻数焉。卫气者，出其悍气之慓疾，而先行于四末、分肉、皮肤之间而不休者也。昼日行于阳，夜行于阴，常从足少阴之分，间行于五脏六腑，今厥气客于五脏六腑，则卫气独卫其外，行于阳，不得入于阴。行于阳则阳气盛，阳气盛则阳跷陷；不得入于阴，阴虚，故目不瞑。"指出夜间目不瞑是由于邪气客于脏腑，卫气不能入阴所致。

　　《素问·逆调论》记载的"胃不和则卧不安"是指"阳明逆不得从其道"，"逆气不得卧，而息有音者"。《灵枢·邪客》列半夏汤以治之，即"补其不足，泻其有余，调其虚实，以通其道而去其邪……阴阳已通，其卧立至……此所谓决渎壅塞，经络大通，阴阳和得者也"。

《内经》之后，医家论述本证大多将此两种含义混杂而谈，从不同的角度论述了本病证的病因病机及其治疗。

《难经·第四十六难》中描述老人不寐的病机："老人血气衰，肌肉不滑，荣卫之道涩，故昼日不能精，夜不得寐也。故知老人不得寐也。"最早提出不寐这一病名，此释与《灵枢·营卫生会》关于"老人夜不瞑"的病机分析一致。

《金匮要略》称本病证为"不得眠""不得卧"，其《血痹虚劳病脉证并治》篇中有"虚劳虚烦不得眠，酸枣仁汤主之"。

《古今医统大全·不得卧》："痰火扰乱，心神不宁，思虑过伤，火炽痰郁，而致不眠者多矣。有因肾水不足，真阴不升而心阳独亢，亦不得眠。有脾倦火郁，夜卧遂不疏散，每至五更随气不升而发躁，便不成寐，此宜快脾发郁、清痰抑火之法也。"此为详细地分析了不寐的病因病机，并对临床表现及其治疗做了较为详细的论述。

《景岳全书》认为"有邪者多实证，无邪者皆虚证"，无邪是指"思虑劳倦惊恐忧疑"，有邪者又分外邪、内邪："凡属其阴精血之不足，阴阳不交，而神有不安其室耳。""凡如伤寒、伤风、疟疾之不寐者，此皆外邪深入之扰也，如痰如火，如寒气水气，如饮食忿怒之不寐者，此皆内邪滞逆之扰也。"此外还有"饮浓茶则不寐，心有事亦不寐者，以心气之被伐也"。以"寐本乎阴，神其主也，神安则寐，神不安则不寐。其所以不安者，一由邪气之扰，一由营气不足耳"概述不寐的病机。在《不寐·论治》中指出："无邪而不寐者……宜以养营气为主治……即有微痰微火皆不必顾，只宜培养气血，血气复则诸证自退，若兼顾而杂治之，则十曝一寒，病必难愈，渐至元神俱竭而不可救者有矣。""有邪而不寐者，去其邪而神自安也……仍当于各门求法治之。"承前启后,颇切实用。

《医宗必读·不得卧》将不寐的病因概括为五个方面:"一曰气虚,一曰阴虚,一曰痰滞,一曰水停,一曰胃不和。"

对于心血虚与心气血虚所致的不得卧,《症因脉治·不得卧》作了细致的描述。如:"心血虚不得卧之症,心烦躁乱,夜卧惊起,口躁舌干,五心烦热……心血虚不得卧之因,曲运神机,心血耗尽,阳火旺于阴中,则神明内扰,而心神不宁,不得卧之症作矣……血虚不得卧之脉,左寸细数,沉按多疾,若见钩洪,心火旺极,肝脉若数,木火通明,尺脉若数,水竭火盛。心血虚不得卧之治,阴虚则阳必旺,故心血不足,皆是火证,宜壮水之主,以制阳光。治宜滋阴降火,用归芍天地煎、黄连安神丸;虚人,天王补心丹。"

《医效秘传·不得眠》认为不寐的主要病机是:"夜以阴为主,阴气盛则目半闭而安卧,若阴虚为阳所胜,则终夜烦扰而不眠也。心藏神,大汗后则阳气虚,故不眠。心主血,大下后则阴气弱,故不眠。热病邪热盛,神不清,故不眠。新瘥后,阴气未复,故不眠。若汗出鼻干而不得眠者,又为邪入表也。"

李克绍先生治疗不寐谨遵经旨:调其虚实,以通其道而去其邪,引阳归阴。邪热结聚胸膈,心中懊侬治以栀子豉汤,下后复汗,里阳式微,表里分驰,阳不归阴,以干姜附子温通内外,引阳归阴。除此之外,但治心肝。治心,肾阴亏虚于下,心火独炽于上,以黄连阿胶汤补水泻火;心火不降,不能与肾水相交,则治之以交泰丸,黄连、肉桂交济心肾,阴升阳降。治肝每取酸枣仁汤、温胆汤,肝胆合病则每宗费伯雄法,方用甲乙归脏汤,镇肝养肝之中,兼散少阳郁火;肺燥火生,金不制木,肝不藏魂,当用凉润领降,生百合一两加入苏叶三钱,下气解郁引阳归阴。

胡希恕先生每用经方化裁,或用酸枣仁汤加龙牡,或用大柴胡汤合桃仁承气汤加生龙牡，功力甚深。

熊继柏教授治疗 1 例失眠长达 30 年，久治不效者治疗以半夏秫米汤合桂枝加龙牡汤，温阳以安神，大家手眼。

张泽生先生体会，寐本乎阴，神其主之，总之，离乎心神不宁。证辨心脾肾，治求痰热虚。或因心脾气血两亏，无以养心；或由阴虚火旺，火扰心神；或由胃中有痰，痰浊扰心。高屋建瓴，执简驭繁。

李今庸教授体验：酸枣仁汤、归脾汤、朱砂安神丸、天王补心丹治疗不效之失眠，颇多用半夏收功者。半夏生当夏季之半，阳极之时，感一阴之气而生，化痰蠲饮，去邪降逆，导盛阳之气交于阴分，俾阴阳得和，自可安寐。因痰因饮而病不寐者，恒以半夏为君，组方以治。

张琪先生，体验不寐症见：舌光紫或有瘀斑，口唇紫，心烦，胸胁满，短气，脉弦，病机多属血瘀。用血府逐瘀汤，确如王清任所述："治夜不能睡，用安神养血药治之不效者，此方若神"。张老应用甚多，无不收效。

汪 机

不寐琐言

汪机（1463~1539），字省之，安徽祁门人，明代医家

条答福建举人谢邦实所患书

一所示夜卧少宁，舌生黑苔，唇口焦燥。静养服药二三日，苔始退。不知降火去苔之药更有何方法，唇舌焦干更何调理？

此项数病皆生于心。何则？心主血脉。心血一亏则阳热随起，故夜卧不宁，唇舌焦燥、黑苔之病层出而迭见矣。且舌乃心之苗，心火亢极，故舌生黑苔；静养二三日而始退者，盖静养则阴生，阴生则阳伏矣。周子所以定之以中正仁义而主静者，良以此也。降火、去苔、润唇滋燥之药，恐无出于四物，再加麦门冬、五味、黄柏、知母之属。

倚御泾县萧君吉夫 年逾五十，患眩晕尿涩，体倦梦遗，心跳，通夜不寐，易感风寒，诸药具不中病。居士诊之，脉或浮大或小弱无常。曰：此虚之故也。丹溪云：肥人气虚宜用参、芪。又云：黑人气实不宜用之。果从形与，抑从色与？居士熟思之，色虽黑而气虚，当从形治。遂以参芪为君，白术、茯苓、木通为臣，山栀、酸枣仁、麦门冬为佐，陈皮、神曲为使。煎服。晨吞六味地黄丸，夜服安神丸。

逾年病安。

　　一女　年十五，病心悸，常若有人捕之，欲避而无所也。其母抱之于怀，数婢护之于外，犹恐恐然不能安寝。医者以为病心，用安神丸、镇心丸、四物汤不效。居士诊之，脉皆细弱而缓。曰：此胆病也。用温胆汤服之而安。

（《石山医案》）

张景岳

不 寐 论 治

张景岳（1563~1640），名介宾，明代医家

不寐证虽病有不一，然惟知邪正二字则尽之矣。盖寐本乎阳，神其主也。神安则寐，神不安则不寐。其所以不安者，一由邪气之扰，一由营气之不足耳。有邪者多实证，无邪者皆虚证。凡如伤寒、伤风、疟疾之不寐者，此皆外邪深入之扰也；如痰，如火，如寒气、水气，如饮食、忿怒之不寐者，此皆内邪滞逆之扰也。舍此之外，凡思虑、劳倦、惊恐、忧疑及别无所累而常多不寐者，总属真阴精血之不足，阴阳不交而神有不安其室耳。知此二者，则知所以治此矣。

饮浓茶则不寐，心有事亦不寐者，以心气被伐也。盖心藏神，为阳气之宅也。卫主气，司阳气之化也。凡卫气入阴则静，静则寐。正以阳有所归，故神安而寐也。而浓茶以阴寒之性，大制之阳，阳为阴抑则神索不安，是以不寐也。故欲求寐者，当养阴中之阳，及去静中之动，则得之矣。

凡治病者，服药即得寐，此得效之征也。正以邪居神室，卧必不宁。若药已对证，则一匕入咽，群邪顿退，盗贼甫去，民即得安。此治乱之机判于顷刻，药之效否即此可知。其误治妄投者，反以从乱，反以助虐，必致烦恼懊恢，更增不快，知者见几，当以此

8

预知之也。

论　　治

无邪而不寐者，必营气之不足也。营主血，血虚则无以养心，心虚则神不守舍，故或为惊惕，或为恐畏，或若有所系恋，或无因而偏多妄思，以致终夜不寐，及忽寐忽醒而为神魂不安等证，皆宜以养营养气为主治。若思虑劳倦伤心脾，以致气虚精陷而为怔忡惊悸不寐者，宜寿脾煎或归脾汤。若七情内伤，血气耗损，或畏恐伤肾，或惊惧伤胆，神以精亏而无依无寐者，宜五福饮、七福饮或三阴煎、五君子煎采而用之。若营卫俱伤，血气大坏，神魂无主而昼夜不寐者，必用大补元煎加减治之。若劳倦伤心脾，中气不足，清阳不升，外感不解而寒热不寐者，补中益气汤。若思虑过度，心虚不寐而微兼烦热者，养心汤或酸枣仁汤。若思虑过度，耗心血，动心火而烦热干渴不寐者，天王补心丹。若心虚火盛，烦乱内热而怔忡不寐者，安神丸。若精血虚耗，兼痰气内蓄而怔忡夜卧不安者，秘传酸枣仁汤，痰盛者，十味温胆汤。凡人以劳倦思虑太过者，必致血液耗亡，神魂无主，所以不寐，即有微痰、微火皆不必顾，只宜培养气血，血气复则诸证自退，若兼顾而杂治之，则十暴一寒，病必难愈，渐至元神惧竭而不可救者有矣。

有邪而不寐者，去其邪而神自安也。故凡治风寒之邪必宜散，如诸柴胡饮及麻黄、桂枝、紫苏、干葛之类是也；火热之邪必宜凉，如竹叶石膏汤及芩、连、栀、柏之属是也；痰饮之邪宜化痰，如温胆汤、六安煎、导痰汤、滚痰丸之属是也；饮食之邪宜消滞，如大和中饮、平胃散之属是也；水湿之邪宜分利，如五苓散、五皮散或加金匮肾气丸之属是也；气逆之邪宜行气，如排气饮、四磨饮之属是也；阴寒之邪宜温中，如理阴煎、理中汤之属是也。诸如此类，亦略举大概，未悉其详，仍当于各门求法治之。

徐东皋曰：痰火扰乱，心神不宁，思虑过伤，火炽痰郁而致不眠者多矣。有因肾水不足，真阴不升而心阳独亢者，亦不得眠。有脾倦火郁不得疏散，每至五更随气上升而发躁，便不成寐，此宜用快脾、解郁、清痰、降火之法也。有体素盛，偶为痰火所致不得眠者，宜先用滚痰丸，次用安神丸、清心、凉膈之类。有体素弱，或因过劳，或因病后，此为不足，宜用养血安神之类。凡病后及妇人产后不得眠者，此皆血气虚而心脾二脏不足，虽有痰火亦不宜过于攻，仍当以补养为君，或佐以清痰降火之药，其不因病后而不寐者，虽以痰火处治，亦必佐以养血补虚之药，方为当也。

不寐论列方

寿脾煎

白术二三钱　当归二钱　山药二钱　炙甘草一钱　枣仁钱半　远志制，三五分　干姜炮，一二三钱　莲肉去心，炒，二十粒　人参急者用一两，随宜一二钱

水二盅，煎服。

归脾汤

人参、黄芪、白术、茯苓、枣仁各二钱，远志、当归各一钱，木香、炙甘草各五分。水二盅，加龙眼肉七枚，煎七分，食远服。愚意此汤之用木香，特因郁结疼痛者设，如无痛郁等证，必须除去木香以避香燥，岂不于气虚血动者为尤善乎？又远志味辛，气升而散，凡多汗躁热者，亦宜酌用。

五福饮

人参随宜（心），熟地随宜（肾）、当归二三钱（肝），白术（炒）

一钱（肺），炙甘草一钱（脾）。

水二盅，煎七分。食远温服。或加生姜三五片。

七福饮

即前方加枣仁二钱、远志三五分制用。

三阴煎

当归二三钱　熟地三五钱　炙甘草一钱　芍药酒炒，二钱　枣仁二钱
人参随宜

水二盅，煎七分。食远服。

五君子煎

人参二三钱　白术　茯苓各二钱　炙甘草一钱　干姜炒黄，一二钱

水一盅半，煎服。

大补元煎

人参（补气、补阳以此为主）少则用一二钱，多则用一二两，山
药（炒）二钱，熟地（补精、补阴以此为主）少则用二三钱，多则用
二三两，杜仲二钱，当归二三钱（若泄泻者去之），山茱萸二钱（如畏
酸、吞酸者去之），枸杞二三钱，炙甘草一二钱。

水二盅，煎七分。食远温服。

东垣补中益气汤

人参　黄芪炒　白术炒　甘草炙，各钱半　当归一钱　陈皮五分　升
麻　柴胡各三分

上加姜、枣，水煎，空心午前服。

医统养心汤

归身　生地　熟地　茯神各一钱　人参钱半　麦冬钱半　枣仁　柏
子仁各八分　炙甘草四分　五味子十五粒

加灯心、莲子，水煎八分服。

酸枣仁汤

枣仁微炒　人参各一钱　麦冬三钱　竹茹二钱

加龙眼肉五枚煎服，无时。

秘传酸枣仁汤

枣仁炒　远志　黄芪　白茯苓　莲肉去心　当归　人参　茯神各一钱　陈皮　炙甘草各五分

水一盅半，加生姜三片、枣一枚，煎七分，日一服，临卧一服。

仲景竹叶石膏汤

石膏一两　竹叶二十片　半夏　甘草各二钱　麦冬　人参各三钱　粳米一撮（此系今方分两，非仲景旧法）

水二盅，姜三片煎服。（一方云石膏二钱、人参一钱，其他以递减之。用者当酌宜也。）

六安煎

陈皮一钱半　半夏二三钱　茯苓二钱　甘草一钱　杏仁去皮、尖，切，一钱　白芥子五七分（老年气弱者不用）

水一盅半，加生姜三五七片，煎七分。食远服。

济生导痰汤

陈皮　半夏　茯苓　甘草　南星　枳壳炒

上等份，每服六钱，水二盅，姜五片或十片，煎七分。食后服。

隐君滚痰丸

礞石硝煅金色，一两　大黄酒蒸　黄芩去朽者，各半斤　沉香五钱

上为细末，滴水为丸桐子大。每服三五十丸，量人强弱加减。凡服滚痰丸之法，必须临卧就床，用热水一口许，只送过咽，即便仰卧，令药徐徐而下，服后须多半日，勿饮食起坐，必使药气除逐上焦，痰滞恶物过膈入腹，然后动作，方能中病。或病甚者，须进二三次，或壮人病实者，须多至百丸，多服无妨。

大和中饮

陈皮一二钱　枳实一钱　砂仁五个　山楂二钱　麦芽二钱　厚朴一钱半　泽泻一钱半

水一盅半，煎七八分。食远温服。

局方五皮散

五加皮　地骨皮　大腹皮　茯苓皮　生姜皮等份

上咬咀，每服三钱，水一大盅煎七分，热服，无时。

靖寮五皮散

大腹皮　陈皮　生姜皮　桑白皮炒　赤茯苓皮各等份

上咬咀，每服五六钱，水一大盅，煎八分，不拘时温服，日三次，忌生冷、油腻、坚硬之物。

排气饮

陈皮一钱五分　木香七分或一钱　藿香一钱五分　香附两钱　枳壳一钱五分　泽泻二钱　乌药二钱　厚朴一钱

水一盅半，煎七分，热服。

四磨饮子

沉香　乌药　枳实　槟榔

上四味，用白汤共磨服，或下养正丹尤佳。（一方用白酒磨。《济生方》用人参，无枳实）

理阴煎

熟地三五七钱或一二两　当归二三钱或五七钱　炙甘草一二钱　干姜炒黄色，一二三钱

或加肉桂一二钱。水二盅，煎七八分，热服。此方加附子即名附子理阴煎，再加人参即为六味回阳饮，治命门火衰、阴中无阳等证。

仲景理中丸（即名人参理中汤）

人参　白术炒　干姜炒　炙甘草各三两

上四味，捣筛为末，蜜丸鸡黄大，以沸汤数合和一丸，研碎。温服之，日三四、夜二服。腹中未热，益至三四丸，然不及汤。汤法：以四物依两数切，用水八升，煮取三升，去滓。温服一升，日三服。

(《景岳全书》)

張必禄

不寐辨难

张必禄，清代医家

天地有辟阖以神其造化，生人有寤寐以交其阴阳。可知天地无心而辟阖有定时，故造化有不息之源；生人有心而寤寐无定候，斯阴阳失消长之正，此理甚明，最易悉也。何人之论不寐者，第知六气淫人，气血与邪争之而日夜无安卧之顷；五志过极（心在志为喜，肝在志为怒，脾在志为思，肺在志为忧，肾在志为恐。极言用志太过也），营卫以欲之而永夜无酣眠之候。且饮食忿怒，因滞逆胀满而难寝；水气痰火，因喘呼咳嗽而多惊。更或思虑过度而烦热不安；精血虚耗而怔忡不宁。惊恐忧疑之人徒辗转反侧于床褥，丛胜纷扰之辈任驰，思骋想于寝室。诸如此类，或论有邪，或论无邪，或论年衰，或论少壮，或论外扰，或论内冲。或驱邪，或清火，或益阳，或滋阴，或补气行血，以使气血之合和，或安魂定魄，以令魂魄之守舍。多心者命之自一其心，任事者为之暂舍其事。论证论治诚不惮缕晰矣。然其中列举过多，足乱阅者之目，曷即内外之义易以动静之名，即有邪无邪之辨更以有动无动之分。盖人之寐，阴象也。而所以能寐者，主乎神。神安则寐，不安则不寐也。神之名，阳象也。而顾令能寐者，主乎血。血足则寐，血亏则不寐也。夫神何以不安？必有动之者也；血何以致亏？亦必有动之者也。动之者何？势必有内因也，有外因也，有不内外因也。然则盖治不寐者，其令抱病之众能外焉而静其身、静其口、静其耳目、静其手足，内焉而静其心、静其念、静其志意、静其气息，斯血无不足，不寐也。何幸世皆识此，静养则勿药有喜焉，夫岂别少壮衰老哉？

第一问：不寐因外感所致者何治？

人身卫中之气昼行于阳，夜行于阴。行于阳则其气宣发而为动象，故人多寤；行于阴则其气内敛而为静象，故人多寐。是寤寐固属阴阳消长之端倪，寤寐即属昼夜辟阖之元妙也。人必阴阳之气合和流行而无间，更得功静之机，往来交养而无害。斯当寤则寤，不至以寤反为寐；当寐则寐，不至以寐反为寤也。乃人竟有病不寐者，或因风寒偶伤乱其气，或因暑湿浸淫扰其正，或以疟疾之寒热际夜辄发，而使人永夜无安卧之时，或以燥火之熏蒸，夜多阳热而使人长夜无宁谧之候。凡此外邪之感人，合其卫阳而致卫中之阳满，无由内交于阴，均能令人不寐者也。临证用治须知邪胜乎卫，辅其正，除其邪，邪去正复，自必得寐而无他变证之生矣。如前著风寒暑湿及疟疾专门，对证取方，主治自无不阶，兹不赘述。

第二问：不寐因过思所致者何治？

人之所以善寐喜寤者，大抵由心之清，神之安也。盖心清则气血之往来各如其常，而无逆滞燥烈之为害；神安则阴阳之升降各协其正，而无颠倒变乱之为殃。是以气血与阴同归于静，则夜以分而得寐，气血与阳同归于动，则昼以判而得寤。寤与寐有自然之妙用，寤与寐有自然之节度。寤寐有无过无不及之药，必气血有不偏亦不倚之道也。自人不知阴阳调燮之理，复多血气消耗之候，证成不寐，有如多思之人，或驰思于名利之场，或聘想于顺逆之境，或妄思其力之所不及，或苦思其智之所不能。种种思之所结，致令神之散乱。初则辗转反侧于寝处，而犹有稍得安眠之一时；终则烦扰懊恼于床褥，而绝无合目酣梦之一候。不寐之证至是，是其为多思之伤脾也可知矣。特为申明治法：凡不寐因思所致如上论者，扶阳快中散主之，更宜令之自静其心，凝其神，待心静神归而病自渐瘳矣。临证宜知。或以范思养中煎，如法与服更协。

扶阳快中散

上肉桂（盐水浸、炒）三钱（直入肾中以壮火），当归（炙甘草煎汁炒）三钱（补血不虑其沉寒），洋参（黄芪煎汁炒）三钱（固气之力无或歉），厚朴（姜汁炒）三钱（消胀闷以助运化之力），枳壳（姜汁炒）三钱（开胸膈以清道），白术（土炒焦）三钱（温中土以防湿），白芍（酒炒）二钱（平木使无侮土。无腹痛者不用），砂仁（姜汁炒）三钱（散郁去寒）。

煨姜引，水煎，温服。火太衰者，可加制附片二三钱，以赎真阳，更妙。

范思养中煎

上肉桂（去皮）二钱，制附片二钱（壮元阳以使土气之温暖），当归三钱，熟地三钱（滋元阴以使土气之清润），陈皮二钱，厚朴（姜汁炒）二钱（散逆滞以使土气之条畅），白术（土炒）三钱，甘草（炙）二钱，炮姜一钱（散寒气以使中气之滋荣）。

水煎，温服。或加入人参、黄芪随宜。

第三问：不寐因多事纷心所致者何治？

人生之精神，果知善用而无妄用害，则一日用之而有余，即百年用之而无不足。盖人之元阳，本所以生阳而主动，当宜动之时而动之以驭事，亦何所害于阳？人之元阴，本所以生阴而主静，当宜静之候而静以息事，自无所伤于阴。非值此也，元阳必有元阴之交济之会，而后阴消阳长，各得其正；元阴必有与元阳媾育之顷，而后阳升阴降各如其常。否则，际元阳发生之机，而乃使阴气之有所障蔽；值元阴交合之际，而乃使阳气之有所伐贼，凡此阴阳之变乱，皆能令气血之消耗者也。即如不寐之证，有固多事纷心而致者，或因事之万难而百计图维之不当，或因事之两岐而一成不易之无力，甚或事有可惊可疑之杂出，而心以苦用之不静，甚或事有可畏可惧之当前，而神以散漫之不收。种种事机之纷乘，致令心神无归。初则多寤而犹有寐时，终则不寐而纯为寤候。不寐之证至于斯，临证可不知所主治欤？特为申明治法：凡不寐之因多事纷心所致如上论者，范思养中煎、扶阳快中散皆可对证取用，尤宜令之自舍其事，自清其心，多方调治，汤药连进，庶必渐愈。

第四问：不寐因饮食忿怒所致者何治？

人身之气，无形者也，无形之气宜宣发封固之各得其正，不可使稍有疏泄，反令无形之邪气得以乘人而为殃；人身之血，有形者也，有形之血宜滋补流行之各如其常，不可使稍有凝滞，反令有形之浊秽得以壅聚而贾祸不宁。惟是无形之邪气深入之而浸淫内犯，亦能使有形之血立变蒸腾；有形之浊秽壅塞之而团结中留，亦能使无形之气立见其亏败。是以人生之气血贵顺不贵逆，贵通不贵塞，否则变证迭出矣。即如不寐之证，有因饮食忿怒而成者：大饮食偶失其节则多填塞太阴之虞，忿怒过伤其气则多逆制厥阴之害，人既不知保护，或值饮食初入之际而重之以忿怒，或值忿怒未解之顷而复强之以饮食，或饮食停蓄于中宫而无忿怒之兼证，或忿怒固结于中怀而无饮食之并著。证见其气凝滞而为痛，其腹胀满而难安，甚至坐卧不宁，夜不假寐，夫固有必至也。窃为申明治法：凡不寐之证属饮食忿怒所致如上论等证者，夺怒解哕煎加楂肉、枳壳、神曲、麦芽涤饮化食主之，或更按前饮食篇中所列治法，对证加减主之亦宜。

夺怒解哕煎

青皮（去穰）三钱，陈皮三钱（散气之逆），白芍（酒炒）三钱

（制木之横），大沙参三钱（清金之燥），白术（土炒）二钱，甘草（炙）三钱（温中之气），当归三钱（酒炒。滋阴血以降气之盛），柿蒂三钱，大白槟榔二钱（破气之结以止气之结），木香一钱（酒炒。行气之滞以止痛）。

水煎，温服。姜汁一盅、蜂蜜一匙引，或对证加入厚朴（姜汁炒）以去胀，枳实（姜汁炒）以除满，或加洋参以固气，略加黄芩以清火。因证而应，不可执滞。

第五问：不寐由水气痰饮所致者何治？

人身阳入于阴中而内与阴合则成寐，人身阳出于阴分而内与阴分则成寤，此寤寐之机缄，能决人阴阳之盛衰也。故人当阳与阴合之候，不可使阳中稍有逆滞之为殃；人当阴与阳交之际，不可使阴分稍有凝结之贾祸。良以阴阳之气失其正，则寤寐之道必有反其常者也，即如不寐之证有因水气痰饮所致者。夫水气浸射其正气之常道，则多令人喘乎之难安；痰饮变乱其清气之流行，则多令人咳嗽之不静。兹之不寐而为水气所浸淫，势必阳欲与阴交而水气壅以为喘，则阴阳复至各离也；不寐而为痰饮所搅扰，势必阴欲与阳会而痰饮泛以为咳，则阴阳复至决裂也。不寐之属水气与痰饮者其所由致如此，此亦可知用治之下，但知涤其水气，去其痰饮而诸证自平，人自得寐矣。特制清源安寐煎，凡不寐之证属水气、痰饮所致如上论等证者，是方主之。

半夏五钱（姜汁炒），茯苓五钱（渗水即以化痰），白术（土炒）五钱（燥土即以逐水），洋参（黄芪煎汁炒）三钱，枳实（姜汁炒）三钱（破痰以固气）。

生姜引，水煎，温服。

如有邪热可加杏仁、苏叶以去之，如有中寒可加制附子、炮姜以温之，或加故纸、胡桃以温肾化痰而止喘，或加陈皮、苍术以散逆去饮而止哕。临证加减，须审脉证之虚实以从事，不可执滞。更宜按前伤寒所列水饮治法，与前著痰饮治法合观而酌加减，尤协。

第六问：不寐因心血虚而神乱者何治？

人身之神喜清肃，不喜浊滞之相扰，人身之血喜温润，不喜燥热之相乘。盖神有所扰而不清，则神不归舍而阴阳不交；血有所乘而不润，则血不荣心而水火不济。凡此皆能使人气血之变乱，即能使人寤寐之愆期者也。即如不寐之证，其所致之由不一，或因事物之纷扰，或因思虑之固结，或纵心于酒色之会，或驰情于名利之场，或五志六淫之为害，或六欲七情之为殃。种种纷心乱神之端，一有伤之过甚，则初以心劳而不成寐，终以病生而不能寐，甚或心之血虚则发为烦热躁扰之难安，心之血虚则变为痰火咳逆之不靖。凡此不寐之证，固无不因虚损之贾祸，而有反为内热之熏蒸者，则又不得与凡为不寐之证一例而视也。窃为申明治法：凡不寐因痰火咳逆如上论者，宜按前"痰饮咳嗽篇"中所列治法对证取用，更制清心和寐煎，凡不寐因心血甚亏，转见烦热等证，是方主之。

丹参二钱，元参二钱（清邪热以宁心），柏子仁（炒，去油）二钱，丹皮（去核）一钱五分（去除热以清心），桂圆肉三钱，当归（酒洗）三钱（活血源以润心），寸冬（去心）三钱，天冬（去心）一钱五分（陈烦热以镇心），大沙参三钱，辰砂五钱（除肺热以安魂）。

水煎，温服。或加灯心、竹叶以散烦，或加黄连、知母以除热，或加枣仁、志肉以养之，或加甘杞、枣皮以固之，临证加减随宜。

第七问：不寐有见于大病之后者何治？

人之能寐固无不赖神之安，心之静也。然神之所由能安，心之所由能静，则既赖气之充足，辅其神以精明，而后神无昏倦之虞。即寐时究有善寤之药，更赖血之荣养，助其心以宁谧，而后心无烦躁之变，至寐时始得善寤之道。否则气多亏败而阳少舒畅之妙，血多消耗而阴少湿润之常，势必心与神离合无定候，斯瘛与瘲往来无定时也。即如不瘛之证，有见于大病之后及妇人产难之余，或因血气值邪气之扰，邪初平而气血未复，或因血气值亏损之甚，证虽去而气血不变，或气血多逆滞枯竭之为殃，或气血多屈陷滞涩之贾祸。凡此气血之乱皆能令人瘛瘲之失度者也。临证用治须知气陷者升之，血竭者润之，气滞者行之顺之，血燥血寒者滋之温之。如补中益气汤、扶阳快中散、旋左济阴煎、旋右养阳煎皆可对证取用，或加祛痰化气、清热行滞之品。有是证宜是药，对证加减随宜，慎不可专行消导，不知补泻兼施，致令轻病增重，重病至危为是悯也。

旋左济阴煎

怀熟地一两（上桂煎汁浸，蒸。滋阴中之阳，以密汗窍），枣皮三钱（固阴中之气以塞汗流），茯苓三钱（使南北之相济），山药五钱（土炒黄。调中土以防水热之浸害），甘杞五钱，菟丝子（盐水炒半，蜜炒半。壮肾气即以尽气之源流）、甘草（炙）三钱（随阴药入阴分以救阳），当归三钱（滋血源以相养），龟胶三钱（无胶以败龟甲酥炙代之。力救真阴）。

水三升煎服。酌病证之久暂，进服药之多寡，自无不愈。

旋右养阳煎

制附片三钱，厚肉桂（去皮）三钱（壮肾中之真阳），鹿胶三钱（无胶以茸代之，酥炙用。滋真精以补元阳之损），熟地八钱，当归三钱（补阳益阴，水火无偏胜之虞），鲜桑叶（蜜炒）五钱，玉竹参（蜜炒）五钱（封其汗出之窍），茯苓二钱，山药（炒）五钱（渗湿强脾，生金济水），甘枸杞五钱（秘精即以止汗），川牛膝一钱（酒洗。滑泻者不用。载药下行）。

水煎，温服。亦宜量证久暂，进药多寡为协。

第八问：不寐因惊恐所致者何治？

人身肾中之真阳，所以代心君而神其辅相之妙者也，人身胆中之真阳，所以代心君而神其决断之才者也。故人得肾阳充足则精神强健，虽万事并举而心不病于劳；人得胆阳壮盛则谋虑周密，虽万事纷乘而心不病于烦。非第此也，阳足自可生阴，而阴阳之调燮无或歉，阳盛必自和阴，而阴阳之交济无或愆，是以人得神之清、气之爽，即得心之畅、体之安，而寤寐皆觉恬然自得，无他变证之著也。否则一有所亏，皆能为病，即如不寐之证有由大惊、大恐所致者。夫恐畏伤肾，惊惧伤胆。肾气为恐所夺则心不能独静，胆气为惊所泄则入亦不能独安。兹之不寐而出于惊者，势必阴方济于阳而暂寐，而阴为惊所散黜，时寐时惊，时惊仍时寤也。不寐之证如是，是则肾与胆之阳神飞越，无由各得其所也。窃为申明治法：凡不寐由惊恐所致如上论者，扶阳快中散或旋右养阳煎皆可。对证加入赭石、竹茹主之。更宜察其致恐，致惊之由，多方拂解，多方勇壮以镇静之，使之心神渐静，内外两解尤妙。

第九问：不寐属衰老之候者何治？

不寐之证虽百出不一，然在少壮之辈，或因六气之扰，或因七情之伤，或因六欲之害，或因酒色乱其心志，或因惊恐乱其神魂，或因思虑乱其内念，证或见痰饮咳嗽之为殃，或见烦躁懊憹之不靖，或胀满滞逆之难安，或痛苦呻吟之难忍，或肿胀喘呼之不宁，或火热熏蒸之莫释。有是诸证之常见而兼见不寐则治法需知：属外者去其邪，邪除而自得安眠之乐矣；属内伤者辅其正，正复而自得偃息之候矣。惟不寐之证有得衰老之候者，夫人至老则阴气多消耗之虞，阳气多亏败之变。阴耗则阴不能媾于阳，而阳苦其独，阳亏则阳不济于阴，而阴伤其孤。是以阳不与阴合，阴不与阳氤氲，而寤寐乖其度，甚则不寐，有由来也。窃为申明治法：凡不寐在衰老之候得之者，急宜以扶阳快中散或旋左济阴煎、旋右养阳煎、范思养中煎，皆可对证取用，大剂多服。即有痰饮咳嗽、烦热逆滞等证之并著，皆宜主以温养，酌证微加消导清理之品，俟标去而本仍宜峻固，不可久服，使暂虽得快而气血再为损耗，终至阴阳散亡，为可悯也。

（《医方辩难大成》）

李中梓

不得卧临证必读

李中梓（1588~1655），字士材，明代医家

经曰：卫气不得入于阴，常留于阳，留于阳则阳气满，阳气满则阳跷盛，不得入于阴则阴气虚，故目不瞑矣（行阳则寤，行阴则寐，此其常也。失其常则不得静而藏魂，目不得瞑）。胃者六腑之海，其气下行，阳明逆不得从其道，故不卧下。经曰：胃不和则卧不安，此之谓也（寤从阳而主上，寐从阴而主下）。

胃气上逆则壅于肺而息有音，不得从其阴降之道，故卧不安也。又曰：卧则喘者，水气之客也。夫水者循津液而流肾者，水藏主津液，主卧与喘也（卧则喘者，亦不得卧也。水病者其本在肾，其末在肺，故为不得卧。卧则喘者，标本俱病也）。

愚按：《内经》及前哲诸论，详考之而知不寐之故大约有五：

一曰气虚（六君子汤加酸枣仁、黄芪）；

一曰阴虚（血少心烦，酸枣仁一两、生地黄五钱、米二合煮粥食之）；

一曰痰滞（温胆汤加南星、酸枣仁、雄黄末）；

一曰水停（轻者六君子汤加菖蒲、远志、苍术，重者控涎丹）；

一曰胃不和（橘红、甘草、石斛、茯苓、半夏、神曲、山楂之类）。大端虽五，虚实寒热，互有不齐，神而明之，存乎其人耳。

控涎丹 甘遂（去心）、紫大戟（去皮）、白芥子各等份。上为末，煮糊丸桐子大。临卧淡姜汤下七丸。

（《医宗必读》）

张 璐

不得卧临证指要

张璐（1617~1699），字路玉，号石顽，清代医家

水停心下不得眠，茯苓甘草汤。妇人肥盛多郁不得眠者吐之，从郁结痰火治。大抵胆气宜静，浊气、痰火扰之则不眠，温胆汤，用猪胆汁炒半夏曲，加柴胡三钱、炒枣仁一钱五分，立效。盖惊悸、健忘、失志、心风不寐，皆是痰涎沃心，以致心气不足，若凉心太过，则心火愈微而痰涎愈盛，惟以理痰顺气为第一义，导痰汤加石菖蒲。有寐中觉魂魄飞荡惊悸，通夕不得安眠，是肝虚受邪也，其人易怒，魂不归肝，是以飞扬，独活汤、珍珠母丸次第服之。喘不得卧，以喘法治之，苏子、橘红、甘草、桔梗、竹茹。厥不得卧，以脚气法治之，牛膝、丹皮、木通、沉香、观桂。虚劳咳嗽，形脱不得卧，不可治。烦不得卧，诸药不效者，栀子豉汤下朱砂安神丸，间进六矣。脉数滑有力不眠者，中有宿滞痰火，此胃不和则卧不安也。心下硬闷属宿滞，半夏、白术、茯苓、川连、枳实。病后及汗下后与溃疡不得眠，属胆虚，人参、茯苓、炒枣仁、陈皮、麦冬、龙眼肉为主。有火、脉数、口干加知母、川连、竹茹，心烦用炒黑山栀。

石顽曰：平人不得卧，多起于劳心思虑，喜怒惊恐，是以举世用补心安神药鲜克有效。易知五志不伸，往往生痰聚饮，饮聚于胆则胆寒肝热，故魂不归肝而不得卧。是以《内经》用半夏汤涤其痰饮，则

阴阳自通，其卧立至。

大抵因病不得卧，当详所因，亦不专主胆病也。

珍珠母丸 治肝虚不能藏魂，惊悸不寐。

珍珠母即石决明，七孔者良，煅赤醋淬，七钱五分 龙齿煅赤醋淬，水飞 沉香别研，勿见火，各五钱 人参 茯苓 枣仁炒 柏子仁 犀角镑，各一两 当归身 熟地黄各二两 朱砂别研，水飞，五钱

上为细末，炼白蜜丸，梧子大，朱砂为衣，每服七五十丸，临卧薄荷汤送下。

（《张氏医通》）

程国彭

不得卧心悟

程国彭（1662~1735），字钟龄，清代医家

　　有胃不和卧不安者，胃中胀闷疼痛，此食积也。保和汤主之。有心血虚卧不安者，皆由思虑太过，神不藏也。归脾汤主之。有风寒邪热传心，或暑热乘心，以致躁扰不安者，清之而神自定。有寒气在内而神不安者，温之而神自藏。有惊恐不安卧者，其人梦中惊跳怵惕是也，安神定志丸主之。有湿痰壅遏、神不安者，其症呕恶气闷、胸膈不利，用二陈汤导去其痰，其卧立至。更有被褥冷暖太过，无时寒热不匀，皆令不得安卧，非关于病，医家慎勿误治也。

保和汤　治伤食心痛。

　　麦芽　山楂　卜子　厚朴　香附各一钱　甘草　连翘各五分　陈皮一钱五分

　　水煎服。

安神定志丸

　　茯苓　茯神　人参　远志各一两　石菖蒲　龙齿各五钱

　　炼蜜为丸如桐子大，辰砂为衣。每服二钱，开水下。

二陈汤

　　陈皮　茯苓　半夏姜汁炒　甘草炙，各一钱五分

　　姜一片，大枣二枚，水煎服。

（《医学心悟》）

陈士铎

不寐辨证录

陈士铎，字敬之，号远公，明代医家

人有昼夜不能寐，心甚躁烦，此心肾不交也。盖日不能寐者，乃肾不交于心；夜不能寐者，乃心不交于肾也。今日夜俱不寐，乃心肾两不相交耳。夫心肾之所以不交者，心过于热而肾过于寒也。心原属火，过于热则火炎于上而不能下交于肾；肾原属水，过于寒则水下沉于下而不能上交于心矣。然则治法，使心之热者不热，肾之寒者不寒，两相引而自两相合也。方用上下两济丹。

人参五钱　熟地一两　白术五钱　山茱萸三钱　肉桂五分　黄连五分

水煎服，一剂即寐。

盖黄连凉心，肉桂温肾，二物合用，原能交心肾于顷刻。然无补药以辅之，未免热者有火燥之虞，而寒者有过凉之惧。得熟地、人参、白术、山萸以相益，则交接之时，即无刻削之苦，自有欢愉之庆。然非多用之则势单力薄，不足以投其所好，而厌其所取，恐暂效而不能久效耳。此证用茯莲丹亦佳。

人参　茯苓　玄参　熟地　生地　莲子心　山药　芡实各三钱

甘草一钱

水煎服，四剂安。

人有忧愁之后，终日困倦，至夜而双止不闭，欲求一闭目而不得者，人以为心肾不交也，谁知是肝气之太燥乎？夫忧愁之人未有不气郁者也。气郁既久，则肝气不舒；肝气不舒，则肝血必耗；肝血既耗，则木中之血上不能润于心，而下必取汲于肾。然而肝木大耗，非杯水可以灌溉，岂能堪日日之取给乎？于是肾水亦枯而不能供肝木之涸矣。其后，肾止可自救其焦釜，见肝木之来亲，有闭关而拒矣。肝为肾之子，肾母且弃子而不顾，况心为肾之仇，又乌肯引火而自焚乎？所以坚闭而不纳也。治法必须补肝血之燥，而益肾水之枯，然可以自养木，而肝可以交心也。方用润燥交心汤。

白芍一两　当归一两　熟地一两　玄参一两　柴胡三分　菖蒲三分

水煎服，一剂而肝之燥解，再剂而肝之郁亦解，四剂而双目能闭而熟睡矣。

此方用芍药、当归以滋其肝，则肝气自平；得熟地以补肾水，则水足以济肝，而肝之血亦旺；又得玄参以解其心中之炎，而又是补水之剂；投之柴胡、菖蒲解肝中之郁，引诸药直入心宫，则肾肝之气自然不交而交也。此证用安睡丹亦妙。

白芍　生地　当归各五钱　甘草一钱　熟地一两　山茱萸　枸杞各二钱　甘菊花三钱

水煎服。二剂即闭目矣，十剂痊愈。

人有夜不能寐，恐鬼祟来侵，睡卧反侧，辗转不安，或少睡而即惊醒，或再睡而恍如捉拿，人以为心肾不交，而孰知乃胆气之怯也。夫胆属少阳，其经在半表半里之间，心肾交接之会也。心之气由少阳以交于肾，肾之气亦由少阳以交于心。胆气既虚，至不敢相延心肾二气而为介绍，心肾乃怒其闭门而不纳，两相攻击，故胆气愈虚，惊悸易起，益不能寐耳。治法宜补少阳之气，然补少阳，又不得不补厥阴也。盖厥阴肝经与少阳经为表里，补厥阴之肝，正补少阳之胆耳。方用肝胆两益汤。

白芍—两　远志五钱　炒枣仁—两

水煎服。一剂而寐安，二剂而熟睡，三剂而惊畏全失。

此方白芍入肝入胆，佐以远志、枣仁者，似乎入心而不入胆，不知远志、枣仁既能入心，亦能入胆，况同白芍用之，则共走胆经，又何疑乎？胆得三味补益，则胆汁顿旺，何惧心肾之相格乎？此证用无忧汤亦甚妙。

白芍五钱　竹茹炒，三钱　枣仁三钱　人参三钱　当归五钱

一剂睡宁，四剂痊愈。

人有神气不安，卧则魂梦飞扬，身虽在床，而神若远离，闻声则惊醒不寐，通宵不能闭目。人以为心气虚也，谁知是肝经受邪乎？夫肝主藏魂，肝血足则魂藏，肝血虚则魂越，游魂亦因虚而变也。今肝血既亏，肝脏之中无非邪火之气，木得火而自焚，魂将安寄？自避于躯壳之外，一若离魂之证，身与魂分为两也。然而离魂之证与不寐之证又复不同。离魂者，魂离而能见物；不寐而若离魂者，魂离而不能见物也。其所以不能见物者，阴中有阳，非若离魂之证纯于阴耳。治法祛肝之邪，而先补肝之血，血足而邪自难留，邪散而魂自归舍矣。方用引寐汤。

白芍—两　当归五钱　龙齿末火煅，二钱　菟丝子三钱　巴戟天三钱
麦冬五钱　柏子仁炒，二钱　枣仁三钱　茯神三钱

水煎服。一剂而寐矣。连服数剂，梦魂甚安，不复从前之飞越也。

此方皆是补肝、补心之药，而用之甚奇者，全在龙齿。古人谓：治魄不宁者宜以虎睛，治魂飞扬者宜以龙齿，正取其龙齿入肝而能平木也。夫龙能变化动之象也，不寐非动乎？龙虽动而善藏，动之极正藏之极也。用龙齿以引寐者，非取其动中之藏乎？此古人之所未言，余偶及之，泄天地之奇也。此证用濯枝汤亦效。

炒栀子三钱　甘草一钱　白芍　当归　炒枣仁各五钱　丹砂一钱
远志八分　柴胡三分　半夏一钱

水煎服。四剂愈。

人有心颤神慑，如处孤垒而四面受敌，达旦不能寐，目眈眈无所见，耳聩聩无所闻，欲少闭睫而不可得。人以为心肾之不交也，谁知是胆虚而风邪袭之乎？夫胆虚则怯，怯则外邪易入矣，外邪乘胆气之虚，既入于胆之中，则胆气无主，一听邪之所为，胆欲通于心而邪不许，胆欲交于肾而邪又不许，此目之所以眈眈而耳之所以聩聩也。心肾因胆气之不通，亦各退守本宫而不敢交接，故欲闭睫而不可得也。夫胆属少阳，少阳者木之属也。木与风同象，故风最易入也，风乘胆木之虚，居之而不去，则胆畏风之威，胆愈怯矣，胆愈怯而又无子母之援，何啻如卧薪尝胆之苦，又安得悠悠来梦乎？治法必补其胆气，而佐以祛风荡邪之品，则胆气壮而风邪自散，庶可高枕而卧矣。胆虚而邪入，邪入而胆益虚，不补胆以祛邪，此世人之所以无效也。方用去风益胆汤。

柴胡二钱　郁李仁一钱　乌梅一个　当归一两　川芎三钱　麦冬五钱
沙参三钱　竹茹一钱　甘草一钱　白芥子二钱　陈皮五分

水煎服。连服三剂而颤慑止，再服二剂而见闻有所用，人亦熟睡矣。

此方绝不治心肾之不交，而惟泻胆木之风邪，助胆木之真气，则胆汁不干，可以分给于心肾，自然心肾两交，欲不寐得乎？此证亦可用助勇汤。

荆芥　当归各三钱　防风　天花粉各一钱　川芎　竹茹各二钱　枳壳　独活各三钱

水煎服，二剂愈。

（《辨证录》）

汪蕴谷

不寐会心录

汪蕴谷，清代医家

　　不寐一证，责在营卫之偏胜，阴阳之离合。医家于卫气不得入阴之旨而细心体会之，则治内虚不寐也亦何难之有哉？夫卫气昼行于阳二十五度而主寤，夜行于阴二十五度而主寐。平人夜卧之时，呵欠先之者，以阳引而升，阴引而降，阴阳升降，然后渐入睡乡矣。若肝肾阴亏之辈，阳浮于上，营卫不交，神明之地扰乱不宁，万虑纷纭，却之不去。由是上则两颧赤，中则胃脘胀，下则小便数，而坐以待旦，欲求其目瞑也得乎？又尝见初睡之时，忽然跳跃似惊而醒，医以为心虚胆怯而始有此，孰知有大谬不然者。何也？缘阳升而阴降，阴阳交合，有造化自然之妙。奈营弱卫强，初入之时契合浅而脱离快，升者复升，降者复降，形体之间自不觉如有所坠，而斯时复寤矣。明乎此，则治阴虚不寐者，必须壮水之主以镇阳光。盖水壮则火熄，心静则神藏。乙癸同源，而藏魂之脏亦无相火妄动之患。倘其人本体阳虚，虚阳浮越而不寐，又宜归脾、八味之属，阴阳相济，益火之源。盖阳生则阴长，逆治则火藏而心神自安其位耳。至于外感时疫而不寐者，乃邪气之耗扰；内伤停滞而不寐者，乃胃中之乖戾。更有喘咳不休，诸痛不止，疟痢不愈而不寐者，无非本证之累及，但治其受困之由，而无有不酣睡者矣。虽然，治外因者投药易治，内因者投药难效。先君子于阴不维阳，达旦不寐一证，专用纯甘之味，加入犀角、羚羊角、龟甲、虎睛、琥珀、龙齿、珍珠之属，以物之灵，两相感召，神有凭依，诚法中之善者也。彼逍遥散之疏肝，补心丹之安神，温胆汤之化痰，未为不善，是在用之者为何如耳。

余夜梦同一道者谈医，于不寐证犹记几句，云火熄则气平，心静则神敛，营卫交而心肾通，万虑消而魂魄藏。心依于息，息依于心，高枕安卧矣。醒时思之，营卫气不得交于阴之旨确乎不易也。

（《杂症会心录》）

叶天士

不寐案绎

叶天士（1667~1746），名桂，清代医家

不寐又称失眠。常见于神经官能症、高血压病、脑动脉硬化、贫血、肝炎、围绝经期综合征及某些精神病等。不寐，在《内经》称为"目不瞑"或"不夜瞑"，并载有半夏汤一方。张仲景对不寐主要载有黄连阿胶汤和酸枣仁汤二方。《千金方》载有温胆汤一方。许叔微制有真珠丸一方。明代以后，各家对不寐的不同证候又制定了不少方剂。叶天士在前人基础上，灵活运用，并提出咸苦酸收填实肝肾一法。

证治规律

一、心火上炎

症见烦不成寐，多痛阳升，舌涸赤绛，治宜益肾水以治心火，用清宫汤加减（鲜生地、元参、麦冬、绿豆衣、银花、竹叶心）。如不能寐、舌心辣痛，用生地灯心方（生地、川贝、元参、茯神、灯心）。可酌加枣仁、莲肉。

二、少阳郁火

症见不寐、口苦心烦，治宜轻清少阳，用丹皮桑叶方（丹皮、半夏、钩藤、桑叶、茯苓、橘红）。

三、阴虚阳亢

阴精走泄，肝阳不降，化火化风，燔燥煽动，症见夜无寐，或食入欲呕、神识不静无寐，或寤不成寐、食不甘味、尪羸、脉细数涩，治宜养阴清热，用酸枣仁汤（枣仁、知母、茯苓、川芎、甘草），或去川芎，或加小麦。如心有狐疑、入夜心事交集、不寐，治宜潜阳益阴，用甘麦大枣汤加减（淮麦、炙草、知母、生地、茯苓、丹参）。如五志阳亢伤阴，内风不息，症见寐不安、眩晕、面色带赤、右脉平和、左寸关弦动甚锐，治宜益阴和阳，用加味补心丹加减（人参、生地、元参、桔梗、川连、茯神、天冬、丹参、枣仁、远志、羚角、琥珀、麦冬、白芍、柏仁、石菖蒲，蜜丸）。如阳浮不潜，寤多寐少、神烦汗泄，用生地牡蛎方（生地、茯苓、天冬、川斛、牡蛎、柏仁）。如果肝肾阴亏，症见痞不成寐、心腹热灼，治宜咸苦酸收，以介属之咸，佐以酸收甘缓，用龟胶黄柏方（龟胶、淡菜、熟地、黄柏、茯苓、英肉、五味、远志），接服龟鹿胶方（龟鹿胶、熟地、苁蓉、天冬、山英肉、五味、茯苓、羊内肾）；或用生地阿胶方（生地、阿胶、白芍、天冬、茯神、料豆衣）。如因母丧悲哀哭泣伤及情志，症见惊恐少寐、肉瞤、肌肉悉热如焚，治宜滋阴养心潜阳，用熟地南枣方（熟地炭、山英肉、龙骨、茯神、淮小麦、南枣）。如心营暗耗、心阳不宁，症见失寐心悸怵惕、脉左弦涩，治宜养心安神，用淮小麦柏子仁方（淮小麦、柏子仁、丹参、枣仁、建莲）。如下寒液固、阳不潜伏，症见不寐、便难，治宜辛甘化风，用熟地肉桂方（熟地、归身、肉桂、枸杞、怀牛膝、白芍、茯苓、甘菊、苁蓉、柏子仁）。

四、痰饮上扰

症见痞不肯寐、夜卧寐躁、面色光亮、呕吐眩晕、气逆，阳气不交于阴，治宜化痰和胃，用半夏秫米汤，或小半夏汤加秫米，或温胆汤（一案去枳实，加金斛；一案加人参），或滚痰丸。如痰饮夹热，症见咽燥不成寐、冲逆心悸、震动如惊、肢肌麻木，治宜通摄兼进，用十味温胆合秫米汤（人参、茯苓、枣仁、知母、竹茹、半夏、黄秫米）。

五、心脾两虚

症见夜寐不适、肌肉消瘦、脉涩，治宜甘益心脾，用归脾汤加减（黄芪、於术、茯神、远志、枣仁、当归、桂圆、新会皮、炙草）。

六、惊伤心神

惊恐伤神，精气不能护神，症见梦扰筋缩，治宜镇怯益虚，用妙香散（人参、茯苓、龙骨、茯神、炙草、湘莲、远志、辰砂、木香、益智仁）。

叶 方 选 析

一、生地灯心方

组成：朱麦冬、枣仁、灯心、生地、莲肉、茯神。

主治：心阳不宁，少寐，舌心辣痛。

方义：方中以麦冬、生地养心阴，灯心、莲肉清心火，枣仁、茯神安心神。本方有导赤散之清火，又有三才汤之养阴，为滋阴清心的方剂。

加减：可酌加元参、川贝。

引证：暑侵少寐、心阳不宁耳。

辰砂拌麦冬、酸枣仁、灯心、细根小生地、鲜莲肉、茯神。（《未刻本叶氏医案》）

二、丹皮桑叶方

组成：丹皮、半夏、钩藤、桑叶、茯苓、橘红。

主治：少阳胆经郁火，不寐，心烦，口苦。

方义：方中以桑叶、丹皮、钩藤清泄少阳胆经郁火，半夏、橘红、茯苓化痰和胃。全方有清胆和胃之功，为叶氏所创清泄少阳郁火的常用方。

加减：可酌加山栀子清热。

引证：吴，少阳郁火，不寐。

丹皮、半夏、钩藤、桑叶、茯苓、橘红。（《临证指南医案·不寐》）

三、龟胶黄柏方

组成：龟胶、淡菜、熟地、黄柏、茯苓、山萸肉、五味、远志。

主治：脏液内耗，肝肾亏损，阳气不交于阴，痛不成寐，心腹热灼。

方义：方中以龟胶、淡菜、熟地之咸潜，山萸肉、五味之酸收，两者结合，能补益肝肾之阴，能潜阳收敛浮热；再配黄柏之苦降上浮之阳，又以茯苓、远志甘缓养心化饮。全方一有咸润、有酸收、有苦降、有甘缓，对滋阴潜阳甚效。

加减：如肾阳也虚，加鹿胶、苁蓉、羊内肾、肉桂。阴虚，还可加归身、白芍、枸杞、天冬、怀牛膝。平肝息风，可加甘菊、柏子仁。

引证：见"病例选析"。

病 例 选 析

田　脏液内耗，心腹热灼，阳气不交于阴，阳跷穴空，令人寤不成寐。《灵枢》有半夏秫米法，但此病乃损及肝肾，欲求阳和，须介属之咸，佐以酸收甘缓，庶几近理。

龟胶、淡菜、熟地、黄柏、茯苓、萸肉、五味、远志。

又，咸苦酸收已效，下焦液枯，须填实肝肾。

龟鹿胶、熟地、苁蓉、天冬、山萸肉、五味、茯苓、羊内肾。（《临证指南医案·不寐》）

按：本例属肝肾两虚、阳不交阴，其治用介类之咸润（龟甲、淡菜）、酸味之收敛（山萸肉、五味）、苦味之清降（黄柏）、甘味之缓养（茯苓、远志），复合组成龟胶黄柏方，服后已获效机。因脏损日久，乃加入鹿胶、苁蓉、羊内肾等血肉温润之品，肾中阴阳两补以善后巩固。

叶氏不寐医案收录不多，但已见大概。叶氏治心火上炎之不寐，用清宫汤加减；治少阳郁火之不寐，用丹皮桑叶方；治肝肾两亏之不寐，用咸苦酸甘法，这些方法值得我们效法。尤其是咸苦酸甘法，以咸润、苦降、酸收、甘缓配合，组方严密合理，充分体现了叶氏讲究五味组方的学术特点。

此外，心肾不交的交泰丸（黄连、肉桂），胃气不和的保和丸（茯神、山楂、茯苓、半夏、陈皮、连翘、莱菔子），心虚胆怯的安神定志丸（人参、茯苓、茯神、远志、石菖蒲、龙齿），血虚心肝阳亢的珍珠丸（珍珠母、龙齿、朱砂、枣仁、柏子仁、当归、生地、人参、茯神、犀角、沉香），瘀血扰神的血府逐瘀汤（当归、生地、桃仁、红花、枳壳、赤芍、柴胡、甘草、桔梗、川芎、牛膝）等在临床都有一定疗效，不可不知。

（陈克正主编《叶天士诊治大全》）

沈金鳌

不寐源流方治

沈金鳌（1717~1776），字芊绿，清代医家

不寐，心血虚而有热病也。然主病之经虽专属心，其实五脏皆兼及也。盖由心血不足者，或神不守舍，故不寐，宜归脾汤、琥珀养心丹。有由肝虚而邪气袭之者，必至魂不守舍，故卧则不寐，怒益不寐，以肝藏魂，肝主怒也，宜珍珠母丸。有由真阴亏损，孤阳漂浮者，水亏火旺，火主乎动，气不得宁，故亦不寐。何者？肺为上窍，居阳分至高，肾为下窍，居阴分最下；肺主气，肾藏气，旦则上浮于肺而动，夜则下入于肾而静。仙家所谓子藏五胎，母隐子宫，水中金也。若水亏火旺，肺金畏火，不纳肾水，阴阳俱动，故不寐。法宜清热，宜六味丸加知、柏。有由胃不和者，胃之气本下行，而寐亦从阴而主下，非若寤之从阳主上。今胃气上逐，则壅于肺而息有音，不得从其阴降之道，故亦不寐，宜橘红、甘草、金石斛、茯苓、半夏、神曲、山楂。总之，不寐之由，在肝则不快之状多见左，在肺则不快之状多见右，在心则不快之状多见于上部之中，在胃则不快之状多见于胸腹之中，在肾则不快之状多见于下部之中，须分经而治。若因杂证所致及传经移邪，又当细究。试详言之：劳心之人多不寐，宜养心汤治之。年高之人多不寐，宜四君子汤加黄芪、枣仁。痰多之人多不寐，宜温胆汤。虚烦之人多不寐，宜酸枣

仁汤。此其大较也。而亦有通宵不寐者，宜安卧如神汤。有寐即惊醒者，宜鳖甲羌活汤。有喘不得寐者，宜苏子竹茹汤。有虚劳烦热不寐者，宜枣半汤。有肝虚惊悸不寐者，宜四君子汤加白芍、枣仁。有大病后虚烦不寐者，宜二陈汤加芡实、竹茹。有方卧即大声鼾睡，少顷即醒，由于心肺有火者，宜加味养心汤。有不能正偃，由于胃不调和者，宜和胃汤。兼肺气盛，必泻肺，宜参用泻白散。有劳心胆冷、夜卧不寐者，宜定志丸加枣仁、柏子仁，朱砂、乳香为衣，或加味温胆汤。有癫狂病发，火盛痰壅不寐者，宜辰砂散。有伤寒吐下后，虚烦不寐者，宜酸枣仁汤。有心胆虚怯，触事易惊，梦多不详，虚烦不寐者，宜温胆汤。有失志郁抑，痰涎沃心，怔忡不寐者，宜温胆汤、加味温胆汤、加味二陈汤。有思虑过度，因脾主思，致脾经受邪，两手脉缓，经年累月不寐者，宜益气安神汤。有神气不宁，每卧则魂魄飞扬，觉身在床而神魂离体，惊悸多魇，通夕不寐者，此名离魂证，由肝藏魂，肝虚邪袭，魂无所归，故飞扬离体也，宜前后服珍珠母丸，独活汤。不寐之症状，固如此其多矣，盖可忽乎哉？总之怔忡以下诸病，都缘痰涎沃心，心气不足以致变生种种，若凉心太过，则心火愈微，痰涎愈盛，渐至难治。故必以理痰顺气、养心安神为第一义。

梦者神与魂魄病也。心藏神，中虚不过经寸，而神明居焉。故心者，神明之舍，而神即精气之所化成。《灵枢经》曰：两精相搏谓之神，随神往来谓之魂，并精出入谓之魄。是神、魂、魄三者，固非判然不相属也。自人心多欲，神明外驰，因而气散于内，血随气行，荣卫纷乱，魂魄不安，于是乎百疾作。疾作者，神离故也。故太上贵养神，其次才养形，凡欲神之存乎舍也，凡欲神之存乎舍而百疾不作也。若夫梦者，亦神不安之一验耳。凡人形接则为事，神遇则为梦。神役乎物，则魂魄因而不安，魂魄不安则飞扬妄行，合目而多梦。又次七情忧之，六淫感之，心气一虚，随感而应。谚云：日之所接，夜之所梦，洵有然也，宜别离散，益气安神汤。若古之真人，其寝不梦，非神存之故哉？梦而魇则更甚者，或由心实，则梦惊扰奇怪之事而魇，宜静神丹；或由心虚，则梦恍惚幽昧之事而魇，宜清心补血汤；甚有精神衰弱，当其睡卧，魂魄外游，竟为鬼邪侵迫而厌者，此名鬼魇，宜雄朱散。另详邪祟条中。甚矣！梦非细故也！其知太上之养神而可哉！

安卧如神汤

茯苓　茯神　白术　山药　寒水石煅　枣仁各一钱　远志　炙草各七分　朱砂五分　人参四分

鳖甲羌活汤

鳖甲　枣仁　羌活　独活　川芎　防风　人参　甘草　黄芪　牛膝　五味　蔓荆子

苏子竹茹汤

苏子　竹茹　橘皮　桔梗　甘草

枣半汤

枣仁二两，研极细，入水二杯取汁　半夏二合，煮烂，入地黄汁一合更煮时时呷之。

加味养心汤

茯苓　茯神　黄芪　半夏　归身　川芎各二钱半　炙甘草二钱　柏子仁　远志　肉桂　人参　五味子　枣仁各一钱二分

姜、枣，加羚羊角、犀角俱磨冲。

泻白散

桑皮　地骨皮　黄芩　灯心　马兜铃　山栀　黄连　桔梗　竹叶　大青　元参　连翘

加味温胆汤

香附二钱四分　橘红一钱二分　半夏　竹茹　枳实各八分　人参　柴胡　麦冬　桔梗各六分　甘草四分　姜三片　枣二枚

辰砂散

上好辰砂一两　乳香光莹者　炒枣仁各五钱

共为细末。先量病人酒量几何，置病人静室中，以药作一服，温酒调下，饮至沉醉，但令勿吐，如不饮，随量取醉，服讫令卧，盖好。病浅者半日至一日，病深者三日熟睡，令家人潜伺之，勿惊勿唤，待自醒即神魂定矣。万一惊觉，不可复治。

人参益气汤

黄芪一钱半　人参　防风　升麻各七分　熟地六分　生地　白芍各五分　生草一分　炙甘草三分　五味子二十粒　肉桂二分

清暑益气汤

蜜炙黄芪一钱　人参六分　姜炒白术　麻油炒苍术　醋炒升麻　神曲　陈皮各五分　炙草　当归　麦冬　黄柏各三分　五味子九粒　酒煨葛根　泽泻　青皮各三分

沈氏葳蕤汤

葳蕤　茯苓　枣仁　石膏各一钱　人参七分

热服。此余自制方也，用之颇效。

三黄泻心汤

大黄　黄连各二钱　黄芩一钱

共作粗末，以麻沸汤一盏，浸之良久，去滓，分温再服。

雄黄锐散

雄黄　青葙子　苦参　黄连各二钱　桃仁一钱

共为末，以生艾汁和如枣核大，丝绵裹，纳下部。如无生艾，即以干艾五钱煎浓汁代之。

黄连犀角汤

黄连　犀角　乌梅　木香　桃仁各一钱

空心服。

治惑桃仁汤

桃仁　生槐子碎　艾叶各二钱

黄芩汤

黄芩三两　炙草　白芍各二两　大枣擘碎,十二枚

水一斗,煮三升。每服一升,日二服,夜一服。

麻黄升麻汤

麻黄　升麻　干姜　白术　当归　知母　黄芩　玉竹　天冬　白芍　茯苓　甘草　桂枝　石膏

此系正方,如欲借治误汗、风温,须去二麻、姜、术,用以收汗愈。

静神丹

酒当归　酒生地　姜远志　茯神各五钱　菖蒲　黄连各二钱半　辰砂二钱　犀黄一钱　金箔十五片

猪心血和丸黍米大,金箔为衣,灯心汤下五十丸。

清心补血汤

人参一钱二分　当归　白芍　茯神　枣仁　麦冬各一钱　川芎　生地　陈皮　山栀　炙甘草各五分　五味子十五粒

水煎服。

雄朱散

牛黄　雄黄各一钱　朱砂五分

每取一钱,床下烧之,再取一钱,酒调灌下。

（《杂病源流犀烛》）

董西园

不得卧临证举要

董西园，字魏如，清代医家

不得卧者，先评营卫出入常经。卧难偃者，多由痰饮喘促为患。咳嗽莫卧，肺因寒闭火冲。谵胀无眠，胃必热淫滞实。夜乱不眠者，阴受传邪。清夜炯然者，阴阳不足。

半夏秫米（汤），通引阴阳必用。茯苓（丸）定喘（汤），开消痰饮堪施。气促者，虚进六君煎汤，实用导痰（汤）三子（养亲汤）。痰咳者，寒投杏麻姜蔻，火施知贝芩连。白虎玄明除胃热，一阴（煎）导赤治传邪。养营酸枣安神，元虚不卧者宜调。补元（煎）六味补中，阴阳不足者酌与。亡血不眠宜鹿角（胶丸），无眠多汗进参芪。列条辨治，撮要宜和。

凡卧则目合，必得卫气归阴而后乃得合。此营为阴气，卫为阳气，阴阳出入，开合因之，此常经也。其有热甚昏睡者，卫热入阴也；胆热多眠者，热留半里而莫之出也。如热甚于卫，不得从阴，则目不能合，而断不得卧。若欲卧难偃，及夜不成眠者，须审痰饮喘咳寒火、实滞传邪阴虚诸候。篇中条晰详明，按法可循。

（《医级》）

罗国纲

不寐临证会约

罗国纲，字振召，湖南人，清代医家

《灵枢》曰：阳气尽，阴气盛，则目瞑。是寐本乎阴，神为主也，神安则寐。而神之所以不安者，有实有虚。实者，邪气之扰乱也，如外有风、寒、暑、湿之邪，内有痰、火、水、气、忿怒之邪，其邪而神自安。此属有余之证，治之恒易。彼无邪而不寐者，由于心、肾二经之亏虚也。盖人之神，寤则栖心，寐则归肾，心虚则无血以养心，自神不守舍，而不能归藏于肾，故不寐，肾虚则不能藏纳心神于中，故寐不能沉，并不能入。是以少年肾足，则易睡而长，老年阴衰，则难睡而短。且肾水既亏，相火自炽，以致神魂散越，睡眠不宁，似乎痰有余之症，不得用寒凉以激之，当补真水以配之，则火息而寐自安矣。

凡有外邪内邪，必有脉与症可验。邪属风寒，散之，如麻、桂、苏、葛之类；邪属火热，凉之，如竹叶、石膏、芩、连之类；邪属痰饮，化之，如温胆汤、导痰汤之类；邪属饮食，消之；气滞行之；水湿利之。此大概也，仍当于各门求法治之。至于心肾亏虚，须知调补。

枣仁地黄汤　治心虚少血，烦躁不寐。

枣仁一两　熟地五钱　米二合

煮粥，食之。

橘红石斛汤　治胃不和则卧不安。

橘红二钱　甘草钱半　石斛二三钱　茯苓半钱　神曲炒　山楂各一钱半夏一钱八分

如胃热口渴，加石膏、花粉。

心肾交补丸　治心肾两虚，神思恍惚，梦遗膝软，夜卧不宁。

熟地八两　枣皮四两　怀山药四两　茯苓三两　枣仁炒，三两　杜仲盐炒，三两　北五味两半　当归三两　远志二两

炼蜜为丸，淡盐水送下。如右尺脉弱，阴中无阳，加肉桂二三两。如精血干涸，加枸杞四两。凡心虚有火，灯心草煎服。心肺热，用麦冬。胆虚心烦，用枣仁炒，研末，竹叶汤下。如茯神、知母、丹皮，俱可择用。

凡病后，及妇人产后、不得眠者，此皆气血虚，而心脾不足，以补养为主。或有痰火，少佐清痰降火之药治之，不得过为克伐。

（《罗氏会约医镜》）

程文囿

不寐医案举隅

程文囿（1736~1820），字杏轩，清代医家

吴春麓仪曹　不寐眩晕。

经曰：水火者，阴阳之征兆也。肾为坎卦，一阳居二阴之间，故须阴得其平，然后阳藏于密。童年知识已开，阴精早泄，此致病之大端。及壮，气血方刚，尚不觉其所居，人四十而阴气自半，起居日衰，精神不充，蝉联痰作。诊脉尺虚细涩，寸关大于平时。按尺为肾部，脉见细涩，肾虚奚疑？寸关大于平时，阴弱阳浮之象耳。夫医之治病，不以用补为难，而以分别水火气血为难。《冯氏书》云：小病治气血，大病治水火。盖气血者，后天有形之阴阳也；水火者，先天无形之阴阳也。太极之理，无形而生有形，是治大病，可不以水火为着重耶？请以不寐言之：人知其为心病，而不知其为肾病也。心虽为神舍，而坎离尤贵交通。越人以阳不入阴，令人不寐，岂非水火未济，坎离失交之故乎？《内经》又有头痛颠疾，下虚上实，过在足少阴巨阳之语，形容厥晕病机最切。方书称风、称火、称痰，漫无定见。景岳师其意，以为无虚不作眩，治当上病疗下，滋苗灌根，精矣，精矣！暂服煎剂，再订丸方。王道无近功，内观颐养为要。旧患眩晕怔忡，不寐遗泄，本属心肾两亏，水火失济。曾订煎丸，服经十载。滋诊脉候平和，精神矍铄，此亦颐养之功，非全关草木之力也。惟食多

尚难运化，腰膂时痛，遗泄间或有无。药物所需，仍不可缺。考古人用药，有攻病保躬两途，攻病则或凉或热，当取其偏，保躬则适其寒温，宜用其平。盖温多恐助相火，精关不藏，润多虑伤脾阳，坤元失健。如云食蜜便即溏泻，脾虚不胜润滑之征，青娥丸固能治肾虚腰痛，但故纸、胡桃味辛性温，久而增气，恐其助火。且常服丸药，亦须分别气候。夏令炎热，远刚近柔，以防金火之伤；冬令严寒，远柔近刚，以遂就温之意。将交夏至，一阴初复，元精不足之时，商以益阴保金，兼调脾胃，秋季再为斟酌。

又翁 自病肝郁，证似外感。以翁自病，寒热胁痛，口苦食少，呻吟不寐，已经月余，服药不应。自以为殆，诊脉弦急。知其平日情志抑郁，肝木不舒，病似外盛，因系内伤。与加味逍遥散一服而效，数剂而安。

（《杏轩医案》）

王清任

安神药不效，血府逐瘀汤

王清任（1768~1831），字勋臣，清代医家

血府逐瘀汤所治之症目

夜睡梦多是血瘀，此方一两付痊愈，外无良方。

不眠，夜不能睡，用安神养血药治之不效者，此方若神。

夜不安者，将卧则起，坐未稳又欲睡，一夜无宁刻。重者满床乱滚，此血府血瘀，此方服十余付可除根。

血府逐瘀汤

当归三钱　生地三钱　桃仁四钱　红花三钱　枳壳二钱　赤芍二钱
柴胡一钱　甘草二钱　桔梗一钱半　川芎一钱半　牛膝三钱

水煎服。

（《医林改错》）

陆定圃

不 寐 医 话

陆定圃（1802~1865），字以恬，清代名医

韩飞霞谓黄连、肉桂能交心肾于顷刻，震泽毛慎夫茂才元勋，尝用之而奏效。

某　年四十余，因子女四人痧痘连绵，辛勤百日，交小暑后，忽然不寐，交睡则惊恐非常，如坠如脱，吁呼不宁，时悲时笑。毛诊之谓曰：卫气行于阳不得入于阴，乃心肾不交之证。用北沙参、生地、麦冬、当归、远志、甘草、白芍、茯苓、川连二分，肉桂一分。以甘澜水（长流水扬之万遍为甘澜水）先煮秫米一两，去渣，将汤煎药。服之痊愈。

汪春圃（纯粹）医案亦有以黄连、肉桂治不寐证者。

丁俊文　每日晡后发热，微渴，心胸间怔忡如筑，至晚则生懊侬，欲骂欲哭，昼夜不能寐，诸药不效，延至一载有余。汪诊其脉，左寸浮洪，两尺沉细。知属阴亏阳盛，仿《灵枢》秫米半夏汤，如法煎成；外用肉桂三钱，另煎，待冷；黄连三钱，另煎，乘热同和入内。徐徐温服，自未至戌尽剂，是夜即得安睡，次日巳时方醒。

随用天王补心丹加肉桂、枸杞、鹿胶、龟胶等味制丸，调理痊愈。

偶从杭州沈雨溥书坊购得《医学秘旨》一册，有治不睡方。案

云：余尝治一人患不睡，心肾兼补之药遍尝不效，诊其脉知为阴阳违和，二气不交。以半夏三钱、夏枯草三钱浓煎服之，即得安睡。仍投补心等药而愈。盖半夏得阴而生，夏枯草得至阳而长，是阴阳配合之妙也。

　　不寐之症，由于思虑伤脾，繁冗劳心者，非专恃医药可治。《老老恒言》谓不寐有操纵二法。操者，如贯想头顶，默数鼻息，返观丹田之类，使心有所著，乃不纷驰，庶可获寐。纵者，任其心游思于杳渺无联之区，亦可渐入朦胧之境。余谓二法中纵法尤妙。盖操则心犹持未极恬愉之趣，不若纵之游行自在也。特恐稍涉妄想，即难奏效，犹当寓操于纵为佳。余师安沈鹿平先生（烨）官台州教授时，因阅文繁劳，患怔忡不寐。有人传一法云：每夜就枕后，即收敛此心，勿萌杂念，惟游思于平素所历山水佳处，任情一往，定而能静，久而久之，心渐即于杳漠之中，则不期寐而自寐矣。如法行之获效。是其能得纵法之要者。

（《冷庐医话》）

唐容川

不寐证治见解

唐容川（1846~1897），名宗海，清代医家

卧者，身着席，头就枕之谓也；寐者，神返舍，息归根之谓也。不得卧寐之证，杂病犹少，失血家往往有之。不得卧者有二证，一是胃病，一是肺病。

胃病不得卧者，阴虚则邪并于阳，烦躁不卧。此《伤寒论·阳明病篇》"微热喘冒，不得卧者，为胃中有燥屎"之义同，三一承气汤治之。若无燥结，但系烦热者，竹叶石膏汤、白虎汤治之。兼理血分，则宜玉烛散、玉女煎。又有胃中宿食，胀闷不得卧者，越鞠丸加山楂、麦芽、莱菔子。盖阳明主阖，和其胃气，使得还其主阖之令，斯能卧矣。

肺病不得卧者，肺为华盖，立则盖垂，卧则叶张，水饮冲肺，面目浮肿，咳逆倚息，卧则肺叶举而气益上，故咳而不得卧。葶苈大枣泻肺汤攻去其水，则得卧矣。或二陈汤加干姜、细辛、五味子，温利水饮亦可。若是火逆之气挟痰上冲者，则又宜水火兼泻；痰甚者，消痰丸主之；火甚者，滚痰丸主之；平剂则宜二陈汤加柴胡、瓜蒌、黄芩、旋覆花、杏仁、姜汁、竹沥保和汤亦治之。若无痰饮，但是火气上冲者，其人昼日不咳，卧则咳逆，气不得息，乃肺痿叶焦，卧者肺叶翘举，气随上冲，咳呛不已，宜清燥救肺汤加生地黄、栝楼根、百

54

合、五味子以敛之，再加钟乳石以镇降之。且肺之津生于肾中，如肾水不能上济上焦，冲气上逆，咳不得卧者，当从肾治之，六味丸加参麦散（生脉散），再加牛膝以引气下行，加磁石以吸金气，使归于根。

不寐之证有二：一是心病，一是肝病。

心病不寐者，心藏神，血虚火旺，动则神不安，烦而不寐，仲景黄连阿胶汤主之。阴虚痰扰、神不安者，猪苓汤治之。一清火，一利水。盖以心神不安，非痰即火，每用朱砂安神丸加茯苓、琥珀，或加天王补心丹。

肝病不寐者，肝藏魂，人寤则魂游于目，寐则魂返于肝，若阳浮于外，魂不入肝，则不寐。其证并不烦躁，清睡而不得寐，宜敛其阳魂，使入于肝，二加龙骨汤加五味子、枣仁、阿胶治之。又或肝经有痰，扰其魂而不得寐者，温胆汤加枣仁治之。肝经有火，多梦难寐者，酸枣仁汤治之，或滑氏补肝散去独活，加巴戟。四物汤加法夏、枣仁、冬虫夏草、龙骨、夜合皮。亦佳。

又按：魂虽藏于肝，于昼游于目，目在面部，乃肺胃之所司；肺胃之气扰而不静，亦能格魂于外，使不得返也，宜生地黄、百合、麦冬、知母、枳壳、五味子、白芍、甘草、枣仁、天花粉、茯苓治之，人参清肺汤亦治之。又有虚悸恐怖不寐之证，仁熟散治之。思虑终夜不寐者，归脾汤加五味治之。须参看怔忡烦悸门。

三一承气汤

芒硝三钱　大黄二钱　枳壳一钱半　厚朴二钱　甘草一钱

攻下火结之通剂。

玉烛散

生地五钱　当归三钱　川芎二钱　白芍三钱　朴硝二钱　大黄一钱
生姜三片

治跌打瘀血，发热身痛便闭。

取四物以调其血，而朴硝、大黄逐瘀去闭。妙在生姜一味，宣散其气，使硝黄之性不徒直下而亦能横达，俾在外在内之瘀，一并廓清。

玉女煎

熟地五钱　石膏三钱　知母三钱　麦冬三钱　牛膝三钱

陈修园力辟此方之谬，然修园之所以短于血证者即此。可见血之总司在于胞室，而胞宫冲脉上属阳明。平人则阳明中宫化汁变血，随冲脉下输胞室。吐血之人，胞宫火动气逆，上合阳明，血随而溢，咳嗽不休，多是冲阳上合阳明，而成此亢逆之证。方用石膏、知母，以清阳明之热，用牛膝以折上逆之气，熟地以滋胞宫之阴，使阳明之燥平，冲脉之气息，亢逆之证乃愈矣。景岳制此方曾未见及于此，修园又加贬斥，而王士雄以为可治阴虚胃火齿痛之证，皆不知此方之关冲脉，有如是之切妙也。麦门冬汤治冲逆，是降痰之剂，此方治冲逆，是降火之剂。

越鞠丸

苍术三钱　香附三钱　川芎二钱　神曲三钱　炒栀子三钱

清燥救肺汤

人参一钱　甘草一钱　黑芝麻一钱　石膏煅，二钱　阿胶一钱　杏仁去皮、尖，一钱　麦冬二钱　枇杷叶炙，一片　冬桑叶三钱

喻嘉言曰：诸气膹郁之属于肺者，属于肺之燥也。而古今治气郁之方，用辛香行气，绝无一方治肺之燥者。诸呕、喘、痿之属于上，亦属于肺之燥也。而古今治法以痿呕属胃经，以喘属肺，是则呕与痿属之中下，而惟喘属上矣。所以无一方及于肺之燥也。即喘之属于肺者，非行气即泄气，间有一二用润剂，又不得肯綮。今拟此方，名清燥救肺，大约以胃为主，胃土为肺金之母也。其天冬、知母能清金滋水，以苦寒而不用至苦寒，降火之药尤在所忌。盖肺金自至于燥，所

存阴气不过一线，倘更以苦寒下其气，伤其胃，尚有生理乎？诚仿此增损，以救肺燥变生诸证，庶克有济。

猪苓汤

猪苓三钱　泽泻三钱　云苓三钱　滑石三钱　阿胶三钱

此方专主滋阴利水。凡肾经阴虚、水泛为痰者，用之立效。取阿胶润燥、滑石清热，合诸药皆滋降之品，以成其去痰之功。痰之根源于肾，治肺者治其标，治肾者治其本。

二加龙骨汤

龙骨煅，三钱　牡蛎煅，三钱　白薇三钱　附子炮，钱半　白芍三钱
甘草一钱　大枣三钱　生姜三片

此方乃清散上焦、温补下焦之药。方用甘、枣从中宫以运上下；姜、薇清散，使上焦之火不郁；附、芍、龙、牡温敛，使下焦之火归根。合观其方：以温为正治，以清为反佐。真寒假热，虚阳上浮为对证。陈修园极赞其妙，令人不察，往往误用，惜哉！

滑氏补肝散

枣仁三钱　熟地四钱　白术三钱　当归三钱　山茱萸三钱　山药三钱
川芎一钱　木瓜一钱　独活一钱　五味子五分

肝体阴而用阳。此以酸甘补肝体，以辛甘补肝用。加独活者，借风药以张其气也。欲其气之鼓荡者，则用独活；欲其气温敛者，则用巴戟；欲其气之清平者，则用桑寄生；欲其气之疏达者，则用柴胡、白头翁。诸药皆治风之品，轻重不同，在人用之得宜。

人参清肺汤

人参三枚　阿胶二枚　地骨皮三钱　知母三钱　乌梅三枚　甘草一钱
大枣二枚　桑白皮三钱　粟壳一钱　杏仁三钱

治肺虚咳喘喘急、吐血下血等症。方取参、草、大枣补土生金，以保定其肺；阿胶、知母佐其滋润；骨皮、桑皮泻其火热。肺为司气

之脏，肺中清润，则气自下降，而得其敛降之性，痰血不得干之也。再用杏仁以利之，乌梅、粟壳以收之，总使肺得其治节，斯无诸病也。此与太平丸、保和汤、紫菀散、人参泻肺、清燥救肺诸汤相为表里，用者可以推类尽考。

（《血证论》）

陆 岳

决渎壅塞，涌汗愈不寐

陆岳，字养愚，明清医家

沈虹台翰检公 居林下，年近五旬，体肥善酒，奉养极厚。酒后自恃强壮，暑月初秋，常卧风露下更余，或至半夜，方就内寝，从来无病。忽于秋末冬初，酒后烦闷，黄昏卧而不得寐，至半夜似睡非睡，直至天明而睡始少沉。自此日以为常。数月间，医药杂投，有主安神者，有主养血者，略无寸效。惟服清火清痰，稍觉有益，然亦未有熟睡更余者。自冬且春，易一方一医，间有少瘥，数日即复如故，惟大醉后得吐，方始沉卧一二时。然日间即懈怠不能起，且饮食无味。延至仲夏，忽一夜因清卧不寐，神思烦躁，身体作痒，令人烧热汤澡浴，是夜睡至天明。由是临卧必浴，虽不能如初浴之长睡，而或二更，或一更。若间日浴，即不能寐矣。比至立秋，浴亦渐不能熟睡。八月间，竟全不睡。适司成屏麓范公往苏拜之，乃沈公年家也。极称予术，因来迎。予往诊之，六脉沉涩而两寸尤甚。沈公备述病情，且言平日天气少暖即畏热多汗，自病后，但烦闷而不畏热，暑月竟无汗。予思《内经》每有论而无方，独不寐一条，兼有其方，何今人不知用？及用亦无效也。经言不寐之因，则曰卫气行于阳不得入于阴，行于阳则阳气盛，不得入于阴则阴气虚，故目不瞑。又曰阳明热不得从其道，故不得卧。又曰胃不和则卧不安。其言治疗之法，调其虚实，以通其道，而祛其邪。

又曰决渎壅塞，经络大通，阴阳得和。其方则以千里水扬之万遍，遍炊以苇薪，用秫米、半夏煎饮其汁。病新发者，覆杯则卧，汗出则已，久则三饮而已。沈公得吐则睡，是内之壅塞须决也，澡浴则睡，是外之经络须通也。因用子和法，投独圣散，三日约涌其涎饮盆许。是夜身虽困倦，然已得睡。禁其厚味酒体，惟稀粥自养。待五日后，先令密室中，置沸汤数锅，使热气熏蒸，中设一桶，深汤澡浴之。抹干就寝，随投以煎剂，用麻黄、苏叶、干葛、防风、威灵仙、半夏各一钱。照《内经》煎法热服，厚覆之，汗微微而来，是夜睡始沉。又将息二日，再以此法大汗之。自此，不惟睡卧如常，且身体轻快，精神清爽，六脉皆起且流利。予曰：病已去矣。

（《三世医验》）

马培之

不寐医案选

马培之（1820~1903），名文植，晚清医家

无锡杨钺翁

心主藏神，因惊动肝，肝阳扰犯君主，神不安舍，舍空痰火居之，烦扰不寐。脉象沉洪兼滑，舌苔腻黄。拟养心柔肝，以清阳明之治。

南沙参　丹参　石决明　生甘草　琥珀　竹茹　山栀　秫米　制半夏　茯苓神　龙齿

二诊：痰火较平，肝火较降，脉象沉候尤洪，阴虚夹湿，又值湿土司令之时，还宜养阴柔肝，兼清阳明。

北沙参　丹参　龙齿　抱茯神　山药　料豆　石斛　秫米　制半夏　炙甘草　竹茹

阴虚痰火内扰，烦扰不寐，上二方可取法。

项左

阳不交阴，寤不成寐，饮食日减，脉来弦数，暂用半夏泻心法，以图向安。

川连 1.5g　炒枣仁 9g　橘皮 5g　远志 5g　法半夏 5g　石决明 12g　麦冬 9g　生甘草 1.2g　茯神 6g　竹茹 1.2g

川连以泻心火，半夏以化胃湿，此即半夏泻心法，不必搬用全套

半夏泻心汤之药。

姚右

心烦头晕，寤不成寐，五火内炽，左脉弦大，治以苦泄。

川连 1.5g　茯神 9g　石决明 12g　郁金 4.5g　法半夏 4.5g　炒枣仁 9g 龙胆草 3g　白芍 3g　黑山栀 4.5g　橘叶 4.5g　竹茹 1.2g

左脉弦大，心肝之火盛，用药偏重苦泄。方以黄连温胆汤合龙胆泻肝汤意。

徐左

心脾营损，肾阴又亏，屡屡不寐，食少便溏，腰腿酸痛。拟归脾汤加减。

党参　怀山药　龙齿　酸枣仁　百合　杭白芍　於术　紫丹参 茯苓　炙甘草　莲子　龙眼肉

归脾汤乃宋·严用和所创，以治二阳之病发心脾。曰归脾者，从肝补心，从心补脾，率所生所藏而从所统，即所谓隔二之治。

崔右

恙由惊恐受病，惊则气乱心也，恐则气下肾也。心肾气虚，神志不能内守，闻声则惊惕不宁，彻夜不寐，谷食胃口日减，今夏又增腹痛便泄，胃气益疲，举动气促，不思食谷，心脾肾三脏皆亏。心虚则胆怯，以致魂梦不藏。先为调养心脾，俾谷食健旺，再商峻补。

参须　於术　怀山药　茯神　枣仁　佩兰　广皮　料豆　丹参 远志　法半夏　红枣

二诊：心脉较起，肝脉较大，肝阳似微萌动，咯痰稍爽，喉际微梗，无足虑也。仍调养心脾之治，俾谷食如常，再商峻补。

原方加川贝母、潼沙苑。

调养心脾，使胃气来复，谷食增进。盖脾胃为后天之本，古人云：有胃则生。

屈右

心脾肾三经亏损，木失畅荣，气化为火，扰犯于中，君主不安，心神恍惚，头眩火升。拟调营柔肝，兼养心脾。

当归　白芍　茯神　陈皮　炙生地　龙齿煅　怀山药　冬术　炙草　枣仁　党参　红枣

此方以养营为主。方以归芍六君加味。

郁右　常州人。

肾水不足，不能涵木，君相之火上升，心神不安惊惕，卧不成寐，头眩肉瞤，胸闷作恶，舌苔灰黑，浊痰在胃，胃失下降。拟养阴秘中，以安君相。

南沙参　石斛　石决明　合欢皮　麦冬　元参　茯神　青果　黄连酒炒　竹茹　枇杷叶　丹皮

二诊：惊惕稍定，君相之火稍平，舌苔灰黑未化，胸咽不舒，肺胃之气不展，浊痰不清，溺后浑浊，澄澈有底，此败精宿于精关，变而为浊。拟养阴清肝，兼舒肺胃。

南沙参　丹皮　枳壳　茯苓　麦冬　石斛　甘草　竹茹　炒山栀　黄连　石决明　枇杷叶　鸡子黄

三诊：脉数较静，阴火较平，肝部犹弦，厥气未和，上干心胃则心胸烦闷，肉瞤筋惕。舌苔前半已化，中后灰黑而腻，阳明浊痰未清，吞吐黏痰酸水。阴分曾亏，未便滋补，还以养阴清肝和胃。

南北沙参　甘草　丹皮　龙齿　茯苓神　枳壳　山栀　鸡子黄　天麦冬　川贝　竹茹　西琥珀　石决明　河井水各半煎

服四剂后胸宽去枳壳，加郁金；如舌苔不化，加青盐半夏；如不寐，加秫米。

用药胸有成竹，丝丝入扣。

无锡秦谈卿

烦劳太过，心肾营阴交亏，肝阳扰动，逆扰君主之神，气不归舍，舍空则痰火居之。心胆自怯，健忘少寐，动则气喘，头眩巨花，胸脘不宽。拟养阴柔肝，兼和阳明，以清痰气。

北沙参　法半夏　抱茯神　黑山栀　龙齿　琥珀　石决明　丹参　麦冬　郁金　竹茹　青果

二诊：心肾较安，健忘较好，惟动则气升作喘，头鸣而眩，脉象两尺尚洪，龙雷之火不藏，拟滋水制阳，须宜静养为是。

北沙参　龟甲　抱茯神　元参　川黄柏　石决明　石菖蒲　麦冬　龙齿　丹皮　生甘草　半夏　竹茹

健忘少寐，头鸣而眩，时下此病甚多。动则气喘，胸崩不宽，老年人患者亦较多，此案用药，足可取法。

（《马培之医案》）

丁甘仁

和胃化痰，育阴潜阳
交通心肾，神安寐宁

丁甘仁（1866~1926），武进孟河人，清末民初医家

不寐已久，时轻时剧，苔薄腻，脉弦小。心体亏，心阳亢，不能下交于肾，湿痰中阻，胃因不和。胃不和故卧不安也。拟和胃化痰，交通心肾。

生白芍二钱　朱茯神三钱　上川连一分　炒枣仁三钱　法半夏二钱　远志肉一钱　上肉桂一分　柏子霜二钱　北秫米包，三钱　炙甘草八分

郁怒伤肝，肝胆之火内炽，痰湿中阻，胃失降和，懊憹少寐，胸痹不舒。拟温胆汤加减。

法半夏二钱　朱茯神三钱　珍珠母三钱　黑山栀一钱五分　北秫米包，三钱　远志肉一钱　青龙齿三钱　川贝母二钱　炒枣仁三钱　生白芍二钱　鲜竹茹一钱五分　枳实同捣，一钱　广郁金一钱五分　合欢花一钱五分　夜交藤三钱

高年气阴两亏，肝阳挟痰浊上蒙清空。健忘少寐，神疲肢倦，脉象虚弦而滑，苔薄腻。虚中挟实，最难着手。姑拟益气阴以柔肝木，化痰浊而通神明。

太子参一钱　仙半夏二钱　白归身二钱　稽豆衣三钱　抱茯神三钱　薄橘红八分　生白芍二钱　炒杭菊一钱五分　炒竹茹一钱五分　远志肉一钱

天竺黄一钱五分　石菖蒲八分　淡竹油一两　生姜汁两滴,同冲服

阴虚难复,肝火易升,宗气跳跃。夜梦纷纭,脉象软小而数。拟育阴潜阳,交通心肾。

蛤粉炒阿胶二钱　朱茯神三钱　珍珠母三钱　粉丹皮一钱五分　川贝母二钱　潼蒺藜三钱　熟女贞二钱　炒竹茹二钱　鲜藕切片入煎,一两

不寐之恙,乍轻乍剧。胁痛略减,头眩心悸,皆由阴虚不能敛阳,阳亢不入于阴也。拟柔肝潜阳,和胃安神。

蛤粉炒阿胶二钱　朱茯神三钱　青龙齿三钱　左牡蛎四钱　生白芍二钱　酸枣仁三钱　仙半夏二钱　炙远志一钱　川雅连二分　柏子仁三钱　北秫米包,三钱　琥珀多寐丸吞服,一钱

(《丁甘仁医案》)

贺季衡

不寐总因痰火，大法温胆出入

贺季衡（1856~1933），名贺钧，清代医家

陈男　心火肝阳上升，痰热又阻阳明不化，阻仄水火之交通。心烦不寐，头目或眩痛，食少胃呆，舌苔糙白满布，脉弦滑鼓指。一派痰火见端，当清营泄化。

龙胆草酒炒，一钱五分　大麦冬二钱　远志肉一钱五分　黑山栀二钱　竹沥半夏一钱五分　炒枳实一钱五分　川贝母二钱　云苓神各二钱　上川连猪胆汁炒，三分　上肉桂去皮切，一分五厘　炒竹茹一钱五分

二诊：进清苦泄化、引火下行，日间虽能安枕片时，而入夜仍火升烦扰，耳轰肉瞤，小溲浑赤，脉弦滑，沉分数，舌苔前畔就化。心阳肝火上升，痰热阻仄阳明不化也。

龙胆草酒炒，一钱五分　大麦冬三钱　云苓神各三钱　黑山栀二钱　上川连猪胆汁炒，五分　炒枳实一钱五分　竹沥半夏一钱五分　远志肉一钱五分　紫贝齿先煎，五钱　煅龙齿先煎，五钱　炒竹茹一钱五分　青果打，三个

三诊：用十味温胆汤加龙胆草，苦以泄肝，加川连苦以泻心。心火肝阳交亢于上者，已具降化之机，夜寐固就酣，舌苔之满腻亦大化，头部筋掣亦松，左脉仍有弦滑意，腑通未爽，余焰未尽可知。

龙胆草酒炒，一钱五分　大麦冬三钱　云苓神各三钱　郁李仁四钱

川贝母一钱五分　黑山栀三钱　炒枳实一钱五分　竹沥半夏一钱五分　紫贝齿先煎，五钱　远志肉一钱五分　炒竹茹一钱五分　灯心朱染，十茎

四诊：迭进苦以折之一法，大腑畅通数次，头部之浮阳亦潜，舌苔之满腻已化，惟夜寐又复不酣，左脉仍弦滑。火在上而痰居中，其水无以上升，水不升而火不降也。

生石决先煎，一两　大麦冬三钱　生熟枣仁各二钱　远志肉一钱五分　川贝母一钱五分　竹沥半夏一钱五分　云苓神各二钱　煅龙齿先煎，五钱　紫贝齿先煎，五钱　炒枳实一钱五分　炒竹茹一钱五分

五诊：迭进苦以折之、清以降之，头部之浮阳已清，舌苔之满腻亦化之将尽，痰出颇多，胃纳未复，夜分尚少寐，脉弦滑渐平。痰火初化，心肾之强未充之候。

南沙参三钱　煅龙齿先煎，五钱　远志肉一钱五分　川贝母一钱五分　炒枣仁四钱　炒枳实一钱五分　云神四钱　竹沥半夏一钱五分　大丹参一钱五分　大麦冬朱染，一钱五分　炒竹茹一钱五分

心火肝阳交亢，痰热阻仄水火之交通。用十味温胆汤加龙胆草，苦以泄肝；黄连苦以泻心，配合肉桂（交泰丸法），使水火相济，阴阳协和。

陈女　痰浊久羁阳明，肠胃之通降失职，肝家气火郁迫，心烦少寐，善惊惕，脘仄神迷，杳不思食，便结不利，脉弦细而滑，舌苔腻黄。拟十味温胆汤出入。

上川连猪胆汁炒，三分　竹沥半夏二钱　大白芍二钱　川郁金矾水炒，二钱　煅龙齿先煎，五钱　炒枳实一钱五分　远志肉一钱五分　大麦冬朱染，二钱　云神四钱　陈橘皮一钱　炒竹茹一钱五分　北秫米三钱

二诊：进十味温胆汤法，便结渐利，呕吐痰水颇多，舌苔腻黄满布者，前端已化，而仍脘仄气逆，神志不灵，少寐，善惊惕，左脉弦滑。肝家气火为胃中痰浊搏结，延绵半年，难收速效。

生石决一两　黑山栀二钱　炒枳实一钱五分　旋覆花包，一钱五分
竹沥半夏一钱五分　远志肉一钱五分　甜川贝一钱五分　云神四钱　煅龙
齿先煎，四钱　大白芍二钱　郁李仁四钱　合欢皮三钱　炒竹茹一钱五分

另：珍珠五分　琥珀一钱　川贝母一钱　生明矾一钱　煅龙齿二钱

上味研极细末，每晚用大麦冬三钱泡汤，调服五分。

王女　白㾦屡发，阳明湿浊未清，不寐则舌苔满布，欲得酣卧则
舌苔顿消，胆怯，善惊惕，脉弦细，两关滑。当仿半夏秫米汤立法。

南沙参三钱　大白芍二钱　大麦冬二钱　云苓神各二钱　法半夏一钱
五分　大丹参一钱五分　远志肉一钱五分　陈橘白一钱　白蒺藜四钱　炒
竹茹一钱五分　北秫米三钱

另：天王补心丸一两、二陈丸五钱，和匀，每服三钱，开水下。

二诊：胆怯善惊慑虽减，而仍心悬不寐，舌苔或腻或消，白㾦屡
发，便结肢麻，脉弦细而滑。伏邪为痰湿所困，阴阳遂乏交通也。速
效难求。

当归二钱　大白芍二钱　青龙齿先煎，五钱　云神四钱　法半夏一钱
五分　远志肉一钱五分　大丹参一钱五分　川贝母一钱五分　生熟枣仁各二
钱　大麦冬二钱　炒竹茹一钱五分　北秫米三钱

三诊：屡发白㾦已退，便结亦通，胃纳亦复，入夜渐能交寐睫，
惟仍多噩梦，胆怯善惊惕，脉弦滑细数，舌苔腐白满布。宿痰未化，
阻仄阴阳之交通也。

大丹参二钱　法半夏一钱五分　青龙齿先煎，五钱　远志肉一钱五分
川贝母一钱五分　生熟枣仁各二钱　云神四钱　大麦冬二钱　夜交藤四钱
白蒺藜四钱　炒竹茹一钱五分　北秫米三钱

如仍不寐，原方加琥珀五分（研粉冲）。

冯男　烦劳忧郁，最损心脾。肝家气火上扰，胃中又有宿痰，痰
气相搏，阴阳乏交纽之机。竟夕不寐，胃呆食减，痰阻会厌，自汗恶

寒，间或脘中嘈热，脉弦滑，久取则化为濡滑，舌苔糙白。津液渐结为痰，势无速效。

南沙参三钱　大白芍二钱　法半夏一钱五分　柏子仁四钱　夜交藤四钱　川贝母一钱五分　远志肉一钱五分　云神四钱　煅龙齿先煎，五钱　白蒺藜四钱　北秫米三钱

二诊：日来痰阻会厌者渐活，而仍少寐心悸，食少胃呆，脘中烦热则自汗，汗收则形寒洒洒然，切脉浮取弦滑且数，沉取及久按少力。心肾之阴，为烦劳所伤，水不泽木，心火肝阳熊熊无制，加以胃中又有宿痰，于是刚燥滋腻，俱苦不合，当柔肝化热、奠安神志为先。

南沙参三钱　煅牡蛎先煎，五钱　大白芍二钱　冬瓜子四钱　法半夏一钱五分　远志肉一钱五分　大麦冬拌朱砂，二钱　生熟枣仁各三钱　夜交藤四钱　炒竹茹一钱五分　北秫米三钱

后服方：取裁十味温胆，略参王氏两仁同生，消长其阴阳。

大生地五钱　大熟地盐水炒，五钱　煅龙齿先煎，五钱　法半夏猪胆汁炒，一钱五分　上川连六分　上肉桂合拌，三分　潼白蒺藜各三钱　生熟枣仁各三钱　云苓神各三钱　远志肉一钱五分　炒竹茹一钱五分　上血珀研冲，四分

荣男　五志不伸，皆从火化，火不降则水不升，火水无以交通，于是不寐，善惊惕，多梦纷纭，头目眩昏，咽喉红赤，肢末酸楚，或掣痛，脉弦细尺濡，舌红根黄。火象显然，先当滋水降火。

大生地五钱　乌玄参四钱　上川连猪胆汁炒，三分　青龙齿先煎，五钱　云神四钱　大白芍二钱　夜交藤四钱　炙乌梅一钱五分　生熟枣仁各三钱　大麦冬二钱　灯心十茎

二诊：进滋水降火，夜寐渐酣，疑虑惊惕及多梦俱减，而腻痰尚多，语音不充，耳鸣齿浮，舌底常碎，两臂酸痛，莫能高举，食少神疲，脉弦细，舌红根端腻。痰火久羁阳明，水不上承所致。

大麦冬二钱　青龙齿先煎，五钱　川贝母一钱五分　竹沥半夏一钱五分　云苓神各二钱　远志肉一钱五分　夜交藤四钱　生熟枣仁各二钱　白桔梗一钱五分　旋覆花包，一钱五分　丝瓜络二钱　炒竹茹一钱五分

三诊：迭进滋水降火、通络化痰，惊惕多梦已减，语音亦充，舌底牙根碎痛减，而夜寐仍不实，耳鸣，痰尚多，两臂未能抬举，脉弦滑细数，舌苔浮黄薄腻。火降，而痰未清、水未能上承也。

南沙参四钱　大麦冬二钱　竹沥半夏一钱五分　远志肉一钱五分　煅龙齿先煎，五钱　夜交藤四钱　生熟枣仁各三钱　炒竹茹一钱五分　丝瓜络三钱　净橘络八分　刺夕利四钱　云苓神各二钱　北秫米三钱

余女　荣阴久亏，心失所养，肝失所涵。心悬而悸，肢振，惊慑，肉瞤，心烦懊恼，间或不寐，幸月事如常，切脉弦细而滑，舌红苔砂。虚象显然，势无速效。当柔肝宁心，涵养荣血。

南沙参三钱　大麦冬二钱　当归二钱　煅龙齿先煎，五钱　大白芍二钱　白蒺藜四钱　云神四钱　杭菊炭二钱　柏子仁四钱　乌梅炭一钱　佛手八分　红枣三个

另：宁坤丸两粒，每服一粒，开水下。

二诊：昨夜尚能安枕，胃纳未复，头摇而空，耳鸣心悸，肉瞤懊恼，口泛甜味，气从少腹上逆，脉弦细，舌红。俱为血虚肝旺，气火上升所致。当缓缓调治。

大生地五钱　炒枣仁四钱　云神四钱　生牡蛎先煎，八钱　杭菊炭二钱　女贞子四钱　当归三钱　大白芍二钱　夜交藤四钱　柏子仁四钱　清阿胶二钱　莲子七粒

（《贺季衡医案》）

张锡纯

降胃滋肝赭石山药，交济心肾功过古方

张锡纯（1860~1933），字寿甫，晚清民国医家

天津徐某某 年六十六岁，于季春得不寐证。因性嗜吟咏，暗耗心血，遂致不寐。

自冬令间有不寐之时，未尝介意。至春日阳生，病浸加剧。迨至季春，恒数夜不寐，服一切安眠药皆不效。精神大为衰惫，心中时常发热，懒于饮食，勉强加餐，恒觉食停胃脘不下行，大便干燥，恒服药始下。其脉左部浮弦，右脉尤弦而兼硬，一息五至。

其脉左浮弦者，肝血虚损，兼肝火上升也。阴虚不能潜阳，是以不寐。其右脉弦而兼硬者，胃中酸汁短少，更兼胃气上逆也。酸汁少则不能化食，气上逆则不能息息下行传送饮食，是以食后恒停胃脘不下，而其大便之燥结，亦即由胃腑气化不能下达所致。治此证者，宜清肝火、生肝血、降胃气、滋胃汁，如此以调养肝胃，则夜间自能安睡，食后自不停滞矣。

生怀山药一两　大甘枸杞八钱　生赭石轧细，六钱　玄参五钱　北沙参五钱　生杭芍五钱　酸枣仁炒、捣，四钱　生麦芽三钱　生鸡内金黄色的，捣，钱半　茵陈钱半　甘草二钱

共煎一大盅，温服。

复诊：将药煎服两剂，夜间可睡两三点钟，心中已不发热，食量

亦少加增，大便仍滞，脉象不若从前之弦硬，遂即原方略为加减，便再服之。

生怀山药一两　大甘枸杞八钱　生赭石轧细，六钱　玄参五钱　北沙参五钱　酸枣仁炒，捣，四钱　龙眼肉三钱　生杭芍三钱　生鸡内金黄色的，捣，钱半　生远志钱半　茵陈一钱　甘草钱半

共煎一大盅，温服。

将药连服三剂，夜间安睡如常，食欲已振，大便亦自然通下。惟脉象仍有弦硬之意。遂将方中龙眼肉改用八钱，俾多服数剂，以善其后。

人禀天地之气化以生，是以上焦之气化为阳，下焦之气化为阴。当白昼时，终日言语动作，阴阳之气化皆有消耗，实赖向晦燕息以补助之。诚以人当睡时，上焦之阳气下降潜藏，与下焦之阴气会合，则阴阳自能互根，心肾自然相交。是以当熟睡之时，其相火恒炽盛暗动（得心阳之助），此心有益于肾也。至睡足之时，精神自清爽异常（得肾阴之助），此肾有益于心也。由斯知人能寐者，由于阳气之潜藏，其不能寐者，即由于阳气之浮越。究其所以浮越者，实因脏腑之气化有升无降也。是以方中重用赭石以降胃镇肝，即以治大便燥结，且其色赤质重，能入心中引心阳下降以成寐，若更佐以龙骨、牡蛎诸收敛之品以镇安精神，则更可稳睡。而方中未加入者，因其收涩之性与大便燥结者不宜也。又《内经》治目不得瞑有半夏秫米汤，原效甚验。诚以胃居中焦，胃中之气化若能息息下行，上焦之气化皆可因之下行。半夏善于降胃，秫米善于和胃，半夏与秫米并用，俾胃气调和顺适，不失下行之常，是以能令人瞑目安睡。方中赭石与山药并用，其和胃降胃之力实优于半夏、秫米，此乃取古方之义而通变化裁，虽未显用古方，而不啻用古方也。

不寐兼惊悸

表兄赵某某之妻　年近三旬，得不寐证，兼心中恒惊悸。因家中诸事皆其自理，劳心过度，因得不寐兼惊悸病。

初若不寐时，不过数日偶然，其过夜半犹能睡，继则常常如此，又继则彻夜不寐，一连七八日，困顿已极，仿佛若睡，陡觉心中怦怦而动，即暮而惊醒，醒后心犹怔忡，移时始定。心常发热，呼吸似觉短气，懒于饮食，大便燥结，四五日始一行。其脉左部弦硬，右部近滑，重诊不实，一息数近六至。

此因用心过度，心热耗血，更因热生痰之证也。为其血液因热暗耗，阴虚不能潜阳，是以不寐；痰停心下，火畏水刑（心属火，痰属水），是以惊悸；其呼吸觉短气者，上焦凝滞之痰碍气之升降也；其大便燥结者，火盛血虚，肠中津液短也。此宜治以利痰、滋阴、降胃柔肝之剂，再以养心安神之品辅之。

生赭石轧细，八钱　大甘枸杞八钱　生怀地黄八钱　生怀山药六钱　瓜蒌仁炒、捣，三钱　天冬六钱　生杭芍五钱　法半夏四钱　枣仁炒、捣，四钱　生远志二钱　茵陈钱半　甘草钱半　朱砂研细，二分

药共十三味，将前十二味煎汤一盅，送服朱砂末。

复诊：将药连服四剂，心中已不觉热，夜间可睡两点钟，惊悸已愈十六七八，气息亦较前调顺，大便之燥结亦见愈，脉象左部稍见柔和，右部仍有滑象，至数稍缓，遂即原方略为加减，俾再服之。

生赭石轧细，八钱　大甘枸杞八钱　生怀地黄八钱　生怀山药六钱　龙眼肉五钱　瓜蒌仁炒、捣，五钱　玄参五钱　生杭芍五钱　枣仁炒、捣，四钱　生远志二钱　甘草二钱

共煎汤一大盅，温服。

将药连服六剂，彻夜安睡，诸病皆愈。

治 心 病 方

一妇人 年三十许，一月之间未睡半时，自言倦极，仿佛欲睡，即无端惊恐而醒。诊其脉，左右皆有滑象。遂用苦瓜蒂十枚，焙焦轧细，空心时开水送服。吐出胶痰数碗，觉心中异常舒畅。于临眠之先，又送服熟枣仁细末二钱，其夜遂能安睡。后又调以利痰养心安神之药，连服十余剂，其证永不反复矣。

（《医学衷中参西录》）

徐恕甫

失眠临证案绎

徐恕甫（1884~1964），字道忠，安徽省中医研究院研究员

失眠先和胃，益脾而养命源

褚左 51岁。

年逾五十，形体已亏，谷食进少，失眠、头晕，六脉沉细无力。主治宜温胃健脾以增饮食为要，盖脾胃为人生养命之源，脾胃强而诸症向愈矣。

野於术二钱五分　炒潞党二钱　茯神三钱　白云苓二钱　化橘红一钱五分　半夏二钱　明天麻二钱　西砂仁一钱五分　藿香梗一钱　广木香一钱　煅龙骨三钱　公丁香一钱　粉甘草一钱　生姜五片　桂圆五个

二诊：上方服6剂，效力颇佳，谷食增加，头昏睡眠亦好。近因天气暴寒而受邪，脉转沉细，肢冷咳嗽，谷食又少。拟六君子加减以温散之。

贡於术一钱五分　茯神二钱　紫苏叶一钱五分　北细辛四分　粉甘草一钱　炒潞党二钱　化橘红一钱五分　北五味一钱　西砂仁一钱五分　煅龙骨三钱　干姜一钱三分　红枣三个

三诊：服上方两剂，不咳，脉变有力，谷食增加，能安眠。拟作

丸药 1 料，缓以图之。

野於术一两五钱　茯神一两五钱　法半夏八钱　西砂仁三钱五分　广木香五钱　粉草五钱　高丽参一两　化橘红八钱　白蔻仁四钱　淡干姜五钱　煅龙骨二两

共研细末，炼蜜为丸，每日早晚服三钱，开水送下。

本案为心脾两虚，血不养心，神不守舍之失眠。纳谷进少，气血化源不足，故以健脾增食为要，治仿归脾意，并制丸缓缓图之。

左关脉有虚弦象，当防其扰动肝阳

夏左　33 岁。

自述失眠已久，时常心悸怔忡而慌。诊之六脉细濡，而左寸更弱。此由操神过度，致损心阳，目下牵连五脏皆虚，宜龟鹿二仙丹加味以补之。

处方：

鹿角胶三钱　龟甲胶三钱　高丽参一钱五分　甘枸杞二钱　炙绵芪二钱　茯神三钱　煅龙齿三钱　煅牡蛎三钱　枣柏仁各三钱　广橘红一钱五分　石菖蒲一钱　粉草一钱　桂圆三个　红枣三个　生姜三片

每日宜服猪心果一个，用生枣仁一两，水炖烂，晚临卧时去枣仁，连汤食下，借心以补心。

二诊：上方服四剂颇好，头晕、失眠、心慌俱减，诊之左关脉有虚弦象。勿多思多虑，以防扰动肝阳，当慎之。仿原方加减作丸，缓以补之。

高丽参八分　贡於术一两　净萸肉一两　化橘红八分　枣柏仁各二钱　粉草一钱五分　当归身一两　茯神一两　明天麻一两　龟甲胶一两　煅龙齿一两

上药共研细末，用龟胶化开，加炼蜜为丸，梧子大，每日早晚服三钱，开水送下。

《医家四要》云："运曲神机则劳心，意外过思则劳脾。"患者操神过度，久之劳伤心脾，心伤则心血暗耗，神不守舍，所以失眠；脾伤生化乏源，气血亏虚，心失所养，故心悸怔忡而慌。治当温心阳、益心气、养心血而安神定悸。然患者病久损及五脏，心阳虚及肾阳，故以龟鹿二胶血肉有情之品峻补肾中阴阳，以枸杞子滋补肾阴，配明天麻以补阳。高丽参大补心气，黄芪以助之，柏枣仁、茯神养血安神，龙牡以潜之。橘红、菖蒲理脾，合姜枣以助化源、兼能入心涤痰，使神归其宅。更以猪心与枣仁同炖服用，以心补心。诸药合用，使心神得安，心得所养，故4剂而失眠心悸等症俱减。然患者病损已久，虚无速补之法，前方既见效机，故二诊时以原方加减为丸，缓以补之，确为良策。且二诊时诊得左关脉有虚弦之象，故虑其多思多虑以扰动肝阳而戒之，其诊脉之精，用心之缜，足鉴后学。

张泽生

证辨心脾肾，治求痰热虚

张泽生（1895~1985），江苏省中医院主任医师、教授

一、阴虚火旺证

汪某 女，36 岁。

初诊：1964 年 1 月 10 日。烦劳过度，心血暗耗。加之情志抑郁，肝经气火偏旺，神不安舍，肝不藏魂，头额昏胀作痛，两耳轰鸣，肢体酸痛，入夜少寐，喜怒无常。舌质红，脉弦滑。拟养阴潜阳，以安神魂。

南沙参 12g　大麦冬 9g　珍珠母 24g　青龙齿 12g　炙远志 6g　朱茯苓 12g　夜交藤 12g　川贝母 6g　大白芍 9g　黑山栀 6g　淮小麦 15g　炙甘草 3g　红枣 5 个

另：辰砂 0.3g、琥珀粉 1g，每晚临睡前吞服。

二诊：1 月 18 日。前投养阴潜阳宁神之剂，服药 5 剂，夜寐能睡 5 小时。惟仍头昏作胀，两耳轰鸣，四肢酸痛。脉弦细，舌红苔黄。心肾初安，虚阳未靖。原方出入。

原方加清阿胶 6g 烊化后冲服，鸡子黄 1 枚冲服。

三诊：1 月 25 日。夜寐颇酣，食欲亦振，两耳轰鸣减轻，但尚觉闭气。脉弦细。神魂已能安舍，阴血尚亏，虚阳未潜。原方再进。

原方去阿胶、川贝，加灵磁石 24g。

张老认为此证属阴虚阳亢，心肝之阴不足，心肝之阳偏亢，故法主滋阴潜阳、宁心安神。珍珠母、黑山栀潜泄肝火，甘麦大枣养心和阴，加川贝兼化其痰，另以辰砂、琥珀研粉吞服。方已获效，惟症状改善尚不满意，复增阿胶、鸡子黄滋肾阴养心血，与原来方药配伍，使心肾相交，水升火降，而夜寐得酣。关于鸡子黄之煎服法，《伤寒论》黄连阿胶汤方谓："再加鸡子，搅和。"后世亦有用鸡子黄布包线扎，悬于汤液中煎煮者。

辰砂、琥珀宁神安魂，研细和匀，于睡前吞服，用治不寐。惟辰砂含硫化汞，《石药尔雅》称为"砂汞"不宜多用久用，有肝肾功能障碍者慎用。

郑某 男，32 岁。

初诊：心为君主，肾为水脏，心火上奉，肾水润下。缘由用脑过度，肾水暗伤，心火亢升，水火不济，少寐七载，夜多噩梦，睡时自觉全身有酸麻感，从膝盖外廉上冲至胸，心烦不安。舌红少苔，脉细弦。治拟壮水制火，交通阴阳。

大生地 12g 南沙参 9g 大麦冬 9g 朱茯神 9g 夜交藤 12g 熟枣仁 12g 炙远志 3g 全当归 9g 炙甘草 3g 大白芍 9g 山萸肉 9g

另：交泰丸 1.5g 吞服，1 日 2 次。

二诊：从壮水制火、交通阴阳立法，药后噩梦减少，夜寐由两三小时增至 5 小时，全身酸麻抽搐之感减而未除，精神稍振，饮食亦增。苔脉如前。既获效机，原法进治。

原方加珍珠母 15g、龙眼肉 9g。

三诊：每夜熟睡能保持 5 小时，饮食增加，但多食则胀，两腿仍觉酸麻，大便较干。舌红苔薄，脉弦细。水不制火，阴阳不交，病久根深，难以速愈。

大生地 12g　北沙参 9g　大麦冬 9g　全当归 9g　熟枣仁 12g　朱茯神 12g　夜交藤 12g　龙眼肉 9g　炙甘草 3g　珍珠母 15g　广陈皮 6g　黑芝麻 9g

四诊：诸恙渐减，食欲大增，时觉心嘈，有时全身筋脉酸楚。肝肾不足，筋脉失濡，原方扩充再进。

原方加熟地 12g、宣木瓜 9g、制豨莶 9g。

五诊：经治 1 个月，夜寐已安，饮食已属正常。惟仍感肢麻，自觉酸麻从左腿上冲至心，以致全身不适，影响入睡，但上冲次数已由一二十次减为 1 日 2 次。苔脉如前。还属真阴不足，龙雷之火不潜。前法略加反佐，引火归原。

大熟地 12g　大麦冬 9g　阿胶珠 6g　制首乌 9g　全当归 9g　炙远志 6g　大白芍 9g　龙眼肉 12g　炙甘草 3g　甘杞子 9g　珍珠母 15g　上肉桂后下，1g

本例少寐，属肾阴亏耗，不能上承于心，以至心火独亢，水火不济。张老先用壮水制火，继佐引火归原而取效。

二、心肾两虚证

龙某　男，53 岁。

初诊：1963 年 5 月 13 日。积劳过度，心肾两亏，肝阳偏不能自主。舌红苔滑。拟培养心肾，以安神魂。

南沙参 9g　制首乌 12g　龙齿先煎，15g　煅牡蛎 15g　炙远志 3g　熟枣仁 12g　白蒺藜 12g　炙甘草 3g　广陈皮 6g

二诊：5 月 20 日。服上药尚合病机，仍守原法进治。原方加龙眼肉 9g。

上方服 5 剂，夜寐已安，寐中哭闹已少，头昏耳鸣亦减。服药后大便溏薄。心肾本亏，脾运失健。改用丸剂调理。

本例亦属阴虚阳亢、心肾失交之证，惟寐中时哭，溲溺自遗，故张老用龙牡以敛摄心肾，观其舌苔滑，而佐远志、陈皮以化痰。立方平和，药少而精。

三、心脾两虚血瘀证

杨某 男，46 岁。

初诊：1963 年 4 月 11 日。曾住某医院检查血压偏高，经常心绞痛发作，诊断为冠状动脉硬化性心脏病。思想紧张，经常失眠。安眠镇静药量越服越大，品种亦增多。现在每晚需服 3 种安眠药才能入睡。如不能入寐则头痛发作，连续三四日，左胸膺闷痛，手足发麻。脉弦细而涩，舌质暗红少苔。病属不寐、胸痹。良由用脑过度，心脾两亏，心肾失交，气血瘀阻。拟培补心脾、交通心肾，兼以活血通络。

白抄参 9g　南沙参 12g　川贝母 6g　青龙齿 15g　大白芍 9g　白蒺藜 12g　紫丹参 9g　单桃仁 9g　熟枣仁 12g　炙远志 3g　云茯苓 9g　炙甘草 3g　广木香 3g　龙眼肉 12g

另：琥珀粉 1.2g、辰砂 1g、濂珠粉 1.2g 研细和匀，蜜调分吞。

上方连服 15 剂，诸症显著改善。

此案不寐严重，而兼胸痹，脉细涩、舌暗红、手足麻，是兼气血瘀滞之征。究其病因，乃用脑过度，伏案久坐，心脾两亏，气血瘀阻，心神不宁，胸阳不展。张老立方以归脾汤加减，益气养血宁神，复加桃仁、丹参以活血行瘀。药证颇合，症情显见改善。方中白抄参，一般改用潞党参略增其量亦可；濂珠即珍珠，宁心安神、养阴息风。不属常用药品，因患者自备此药，故配伍用之。

四、痰热内扰证

姚某 男，54 岁。

初诊：入夏以来，夜间少寐，每晚仅能睡两三小时，饮食不香。舌苔黄腻而厚，脉象小滑。痰浊中阻，胃气不和，扰于心神，拟从化痰和胃宁神立法。

法半夏 6g　广陈皮 5g　炙远志 3g　炒枳实 6g　陈胆星 8g　炙甘草 3g　熟枣仁 12g　炒竹茹 5g　珍珠母 15g　北秫米 12g

二诊：进半夏秫米汤合温胆法，夜寐颇酣，能熟睡六七小时，舌苔黄腻亦化，惟能食而不知饥，仍从原法治之。

原方加炒苡仁 12g、冬瓜子 12g。

本例少寐，属痰热内扰，胃气不和。心神不宁，用半夏秫米汤及温胆汤加减化痰和中，而收近功。

张景岳认为："寐本乎阴，神其主之。"不寐之病因病理多端，总不离乎心神不宁。神之所以不宁，或由心脾气血两亏，无以养心；或由阴虚火旺，火扰心神；亦可由胃中有痰，痰浊扰心。上述 5 案证治，虽非各类最典型者，但亦可见一斑。

胡希恕

血不养心眠难安，邪扰神明更堪忧

胡希恕（1898~1984），辽宁沈阳人，著名中医经方临床家

张某 女，65岁，病案号16248。

初诊日期：1965年12月13日。多年失眠，久治无效，现症：常失眠，轻时能得暂寐，但梦扰不已，重时则连续一二天整夜不眠，常头晕，口干，心悸，心烦，自汗，舌苔白、舌质红而干，脉细数无力、右手为甚。证属阴血虚损，阳不得入于阴，治以敛阳入阴，与酸枣仁汤加生龙牡。

生枣仁一两　知母四钱　茯苓五钱　川芎三钱　炙甘草二钱　生龙骨四钱　生牡蛎八钱

二诊：12月17日。上药服三剂，睡眠已稍安，但仍心烦、心悸、自汗出、头晕、口干不欲饮明显。

上方去生龙骨，加当归三钱、白芍四钱、桂枝三钱、白术三钱。

三诊：12月22日。上方服三剂，一切症状均除，为巩固疗效，继服上方三剂。

按：此是常见的阴血虚而致阳不入于阴的失眠。酸枣仁为一收敛性的强壮药，尤其有强壮神经及安神作用，在本方用为主药，取其补虚敛神以安眠，复以川芎、甘草和血缓急，知母、茯苓解烦安悸，更加生龙牡强壮收敛药，不仅敛汗固精，更能敛神定志，总之全方益阴

和血、敛神定志，使阳入于阴，故为安眠常用方药。

武某 男，31岁，首都机场病案号563。

初诊日期：1966年3月18日。3年来失眠、身热、自汗，西医诊断为汽油中毒后遗症。每晚睡3~4个小时，常有头痛、头晕，口干思饮，大便先干后溏，1日2~3行，小便黄赤，舌苔白微腻，脉虚数。此湿热上扰，治以利湿清热，与猪苓汤加枣仁。

猪苓三钱　茯苓三钱　泽泻五钱　滑石五钱　阿胶三钱　酸枣仁八钱

二诊：3月25日。上药服6剂，眠好转，可睡4~5小时，头痛头晕也减，大便溏日1~2行。

上方加苍术三钱。

三诊：4月1日。睡眠基本如常，头痛已，有时头晕，他症已不明显，上方继服调理。

此是汽油中毒（铅中毒）引起的神经功能紊乱，因症状表现为少阴、太阴的并病，而呈猪苓汤方证，故用猪苓利水清热，与茯苓、泽泻、滑石为伍，协力利水，复用阿胶益阴润燥、酸枣仁收敛安神，故用于湿热上扰兼有阴血虚之不寐。

金某 女，29岁。

初诊日期：1965年12月22日。失眠已十二三年，中西医治疗均无效，近两月几乎整夜不能入睡，虽感很困倦但脑子很清醒，白天则头昏脑胀，咽干，别无明显不适，但每经前腹痛明显，舌苔白微黄，脉沉实。此瘀血阻络，阳不入阴，予大柴胡汤合桃核承气汤加生龙牡。

柴胡四钱　半夏四钱　黄芩三钱　枳壳三钱　白芍三钱　生姜三钱　大枣四枚　桂枝三钱　桃仁三钱　丹皮三钱　茯苓三钱　大黄二钱　炙甘草二钱　生龙骨一两　生牡蛎一两　芒硝分冲，三钱

结果：上药服3剂，能睡一二小时，头昏头胀减，去芒硝继服6

剂，月经行未见腹痛，睡眠如常。

《伤寒论》第 237 条曰："阳明证，其人喜忘者，必有蓄血。"是说蓄血、瘀血阻络，血不能上养于脑，脑神不足，故喜忘。同理瘀血不能上养脑，阴血虚则阳不能入于阴，则难成眠。本患者有经前腹痛，瘀血证确凿，故主用活血祛瘀方药而收捷效。用大柴胡汤合桃核承气汤是临床经验，辨方证准确也非一日之功。

张某 男，38 岁，病案号 182577。

初诊日期：1965 年 12 月 13 日。失眠已一年多，左腹时痛，时心悸，常呵欠，流眼泪，舌苔白腻，脉弦。此血虚水盛，治以养血利水，予当归芍药散合苓桂术甘汤、酸枣仁汤加减。

当归三钱　白芍四钱　川芎三钱　苍术三钱　泽泻四钱　茯苓五钱桂枝四钱　知母三钱　炒枣仁五钱　炙甘草二钱　生龙骨一两　生牡蛎一两

二诊：12 月 20 日。上药服 3 剂，仍失眠，胃脘感凉，嗳气多，食后心下满。

上方去知母，加半夏、生姜各三钱，橘皮四钱。

三诊：1966 年 1 月 3 日。左腹痛已，嗳气减，心悸、失眠好转，仍服上方调理。

阴血虚之失眠，用酸枣仁汤补虚敛神以安眠。当血虚同时水饮盛时，必在养血的同时予以温阳化饮。当饮重阳虚明显时，益阴除烦的知母因过于苦寒不宜服用，当依证加入半夏、生姜、陈皮温中化饮之品。

叶心清

酸枣仁膏催眠良方

叶心清（1908~1969），字枝富，四川名医

席某 62岁，捷克外宾。

因失眠40年，于1960年12月6日，邀请会诊。

患者20余岁时因工作过度紧张，疲劳后开始入睡困难，且逐渐加重。近20年来每夜只能睡2~3小时，且性情急躁难以自制。长期服用大量镇静安眠药物。并伴有发作性左面部电灼样疼痛，剧痛发作约半小时，经1~2日后疼痛方可完全消失。发作时面红耳赤，身感燥热。今年共发作2次，曾在捷克及前苏联等国医治无效。此次特来我国要求中医治疗，住入北京301医院，于12月6日请先师会诊。全身各种检查均无异常发现。苔淡黄，脉弦数。神经衰弱。肝肾阴虚，虚火扰神。治宜滋阴清热，养血安神。

炒枣仁打，24g　川芎18g　茯苓27g　知母24g　夜交藤30g　甘草18g

针补双侧三阴交，留针30分钟，泻右期门，平补平泻中脘、神门双侧。

结果：上方每日1剂，水煎分2次服，针刺隔日1次。针药并施后，连续4次每夜可睡8~9小时，有时竟彻夜而眠，自述40年来从未出现过这样好的睡眠，以后每夜均能保持熟睡7~8小时，针药10天后，脉象复常，苔转薄白，心烦消失，精神愉快。为巩固疗效，原方

配制成膏剂续服。

处方：

酸枣仁 240g　川芎 180g　茯苓 270g　知母 24g　夜交藤 300g　甘草 180g

上药浓煎 2 次，白蜜 250g 收膏，每晚睡前服膏药 15g，每日上下午服六味地黄丸各 6g，连服 2 个月，夜眠一直良好，其余症状也未再复发而回国。

本例失眠 40 年，系入睡困难，由工作紧张、过度疲劳造成，伴见烦躁身热，面部电灼样剧疼，面红目赤，苔黄脉数，一派肝肾阴虚、虚火上扰之证。治重滋阴清热，养血安神。先师以《金匮要略》酸枣仁汤原方加一味夜交藤共 6 味药组方。仲景善用酸枣仁汤治疗虚烦不得眠。夜交藤系何首乌的蔓茎，甘平入心肝经，养血安神，专治虚烦不眠。先师治疗失眠时常重用 30g 配炒枣仁而获效，汤剂起效再以原方 10 倍量浓煎白蜜收膏，睡前服 15~30g，对于阴虚内热、虚火扰神之失眠，疗效确切，实为良方。

先师治疗失眠还强调配合针刺，常用三阴交留针 30 分钟，调补肝肾，刺右期门平肝，刺中脘扶脾，刺神门宁心，心肝肾三脏经脉调和，心神得宁，安然入眠。

清肝泻火即可宁神安眠

邓某　47 岁，病历号：1091。

因头晕、头痛、失眠半年，于 1961 年 10 月 29 日来院诊治。患者自 1961 年 4 月以来经常头晕头痛，以两侧太阳穴及风池穴为著，自觉痛处发热，上午较重，夜难入寐，需服安眠药后方可入睡 4~5 小时，且梦多不实，烦躁疲乏，记忆力大减，口干溲黄，不能坚持正常工作已 3 个月。全身各系统检查未发现异常。苔黄腻，脉弦滑。

神经衰弱。水不涵木，肝阳上亢。治宜清肝泻火、宁神安眠。

龙胆草 4.5g　射干 6g　黄芩 9g　白芍 12g　生地黄 24g　枳壳 6g
茯苓 12g　泽泻 4.5g　甘草 6g

针足三里、三阴交、太阳穴均双侧，留针 30 分钟，点刺大椎、神
门、中脘、右期门。

李克绍

阳不归阴总因热，燮通阴阳治心肝

李克绍（1910~1996），山东中医药大学教授

《灵枢·邪客》说："卫气者，出其悍气之疾而先行于四末、分肉、皮肤之间而不休者也，昼日行于阳，夜行于阴，常从少阴之分间行于五脏六腑。今厥气客于五脏六腑，则卫气独卫其外，行于阳不得入于阴。行于阳则阳气盛，阳气盛则阳跷陷（《甲乙经》'陷'作'满'。按：'陷'是'满'字之误）。不得入于阴，阴虚，故目不瞑。黄帝曰：善！治之奈何？伯高曰：补其不足，泻其有余，调其虚实，以通其道而去其邪，饮以半夏汤一剂，阴阳已通，其卧立至。"

这是中医学对于失眠证病理、治则的最早论述。半夏汤也是治疗失眠证最早的方剂，"行于阳，不得入于阴"，即"阳不归阴"。阳之所以不得入于阴，是因"厥气客于五脏六腑"，而五脏六腑之厥气又有虚实之分，于是根据虚实，"补其不足，泻其有余"，以"去其邪"而"通其道"。若"阴阳已通"，则"其卧立至"。这说明治疗失眠证大法，重在调治五脏六腑的虚实，消除内因，疏通阳气出入之道，故半夏汤方后注云："汗出则已矣。""汗出"，就是"阴阳已通"的证明。

李时珍曰："半夏体滑而味辛性温也，滑能润之，辛温能散亦能润，故行湿而通大便，利窍而泄小便，所谓辛走气，能化液，辛以润之是矣。"秫米，即粟米之黏者，李时珍谓"能益气阴而利大肠，大肠

利则阳不盛矣"。可见半夏与秫米合用，黏而且滑，有滋燥和胃之功，辛散之性，又有助于利窍而接引阳气，故能达到"病新发者，覆杯则卧，汗出则已矣，久者三饮而已也"之效。

半夏汤虽治失眠，但不是治疗一切失眠证的必效方剂。因为五脏六腑的虚实不同，究竟是何脏何腑？阴、阳、气、血、痰、食，何虚何实？怎样才能"去其邪"？怎样才能"通其道"？还需要据情分析，不加分析，空谈"引阳归阴"，是不能应付临床极端错综复杂的失眠证的。下面列举古人与先生之方治，作为举一反三的提示。综合而言，不外热、心、肝等。

治　热

《伤寒论》（新辑宋本）76 条曰："伤寒吐下后，虚烦不得眠，若剧者，心反复颠倒，心中懊忱，栀子豉汤主之。"这是邪热结聚胸膈，以致阳不归阴。栀子清热除烦，豆豉宣发透达，解表除烦，有引阳入阴的作用。

《伤寒论》61 条曰："下之后，复发汗，昼日烦躁不得眠，夜而安静，不呕不渴，无表证，脉沉微，身无大热者，干姜附子汤主之。"脉沉微，是下之后里阳已虚；不呕不渴无表证，是病不在三阳；身无大热。是尚有微热，这说明身微热是里阳虚导致阳不归阴。在夜间，已虚之里阳不外出与邪争，两不相涉，犹相安无事，而昼日，本有身微热，卫气又欲行于阳，这不但不能归阴，且与式微之里阳更有表里分弛之势，故烦躁不得眠。干姜温中，开里阴之结；附子善走，温通内外。尤其是干姜，性热味辛，热能温，辛能散能通，一物具备通表里，接合阴阳之妙用。《千金方》治虚劳不眠，用干姜为末，汤服三钱，取微汗出，也是在里虚寒的情况下，用以引阳归阴。

以上几例，或有身热，或身微热，都说明是卫气行于阳不得入于阴，是典型的阳不归阴。但失眠证是精神活动的失常，精神的本体叫做神，神藏于心。精神活动起来——"随神往来者谓之魂"，魂是藏于肝的，所以失眠证从本的方面来说，虽有五脏六腑之分，但从标的方面说，没有不通过心肝二脏的。因此，失眠证除伴有身热或身微热者当划入阳不归阴这一类型外，还当据烦躁、怔忡、惊悸、舌色、脉象等，找出重点和特点，以心肝两脏分类。

治　　心

《伤寒论》303 条曰："少阴病，得之二三日以上，心中烦，不得卧，黄连阿胶汤主之。"本证是肾阴亏虚于下，心火独炽于上，常兼舌赤苔少，脉沉细数。这是水不济火，心肾不交，以黄连、黄芩泻心火，鸡子黄养心阴，白芍、阿胶滋肝肾之阴。这是补水泻火，使水升火降，则烦躁消失而入睡。

若心火结而不降，不能与肾水相交，当用黄连泻心火，反佐少量肉桂以纠正黄连之苦寒凝敛，使之有利于心火的行散。火下行，水就会上达，阴升阳降，取义于六十四卦之地天泰，故名交泰丸。

心肾不交重点在心火过盛，故以泻心火为主，以上二方为准则。若重点在肾水不足，心烦不如前者严重，治当滋肾阴以制心火，宜六味地黄汤、丸，或其他补肾填精之药，久服以收功。这里滋肾阴只是手段，其目的仍在制心火，邵新甫所谓壮水之主，静以制动就是这个意思。

以上为交通心肾法，另外还有补脾养心法。因脾主思，忧思伤脾，必耗心血，就会怔忡少寐，心悸不安，乍寐乍醒，脉涩神虚。如《灵枢·营卫生会》篇所说："营气衰少而卫气内伐，故昼不精，夜不瞑。"此主证在心，病因在脾。

除清心静养，药物当以养荣益气之药补脾化荣，或少加清火、镇静之品，如养心汤、归脾汤等，随证选用，并摒绝杂念，持之以恒，日久自能痊愈。或用鹿角胶一味，热酒化服，以血肉有情之物，更易收到益血填精的效果。以上是治心安神为主，下面讲治肝安魂之法。

治　　肝

先举一个治案。

徐某　中年女性，工人，济南市人。1990年2月13日就诊。患者1周前做人流手术，身体较弱，睡眠欠佳，不烦躁，近2日竟发展至昼夜不能入睡。服用安定片亦无效，舌质淡胖大、边缘有齿印，脉弱而无力。

处方：

珍珠母 45g　龙骨 18g　柏子仁 9g　熟地 24g　黄连 1.5g　茯苓 12g
炙甘草 6g　薄荷后入，3g　酸枣仁 9g

水煎服。

上方服完1剂后，即能入睡，共服3剂，睡眠如常。

此方实本许胤宗之珍珠母丸，去人参、当归、犀角、沉香，加黄连、炙草、薄荷，因药房缺龙齿，故改用龙骨。

中医认为人卧则魂归于肝，肝虚不能藏魂，故以珍珠母入肝为君，龙齿亦有安魂镇静作用。酸枣仁、柏子仁亦皆养肝益血之品。肾为肝之母，故用熟地滋肾以养肝。加少许黄连、薄荷者，因此虽属肝虚之证，但不眠之症，最易引起心火，虽暂不烦躁，亦少加黄连，以防心火内生，也符合珍珠母丸使血充而不热之方义。由于本方用大队补肝之品，为使补而不壅，故又用少许薄荷以疏肝。

　　《金匮要略》曰："虚劳、虚烦不得眠，酸枣仁汤主之。"酸枣仁养肝敛魂；佐以茯苓，宁心安神；知母清热润燥，滋肾以养肝，清热以安神；炙甘草奠安中土，以养五脏；尤妙在川芎一味，辛温走窜，在大队敛润药中，用以条达肝气，有调和阴阳的作用。本方在《千金翼方》中加麦冬、干姜，治伤寒吐下后，心烦气乏不得眠，更有利于接合阴阳。

　　酸枣仁汤适用于肝不藏魂的虚烦证。所谓"虚烦"之虚，有两种涵义：一是无痰饮宿食，故谓之虚；二是五内枯燥，荣少血虚。肝不藏魂，除肝血虚、肝阴虚之虚证外，又有肝气郁结的实证而致者。如李延罡《脉诀汇辨》载："新安吴修予令侄，烦躁发热（发热就是阳不归阴），肌体骨立，沉困着床，目不得瞑者，已三年矣。大江以南，迎医几遍，求一刻安卧，竟不可得也。余诊其肝脉沉而坚。此怒火久伏，木郁宜达也。以柴胡五钱，白芍药、丹皮、栀子各三钱，甘草、桂枝各五分，日晡方进剂，未抵暮而熟寐，至旦日午后未寐……至夜分方醒。"前证宜敛，此证宜散，前为肝虚，此为肝实，"调其虚实"，达到肝魂安于其宅，自然就目瞑了。

　　又《冷庐医话》引《医学秘旨》云："一人患不睡，心肾兼补之药，遍尝不效，诊其脉，知为阴阳违和，二气不交。以半夏三钱、夏枯草三钱，浓煎服之，即得安睡。"陆定圃作解曰："盖半夏得至阴而生，夏枯草得至阳而长，是阴阳配合之妙也。"什么"得至阴而生""至阳而长，"关键在夏枯草辛寒散肝火之结，佐以半夏，走气化液，使结散气行，阴阳气和，人得安睡。与前方相较，是结有轻重、火有微甚之别罢了。

　　又有痰火郁于胆经，肝胆相聚，影响肝魂，必惊悸不眠，口苦心烦。有痰用温胆汤，无痰用桑叶、栀子、丹皮等清泻少阳，使胆火得清，睡眠自然安定。

肝胆合病的，当肝胆同治。如《医醇滕义》载："无锡孙左，身无他苦，饮食如常，惟彻夜不眠，间日轻重，如发疟然，一载未愈。予诊其脉，左关独见弦数，余部平平……此实（少阳）与厥阴同病，甲乙同源，互相胶结……为制甲乙归脏汤，连服数十剂而愈。"其方是：珍珠母、龙齿、柴胡、薄荷、生地、红枣、夜交藤等味。镇肝养肝之中，兼升散少阳之郁火。

肝不藏魂，有由于肺燥的，燥则火生，金不制木。当用凉润敛降之药。方用生百合一两，养肺金以制肝木，加入苏叶9g，下气解郁，敛而且降，安魂之中，有引阳归阴之意。

失眠治肝，凡言肝虚的，都是肝阴虚，虚则补其母，当补肾。凡言肝实的，都是肝火盛，实则泻其子，应泻心。这和补肾水泻心火的交通心肾法，实有殊途同归的道理。因此，从理论上便于学习和掌握，分为治心治肝，而在症状上有时则不容易截然分开，但临床既久，融会贯通，就能得心应手，头头是道了。

其　他

失眠证在理论上，虽然治心、治肝条理分明，但在实践时，还要多方面吸收一些临床的成熟经验，才能开发思路，用方灵活，效果更好，现举例如下。

《宋史·钱乙传》："一乳妇因悸而病，既愈，目张不得瞑。乙曰：煮郁李仁，酒饮之，使醉即愈，所以然者，目系内连肝胆，怒则气结，胆横不下，郁李仁能去结，随酒入胆，结去胆下，则目能瞑矣。"此病虽属肝胆，但实质是因惊痰结，影响目系。若不用酒服郁李仁，只与温胆汤，即不理想。

《脉诀汇辨》："太常卿胡慕东，形神俱劳，十昼夜目不得瞑，自服归脾汤数剂，中夜见鬼。更服苏合丸，无功。余（李士材）曰：脉大而滑，痰气胶固也，二陈汤加枳实、苏子，两日进四剂，未获痊愈。更以人参送滚痰丸，下痰积甚多，因而瞑眩。大剂六君子汤，服一剂乃安。"本案形神俱劳，似应服归脾、养心之类，脉大而滑，又似应用二陈、枳实等药，但二方俱无效果，这除属胶固顽痰外，也因正虚邪实。

所以单独补正，则顽痰更加壅满，单驱其痰，则正虚不能运药，故改用峻药滚痰丸，而以人参汤送服，扶正以驱邪，运药有力，才获得显著效果。尤其值得注意的是，二陈汤加枳实、苏子，连进两日无功，可知痰为顽痰，治疗非易。治则虽然不可游移，方药则须灵活改变。

《张氏医通》载："一少年，因恐虑，两月不卧，服安神、补心药无效。余予温胆汤倍半夏加柴胡，一剂顿卧两昼夜，竟尔霍然。"此方与高枕无忧散，都是温胆汤加味，前者倍半夏加柴胡，后者加人参、龙眼肉、麦冬、炒枣仁、石膏而成，而且方中温胆汤六味药共计27g，而加入的人参一味就用了15g，这都是值得研究的。

从以上诸例可以看出，既要明白治疗大法，还必须灵活掌握一些用药技巧问题。但有的人，对各种不适的症状，耐受性不同，对上述影响入睡的主因主症，可能不甚注意，却把失眠作为唯一的主诉，医生听了主诉，易于忽视原发病，却千方百计地求救于镇静、安神等药，以致失眠证久治不愈。下面举先生实例证明。

李某 女性，年约六旬，某大学干部家属。1970年春，失眠证复发，屡治不愈，日渐严重，竟至烦躁不食，昼夜不眠，每日只得服安眠药片，才能勉强略睡片刻，先生应邀往诊。按其脉涩，舌苔黄厚黏腻，显系中脘湿热。因问其胃脘满闷否？答曰：非常满闷，并大便日久未行，腹无胀痛（其实已近月未正常进食）。此为"胃本和则卧不安"，要安眠，先要和胃。

处方：半夏泻心汤原方加枳实。

傍晚服下，当晚即酣睡一整夜，满闷烦躁等症大都好转。又服几剂，食欲恢复，大便畅行，临床治愈。

总之，失眠证，从病理说，虽有五脏六腑寒热虚实之分，但临床家都一言以蔽之曰："阳不归阴。"其实，若从症状严格区分的话，阳不归阴必有身热，一般是身有微热。若无身热这一症状，而以心烦、舌赤为主症，反映为水亏火旺的，叫做心肾不交；精神不振、怔忡心悸、脉虚血少的，叫做心脾两虚；精神不安、杂梦纷纭、惊悸多怒、脉见弦牢的，为肝魂不安。类型不同，各有主方。主证主方之外，再酌加开痰、泻火、调气、解郁、导滞、潜镇、安神、和胃等药，随证选药，标本兼顾。对治失眠证来说，大体离不开这些原则。

俞慎初

不寐证治述要

俞慎初（1915~2002），福建福清人，福建中医药大学教授

不寐即失眠，临床每有虚证、实证之分。其病因主要是七情所伤，思虑劳倦太过，或暴受惊恐；亦有因禀赋不足，房劳久病或年迈体弱所致。其病机主要是心肝脾肾阴阳失调、气血失和，以致心神失养或心神被扰。

俞慎初教授临床治疗不寐，主要在于调整脏腑气血阴阳的基础上，安神定志。实证宜疏肝解郁，降火涤痰，消导和中；虚证宜益气养血，健脾益肾；虚实夹杂者，则应攻补兼施。

痰 热 内 扰

程某 男，40岁，1992年1月6日初诊。

失眠、头晕时缓时剧已1年余。曾就诊于几个医院，经服西药后失眠无改善，有时甚至彻夜难眠。患者伴有健忘，胸闷体倦，心烦不宁，食欲不振，口苦口干，痰多而黏，二便正常。按其脉细数，舌质淡白、苔薄黄。痰热内扰，兼有气阴两虚所致。治拟清热化痰，兼益气养阴安神。

太子参 15g　酸枣仁 12g　远志肉 6g　五味子 3g　竹茹绒 12g　枳

壳 6g　清半夏 6g　茯苓 10g　盐陈皮 5g　夜交藤 12g　北秫米另包，一撮
炙甘草 3g　生龙牡先煎，各30g

水煎服。4 剂。

二诊：1 月 10 日。服药后失眠明显改善，夜已能寐，食量增加。仍按前方出入。

太子参 15g　酸枣仁 12g　远志肉 6g　五味子 3g　竹茹绒 12g　绿枳
壳 6g　清半夏 6g　茯苓 10g　盐陈皮 5g　夜交藤 12g　合欢皮 12g　北秫
米另包，一撮　炙甘草 3g　鸡子黄冲服，1 个

又嘱其再服 4 剂，以巩固疗效。

患者失眠已久，伴有神疲乏力，食欲不振，口干，脉细数，此为气阴两虚之象。又见痰多而黏，口干，脉数，而知有痰热内蕴，所以此证属气阴两虚又兼有痰热内扰的失眠。俞师运用清热化痰又兼以益气养阴的十味温胆汤加味治疗而获效。

气 阴 两 虚

李某　男，76 岁，1981 年 8 月 20 日初诊。

患者始则头晕、纳减，四肢乏怠，继而不寐。经省某医院心电图检查诊断为心房纤颤症。患者形容消瘦，舌淡无苔，两寸沉细，两关弦急。心气不足，心脾不调，阴亦亏乏所致。治宜益气养阴、宁心安神为主，佐以调摄心脾。

太子参 15g　漂白术 6g　结茯苓 10g　炙甘草 3g　酸枣仁 12g　远
志肉 6g　五味子 3g　珍珠母 15g　麦门冬 15g　北沙参 12g　枸杞子 10g
生龙牡先煎，各30g　莲子肉 15g

水煎服，7 剂。

二诊：8 月 30 日。药后头晕已减，睡眠转佳，惟纳呆倦怠未瘥。

宜调中益气为治，予五味异功散变方。

明党参 12g　漂白术 6g　茯苓 12g　炙甘草 3g　盐陈皮 5g　怀山药 15g　扁豆仁 12g

水煎服，6 剂。

本例虽见心气心阴两虚，而脾气不振乃其根源。故治心之后，调中为其要务，药毕症瘥，此东垣补土益火之义也。

心 肾 不 交

张某　男，65 岁，1987 年 5 月 7 日初诊。

几年来睡眠一直不佳，甚至彻夜不能入寐，头晕，食少，精神疲倦，四肢乏力，经多方诊治，终难见效，殊为痛苦。按其脉象细数有力，察其舌苔薄白质绛。证为心肾不交，肝脾不和。治宜宁心补肾、平肝益脾为主。

朱茯神 12g　杭白芍 10g　北枸杞 12g　珍珠母 先煎，30g　法半夏 6g　怀山药 15g　夜交藤 10g　双钩藤 后入，10g　五味子 3g　合欢皮 10g　远志肉 5g　柏子仁 10g

水煎服。

二诊：5 月 11 日。上方药服 5 剂后，症状有所改善。仍就前法加减。

双钩藤 后入，10g　明天麻 12g　清半夏 6g　怀山药 15g　漂白术 6g　夜交藤 10g　合欢皮 12g　远志肉 5g　五味子 3g

水煎服，3 剂。

三诊：5 月 17 日。药后头晕、纳食改善，不寐仍未减轻。此为心脾受损，营血不足所致。故以补益心脾、宁心安神为主。

潞党参 24g　炙黄芪 18g　柏子仁 10g　当归身 6g　生地黄 12g　丹

皮 10g　白芍 10g　枸杞 12g　阿胶后入，18g　酸枣仁 10g　黄芩 5g　怀山药 12g　炙甘草 5g　北小麦 24g　红枣 8 枚　夜交藤 12g　合欢皮 10g　琥珀 6g

四诊：5 月 21 日。上方服药 3 剂后，睡眠有好转。仍就前法加减。

潞党参 24g　炙黄芪 18g　柏子仁 10g　当归身 6g　生地黄 12g　粉丹皮 10g　白芍 10g　北枸杞 12g　阿胶 18g　酸枣仁 10g　枯黄芩 5g　怀山药 12g　炙甘草 5g　北小麦 24g　红大枣 8 枚　夜交藤 18g　合欢皮 6g　真琥珀 6g

五诊：6 月 14 日。上方服 3 剂后，睡眠有显著好转，但心火仍炽，烦而不寐。应以泻火、宁心、安神、和胃为主。以十味温胆汤、酸枣仁汤、黄连阿胶鸡子黄汤、半夏秫米汤四方化裁。

潞党参 24g　竹茹绒 12g　绿枳壳 6g　朱茯神 15g　蜜橘红 5g　远志肉 5g　柏子仁 12g　知母 10g　酸枣仁 12g　五味子 3g　夜交藤 15g　合欢皮 15g　黄连 6g　阿胶后入，18g　琥珀 6g　清半夏 6g　北秫米包，一撮　鸡子黄冲，1 个

上方药服 5 剂后，不寐证已基本痊愈。

本例为心肾不交、肝脾不和引起的不寐证。盖肝脾不和，则有头晕食少现象；心肾不交，则睡眠不佳，甚至彻夜不能入寐；营血不足，心脾受损，亦可导致不寐。经云："胃不和则卧不安。"今营血不足，心脾受损，胃中失和，所以卧不安；心火炽盛，则烦而不寐。本例为多年不寐证，病因复杂，故审证求因，审因辨治，尤为重要。在辨证论治中，当以宁心补肾、平肝益脾为主。

肝 血 不 足

曹某　女，32 岁，1977 年 6 月 6 日初诊。

几个月来，晚间经常烦躁不寐，夜梦多，伴浮肿，以致精神疲倦，四肢乏力。舌质淡红、苔白，脉沉数。治以养血安神、平肝和脾法。以酸枣仁汤合半夏秫米汤加减治之。

酸枣仁 12g　朱茯神 12g　五味子 3g　远志肉 6g　合欢皮 15g　肥知母 10g　粉甘草 3g　清半夏 6g　夜交藤 15g　珍珠母 30g　北秫米包，一撮

水煎服。

二诊：6 月 13 日。上方药服 5 剂后，睡眠大有好转。仍用酸枣仁汤加减施治。

酸枣仁 10g　朱茯神 12g　远志肉 6g　川芎 5g　夜交藤 10g　合欢皮 12g　五味子 3g

三诊：6 月 16 日。上方药服 3 剂后，不寐显著好转。姑予十味温胆汤加减治之。

潞党参 15g　酸枣仁 12g　五味子 3g　柏子仁 12g　竹茹绒 10g　绿枳壳 6g　朱茯神 15g　制陈皮 5g　清半夏 6g　夜交藤 12g　合欢皮 10g　粉甘草 3g　北秫米包，一撮

水煎服。

上方服 3 剂后，不寐已基本痊愈，浮肿亦已见瘥矣。

本例为心血不足、肝脾不和引起的不寐。心血不足则心火炽盛，烦躁不眠；肝脾不和则可致肝血不足，血虚则无以养心，心虚能致神不守舍。《类证治裁·不寐》曰："思虑伤脾，脾血亏损，经年不寐。"故以酸枣仁汤为主，既养血安神，又清热除烦；肝脾不和则影响胃不和，故加半夏、秫米治之。后以十味温胆汤收功。

刘仕昌

失眠证治案举

刘仕昌（1914~2007），广州中医药大学终身教授，博士研究生导师

刘老认为失眠多因精神过度紧张，思虑过度，耗损心脾；或久病耗阴伤精；或因饮食不节，痰湿阻滞，气机失畅等所致。治疗须针对病因，辨证论治方能见效。

一、心脾两虚

常见于老年衰弱、贫血、久病恢复期等，症见失眠早醒，饮食减少，疲倦乏力，面色萎黄，心悸，唇舌淡白，脉细弱。治宜益气补血、养心安神，常用归脾汤加减。常用药：党参、远志、龙眼肉、茯苓、大枣、当归、柏子仁、五味子等。若胸闷、苔腻，加木香；便溏，加白术；心悸甚者，加磁石、丹参。

林某 男，52岁，1991年10月13日初诊。

患胃脘痛20余年，近年来失眠，自诉每天最多睡4小时，有时整夜不能入睡，白天疲乏无力，纳呆，消瘦，舌黯淡、苔白腻，脉弦细。辨为心脾两虚，投以归脾汤加减。

处方：

党参 茯苓 丹参各15g 远志 当归 木香后下，各6g 大枣 柏子仁 白术 合欢皮各12g 甘草3g

4 剂，每日 1 剂，水煎成 1 碗，每天睡前 1 小时温服。

二诊：10 月 17 日。药后睡眠略有好转，每夜基本能睡 4 小时，精神好转，胃纳仍欠佳。

上方加怀山药、黄芪各 15g，再进 4 剂。

三诊：10 月 22 日。已能睡 6 小时，精神好，胃纳佳。仍以原方加减调治 1 个月而愈。

此例患者患胃病 20 余年，脾胃素虚，化生不足，心失所养而致失眠，故以归脾汤加减养血宁心、益气健脾，药证相符，故效果明显。

二、痰浊阻滞

平素嗜酒厚味，酿成痰浊，阻滞气机，多见于中老年患者，血脂高、动脉硬化者。症见失眠多梦、头目眩晕、胸闷、痰多、舌苔腻、脉滑等。治宜除痰化浊，方用温胆汤加减。常用药：法半夏、陈皮、茯苓、枳实、竹茹、远志、酸枣仁、柏子仁、丹参、夜交藤等。痰多，加胆南星、浙贝母；头痛，加白蒺藜、苍耳子。

李某 男，46 岁，干部，1991 年 3 月 15 日初诊。

患者因工作繁忙，又常饮酒厚味，酿成痰浊中阻。症见失眠梦多，白天疲乏眩晕，咳嗽痰多，胸闷，舌质黯红、苔腻，脉弦。治以除痰化浊，用温胆汤加减。

处方：

法半夏　浙贝母　黄芩　竹茹　白蒺藜　酸枣仁各12g　丹参　茯苓　夜交藤各15g　陈皮　远志各6g　甘草3g

4 剂，日 1 剂，水煎服。

二诊：3 月 19 日。咳嗽减少，痰易咳出，自觉睡眠好转，续服上方 4 剂。

三诊：3 月 23 日。咳嗽消失，头痛减轻，睡眠明显好转，精神转佳，仍予上方调治 1 个月而愈。

烟酒无度，皆为痰浊内生之因。痰浊内阻，故见咳嗽痰多，胸闷，苔腻，脉弦；痰浊阻滞，清气不升，扰动心神，气机逆乱，故见头目眩晕、失眠梦多。治疗能抓住病因，除痰化浊，又能坚持治疗，故能获效。

三、肝气郁结

此型妇女多见，尤其是围绝经期妇女，气血易逆乱，肝气易郁结。症见失眠梦多，头目眩晕，胸胁胀痛，口苦纳呆，或见月经失调，脉弦细等。治宜疏肝解郁、养血宁心，方用逍遥散加减。常用药：柴胡、当归、丹参、白芍、茯苓、酸枣仁、柏子仁、合欢花、夜交藤等。午后低热、心烦、舌红者加丹皮、山栀子；胁痛，加郁金；月经不调，加益母草。

陈某 女，49 岁，干部，1992 年 6 月 24 日初诊。

患者近半年来月经不调，或前或后，或多或少，烦躁不安，失眠心悸，头目眩晕，口苦纳呆，两胁胀痛，舌黯红、苔黄白相兼，脉弦细。此为肝气郁结、气滞血瘀所致，方用逍遥散加减。

处方：

柴胡　山栀子各10g　当归　素馨花后下，各6g　丹参　白芍　茯苓　酸枣仁　柏子仁　夜交藤各15g　郁金12g　甘草6g

4 剂，水煎服。

二诊：6 月 28 日。心情转好，胃纳转佳，口苦消失，但仍失眠心悸，眩晕胁胀，舌脉同前。上方去山栀子，加磁石（先煎）30g。再进 4 剂。

三诊：7 月 2 日。睡眠较前好转，继续上方加减调治 3 个月而愈。

本例患者年届围绝经期，精气渐亏，血气失畅，肝气不舒，心神不宁。故以疏肝理气、调养气血、宁心安神之剂治之。

四、阴虚火旺

多见于老年阴精亏虚，或一些慢性病消耗性疾病，如甲状腺功能亢进、高血压、兴奋型神经官能症、某些传染病恢复期等患者。症见失眠多梦，五心烦热，舌红少苔，脉弦细或细数。治宜滋阴降火、宁心安神，方用酸枣仁汤合黄连阿胶汤加减。常用药：酸枣仁、知母、茯苓、黄连、阿胶、麦冬、夜交藤、柏子仁、珍珠母、丹皮等。低热者，加地骨皮、白薇、生地等；汗多，加浮小麦、生牡蛎等。

李某 男，65岁，工人，1992年6月4日初诊。

患者有高血压病、动脉硬化病史多年，近年来渐觉睡眠日差，眩晕，五心烦热，口渴咽干，腰酸神倦，口腔溃疡反复难愈，舌红少苔，弦细数。证属阴虚火旺，治宜滋阴降火、宁心安神，方用酸枣仁汤合黄连阿胶汤加减。

处方：

酸枣仁　生地黄　柏子仁　麦冬　茯苓各15g　知母　花粉　山萸肉各12g　珍珠母30g　川黄连　五味子各6g

4剂，日1剂，水煎成1.5碗，分2次服。

二诊：6月9日。口腔溃疡好转，仍口干烦热，睡眠不佳，腰酸神倦，脉舌如前。上方去川黄连，加夜交藤20g，再进4剂。

三诊：6月14日。诸症大减，继上方调治2周而愈。

患者年老体衰，又患高血压、动脉硬化多年，阴精亏虚，虚火上炎，故见失眠、眩晕、五心烦热；肾水不能上济心火，心火独亢于上，故见口渴咽干，口糜舌烂，久不愈合。故以滋阴降火、宁心安神治之痊愈。

许玉山

清心安神，交济水火治不寐

许玉山（1914~1985），山西名医

不寐多由思虑耗伤心脾、房劳心肾不交、阴虚火旺、心胆气虚及胃不和等所致。心脾两虚宜益脾安神汤，阴虚火旺宜都气丸加味，心胆气虚宜安神定志丸，脾胃不和宜保和汤加减，病后虚烦不得眠宜归脾汤。不寐阳盛阴虚者较多，提升助阳之品慎用。

蔡某 男，32岁，干部。

心烦不寐，头晕耳鸣，已半年有余，伴见五心烦热，口干少津，夜寐梦多，健忘怔忡，舌质红，脉细数。证属肾水不足，心经火旺。治以滋阴降火、清心安神之剂。

当归12g　生地10g　玄参10g　炒枣仁捣，15g　龙齿12g　川黄连5g　远志10g　珍珠母12g　竹叶8g　甘草5g　琥珀研细末，分2次冲服，5g

方中当归、枣仁、龙齿养心安神；生地、元参滋阴而制火；黄连味苦性大寒，可泻心火之盛；珍珠母、竹叶、甘草镇静安神以除虚烦；琥珀镇心而安魂魄；竹叶配枣仁入眠尤捷。

二诊：服上方5剂后，夜寐较安，梦亦减少，头晕已消，耳鸣减轻。再服下方3剂以巩固疗效。

当归12g　白芍12g　生地10g　茯苓10g　炒枣仁12g　龙齿12g　天冬12g　远志10g　珍珠母12g　黄连3g　竹叶8g　甘草5g

心属阳，位居于上，其性属火。肾属阴，位居于下，其性属水。心火须下交于肾水，以资肾阳，借以温煦肾阴，使肾水不寒，肾水须上济心火，以资心阴，俾其濡养心阴，使心阳不亢，而成水火既济、坎离交泰之象。今病者肾精亏耗，髓海空虚，故头晕、耳鸣、健忘；精亏液少故口干少津，五心烦热；舌质红、脉细数均为阴虚火旺之象。阴液虚亏，五志之火无制，而心火独亢，致水火不济、阳不入阴之候。欲降其火，宜滋其水，兼以潜镇，俾真阴递复，水火庶得相济，浮散之神内敛。故拟养心阴、滋肾水、合潜降治之，终得心肾相交，水火既济，夜寐酣畅，诸症悉除。

余国俊

失眠辨治思路

余国俊（1947~　），四川乐山市人民医院主任医师

男患　46岁，1996年10月18日诊。

4年前因事拂逆，郁怒难伸，渐致失眠。4年来常服中成药，如归脾丸、养血安神片、朱砂安神丸、柏子养心丸等，临睡前加服西药安定。

近半年来失眠加重，每晚必服安定5mg方能浅睡三四小时，且多梦纷纭，怵惕易惊。又因宿患慢性胃炎、慢性胆囊炎，常用三九胃泰、胃苏冲剂、消炎利胆片等，似效非效，甚是烦恼。刻诊：面容瘦削，略显晦暗，胃脘满闷而不痛，嗳气频频，口干苦，纳差，大便偏干，舌质红、苔黄粗厚，脉弦沉。

以失眠为主诉来就诊者，若其病机单一尚不足虑，若是两种病机交叉，或两种以上的病机混杂，辨治就比较棘手。而这样的情况，恰恰又是临床所常见的！

本例宿疾慢性胃炎、慢性胆囊炎所致的胃脘满闷、嗳气、口干苦、纳差等是失眠的伴见症，而这一系列症状的主要病机——胆热犯胃、胃失和降，恰恰就是主症失眠的病机之一。胆热犯胃往往酿热生痰，痰热上扰于心则失眠——所以重点治疗胆热犯胃、胃失和降便是一举两得。

患者长期饱受失眠之苦，惟求安睡，无复他求。然则宿病胆热犯胃、胃失和降，宿病不除，卧安从来？

今先行清胆和胃，用黄连温胆汤合小陷胸汤、半夏泻心汤化裁，使胆宁胃和则易安卧矣。

处方：

法夏 15g　茯苓 30g　竹茹 20g　炒枳实 15g　黄连 5g　黄芩 10g　干姜 5g　瓜蒌仁 15g　太子参 10g　蒲公英 30g

4 剂。

二诊：胃脘满闷消失，嗳气、口干苦、怵惕易惊等减轻，大便通畅，睡眠略有改善。患者喜，乃续服本方，而停服安定。但当晚便通宵失眠，不得已复用安定如前。服至 12 剂，纳开，口苦除，惟仍不敢停服安定，停服则入睡极难，心烦不安。

察其舌质仍红，苔黄薄少津，脉弦沉而细。知其胆热胃逆之证已愈，而露出肝郁血虚之底板。乃改投舒郁养血的酸枣仁汤加味。

酸枣仁 30g　茯苓 30g　知母 12g　川芎 10g　炙甘草 10g　丹参 30g　百合 30g

3 剂，安定减半服。

三诊：睡眠仍无明显改善，上方加法夏 40g、夏枯草 30g、高粱米 50g。

效果：服 3 剂，入睡较快，且能安睡四五个小时；停服安定，继服至 15 剂后，入睡如常人，能安睡五六小时矣。嘱将上方制成蜜丸常服。半年后追访，睡眠大致正常。

本例为久治不愈的失眠顽症，首先针对其胆热犯胃、胃失和降的宿疾，投以清胆和胃的黄连温胆汤合小陷胸汤、半夏泻心汤化裁，待其宿疾明显减轻而露出肝郁血虚的底板之后，才使用养肝舒郁安神的酸枣仁汤加味。当然，此前长期服用安神药时，也在治疗胆胃宿疾，可惜治不如法，疗效不好。

除了药治之外，每诊均有一番较为成功的心理疏导，所谓"语之以其善，告之以其败"，使患者心悦诚服，案中诚难一一赘述。所以，本例之治愈，但愿不是"假兼备以幸中"。

《灵枢》说："卫气行于阳二十五度，行于阴二十五度，分为昼夜，故气至阳而起，至阴而止。……夜半而大会，万民皆卧，命曰合阴。"此言白天卫气运行到阳经，人则清醒；夜间卫气运行到阴经，人则入睡。到了夜半子时（23至1时），卫气与营气交会，天下之人皆入睡。

"则卫气独卫其外，行于阳不得入于阴，行于阳则阳气盛，阳气盛则阳跷陷，不得入于阴，阴虚，故目不瞑。"——清代名医叶天士将失眠的总病机高度概括为"阳亢不入于阴，阴虚不受阳纳"。

如何治疗失眠呢?《灵枢》出一半夏汤（后世称为半夏秫米汤）："饮以半夏汤一剂，阴阳已通，其卧立至。……其汤方，以流水千里外者八升，扬之万遍，取其清者五升，煮之，炊以苇薪火，沸置秫米一升，治半夏五合，徐炊，令竭为一升半，去其滓，饮汁一小杯，日三稍益，以知为度。故其病新发者，覆杯则卧，汗出则已矣。久之三饮而已也。"

因本方用水、用火特殊而严格，我未单独用过。值得重视者，近代注重实践、讲求疗效的名医张锡纯十分推崇本方。

他说："《内经》之方多奇验，半夏秫米汤，取半夏能通阴阳，秫米能和脾胃，阴阳通、脾胃和，其人即安睡。故《内经》谓'饮药后，覆杯即瞑'，言其效之神速也。乃后世因其简单平常，鲜有用者，则良方竟埋没矣。"——张氏曾指导门生用此方治一位失眠4个月的患者，因其心下满闷，遂变通其方，先用鲜莱菔120g切丝，煎汤两杯，再用其汤煎清半夏12g，服之，当晚即能安睡。

而我治失眠顽症，恒在辨证方的基础上加法夏30~60g、高粱米

50~100g、夏枯草 15~30g，颇能提高疗效。

两点疑问：第一，《内经》说失眠的病机是营卫不和，用的却不是调和营卫之方，而是交通阴阳的半夏秫米汤；第二，照《内经》的说法，《伤寒论》调和营卫的桂枝汤便能治疗失眠？

桂枝汤"外证得之解肌和营卫，内证得之化气调阴阳"，何尝不能治疗失眠！更遑论桂枝汤的一系列加减方、演变方矣。而营卫即是血气，血气即是阴阳，半夏秫米汤能交通阴阳，便能调和营卫，其理法方药是一以贯之的。

半夏生当夏季之半，即夏至前后。夏至一阴生，为大自然阴阳交会之期。取象比类，格物致知，半夏可为引阳入阴而使阴阳交会的药物。

秫米即高粱米。其色赤养心而引心火下行，液浓滋肾而引肾水上升，犹妙在味甘健脾和胃化痰饮，使中焦通畅无阻隔，则心火易于下交肾水，肾水易于上济心火。心肾息息相交而成"既济"之态，睡眠自然安稳矣。

再说夏枯草，《本草纲目》引朱丹溪论夏枯草："此草夏至后即枯。盖禀纯阳之气，得阴气则行枯。"也是从阳引阴而使阴阳交会的药物，与半夏相须为用，则交通阴阳之力更宏。

后世医家对失眠病机的大量论述，是对《内经》关于"五神脏"理论的引申和发展。

《灵枢》说："五脏者，所以藏精神血气魂魄者也。"也就是："心藏神、肝藏魂、肺藏魄、脾藏意、肾藏志。"大家知道，神、魂、魄、意、志都属于人类高级中枢神经系统的思维活动。这样，五脏中任何一脏的功能失调，都可能影响思维活动而导致睡眠障碍。

有人认为此说纯属推理与想象，毫无实验依据，不值一谈。然则注重实验的西医学亦承认，失眠这一人类高级中枢神经系统兴奋与抑制功能之失调，时至今日，其病理机制仍不完全清楚。为什么呢？因为连正常睡眠的机制都未完全弄清楚，遑论失眠。

在临床上经常遇到的失眠证，有肝郁血虚的酸枣仁汤证、痰热扰心的黄连温胆汤证及心脾两虚的归脾汤证，而黄连阿胶汤证相对少些。

此外，还要留心两个较为特殊的证型。一个是"安魂汤证"，其特点是入睡不很困难，但每在梦中惊恐而醒，醒后极难再入睡。张锡纯认为是心中气血虚损，兼心下停有痰饮，才导致惊悸不寐，而用安魂汤治之。其方用龙眼肉18g补心血，酸枣仁12g补心气，生龙骨、生牡蛎各15g安魂魄，法夏、茯苓各9g化痰饮，生赭石12g导引心阳下潜，使之归藏于阴，以成瞑睡之功。此方我用过多次，确有效验；若合用半夏秫米汤加夏枯草，疗效堪夸。

另一个是小儿夜间辗转不眠，喜欢俯卧，踢被盖，多为饮食积滞，宜消食导滞、运脾和胃，稍加钩藤、蝉蜕等平肝镇静即可。

至于山穷水尽之际，便归咎于瘀血作祟，而搬出王清任的血府逐瘀汤来活血化瘀，因其意外之效，有时竟也见到柳暗花明的胜景，我就不赘述了。

于己百

心脾血亏，阴虚痰阻

于己百（1920~　），甘肃名医

　　于氏认为，失眠的产生主要是由于人体的阴阳失调所致。"阴静阳躁"（《素问·阴阳应象大论》），阳主动，阴主静，静则神安而寐，动则神不安而失眠。凡因各种原因造成阳动过盛或阴静不足，均可导致失眠。正如《类证治裁·不寐论治》所言："阳气自动而之静则寐，阴气自静而之动则寤。"《景岳全书·不寐》也指出："寐本乎阴，神其主也。神安则寐，神不安则不寐。其所以不安者，一由邪气之扰，一由营气之不足耳。"如思虑劳倦，伤及心脾，心伤则阴血不足，阴不敛阳；脾伤则无以化生精微，血虚难复，不能养心，以致心神不安而失眠。肾阴亏损，虚火上浮，扰动心神，或肝肾阴虚，肝阳偏亢，虚火上扰，致使心神不安，亦可导致失眠。此外，饮食不节或脾胃不健，导致湿滞痰生而失眠，即所谓"胃不和则卧不安"。

证 辨 三 型

于氏一般按心脾血亏、阴虚火旺和痰湿中阻三型辨治。

1.心脾血亏

多梦易醒，醒后则难以入睡，伴神疲气短、心悸健忘、食欲不振、面色少华，舌淡苔薄，脉细而弱。治宜补心脾、安心神，用归脾汤加味治之。

黄芪 20g　党参 12g　白术 10g　炙草 10g　当归 12g　远志 10g　圆肉 10g　炒枣仁 30g　茯神 10g　木香 10g　生姜 10g　大枣 6 枚　丹参 20g　制首乌 12g　柏子仁 15g　五味子 10g

水煎，二次分服。

2. 阴虚火旺

又可分为以下 3 型。

（1）心火亢盛，阴血不足：心烦躁扰，睡眠不宁，伴胸中烦热，口干舌燥，口舌生疮，舌红，脉细数。治宜镇心安神定志、清热滋阴养血，用黄连阿胶汤或朱砂安神丸治之。

黄连 6g　黄芩 10g　阿胶 12g　白芍 12g　鸡子黄 2 枚　丹参 20g　炒枣仁 30g　知母 10g

先煎阿胶、鸡子黄以外的其他药物，取汁，再以药汁溶化阿胶，分 2 次服，服时微温，搅入鸡子黄 1 枚。

（2）肝阴不足，肝阳偏亢

虚烦难以入睡或入睡后易于惊醒，伴心悸盗汗，头昏目眩，易惊多梦，咽干口燥，舌红，脉弦或细数。治宜养肝安神、清热除烦，用酸枣仁汤加味治之。

炒枣仁 30g　茯苓 12g　知母 10g　川芎 12g　甘草 10g　丹参 20g　生龙牡各 20g　芍药 12g　麦冬 12g　五味子 10g

水煎，2 次分服。

（3）肾阴亏损，心肾不交

失眠健忘，睡卧不安，虚烦心悸，伴神疲体倦、腰膝酸软、五心烦热、女子梦交、男子遗精、尿赤便干，舌红少苔、脉细数。治宜滋阴清热、补心安神，用中成药天王补心丹治之。

3. 痰湿中阻

入睡困难，甚至整夜不睡，睡卧不安，伴胃脘胀满、胸闷嗳气、腹中不适、纳呆、痰多、大便不爽，苔腻，脉滑。治宜消食化痰、和胃安神，用温胆汤加味治之。

半夏 10g　陈皮 10g　茯苓 12g　炙草 10g　生姜 10g　竹茹 10g　枳实 10g　炒枣仁 30g　生龙骨 20g　神曲 15g　焦楂 15g　天竺黄 12g　石菖蒲 12g

水煎，2 次分服。

专 方 使 用

1. 酸枣仁汤

酸枣仁汤是仲景为"虚劳虚烦不得眠"而设，也是于氏治疗失眠使用最多的方剂。本方由酸枣仁、茯苓、知母、川芎和甘草五味药组成。方中酸枣仁养心补肝、宁心安神，是为主药；茯苓宁心安神，知母滋阴清热，川芎调畅气机、疏达肝气，甘草调和诸药，全方合用共奏补血养肝、宁心安神、清热除烦之功，故可用于肝血不足、阴血内热之虚烦不寐的治疗。

于氏将本方常用于神经衰弱、心脏神经官能症、躁狂抑郁症的治疗，或高血压、动脉硬化等病症出现失眠兼证的治疗。辨治要点是睡卧不安，躁扰不宁，舌红，脉弦细。

2. 安神丸

安神丸即朱砂安神丸，由朱砂、黄连、生地、当归、炙草五味药组成，有养阴补血、清热安神的作用，用治阴血不足、心火亢盛所致惊悸不眠的病证。

于氏临床常将本方变通成丹参、生地、黄连三味。黄连苦寒清心火，针对心火亢盛而设；一味丹参功同四物，补血养血；生地既能补血，与丹参有协同作用，又能滋阴清热，标本兼治。三者合用，即具补血养阴、清心安神的功效，可用于神经衰弱、精神抑郁症等病症的治疗或围绝经期综合征的治疗，辨证要点是惊悸失眠、易惊易醒、胸中烦热、舌红、脉细数。

3.归脾汤

归脾汤既能补心血，又能益脾气，适用于心脾气血不足所致心悸失眠、体倦食少等证的治疗。

于氏临床将本方多用于神经官能症的治疗，尤其以性格内向、活动较少的院校师生或科研院所科技工作者最为适宜。辨证要点是失眠健忘，心慌气短，体倦食少，面色萎黄，舌淡，脉弱。

由于失眠症情不一，有些失眠很难分清虚实，或多个证型间夹，对此当权衡虚实，随机应变，亦可多个方剂合用，随证加减。

对 药 组 药

川芎 12g，炒枣仁 30g（知母 12g）：具补血养阴、安神定志、清解火热之功，宜于各种失眠的治疗，有热可用知母，无热弃之不用。枣仁养心补肝、宁心安神，知母清热泻火、滋阴除烦，川芎不仅养血行气，而且载药上行，直达病所。《本草名言》曰：川芎"补血行气，……上行头目"。李时珍更是明确指出："或云：人头穹窿穷高，天之象也。此药上行，专治头脑诸疾，故有'芎穹'之名。……出蜀中者，为'川芎'。"因此，于氏治疗头脑、头目之疾，如失眠、头痛、眩晕等皆要加用川芎。

僵蚕 12g，天竺黄 12g，姜黄 10g：僵蚕祛风解痉、镇静定惊，《本经》记载：僵蚕"主小儿惊痫夜啼"，现代研究本品有抗惊厥及催眠的作用；天竺黄清热化痰、凉心定惊；姜黄行气疏肝、活血散瘀，三者合用共奏祛风清热、化痰解瘀、定惊安神的作用，宜于痰热扰心、心神躁扰所致急躁失眠，睡卧不安，口干便干，苔腻脉滑，特别是顽固性失眠的治疗。

生龙牡各 30g，首乌藤 20g，柏子仁 15g，远志 12g，百合 12g，合欢皮 12g：生龙牡重镇安神，宜于惊悸失眠的治疗；首乌藤、柏子仁补血、养阴、安神，宜于阴血衰少、心神失养所致惊悸不安、失眠多梦的治疗；远志交通心肾、安神定志，百合宁心安神，主要适用于心肾不交引起的惊悸不安、失眠健忘的治疗；合欢皮解郁安神，宜于肝郁所致之精神不安、情绪低落、失眠健忘的治疗，以上各药，常随具体症情不同，酌情选用。

屈某某 女，48 岁，教师。1998 年 3 月 16 日就诊。

失眠 3 年，多梦易醒，醒后难以入睡，伴神疲乏力、头晕心慌、食欲不振、大便干稀不调，曾服多种中西药物，症情时好时坏。于氏诊之，患者形体消瘦，面色无华，舌淡脉弱，进一步了解患者性格内向，多愁善感，谨小慎微。此属思虑伤脾，脾失健运，气虚血少，久之心血亏损，心神失养所致。治当补脾气、益心血、安心神，方用归脾汤合酸枣仁汤加减。

处方：

党参 12g　白术 10g　茯神 10g　炙草 10g　黄芪 20g　当归 12g　远志 10g　炒枣仁 30g　木香 10g　川芎 10g　知母 12g　五味子 10g　首乌藤 20g　生龙牡各 30g　姜黄 10g　陈皮 10g

水煎，分 2 次服。

复诊：3 月 20 日。服药 4 剂，睡眠较前安稳，一夜可连续睡 5 小时，神疲乏力、头晕心慌也有减轻，惟纳食仍差，胃脘饱胀。

上方加砂仁 10g，鸡内金 15g，再服 7 剂。

三诊：3月27日。服上方后，胃胀缓解，纳食增加，一夜可睡6小时左右。上方去鸡内金，再服1个月。

半年后随访，服药1个月，夜卧安定，体力恢复，精神好转，疾病基本痊愈。

邓某某 男，24岁。1998年3月30日初诊。

患者失眠1年，入睡困难，心烦躁扰，心急心悸，口干咽燥，大便较干。刻诊：舌淡暗尖红，脉弦滑稍数。证属心肝阴血亏虚，火热偏盛，心神不安。治宜镇心安神、补血养阴、清热除烦，方用安神丸（汤）合酸枣仁汤加减。

处方：

丹参30g 生地20g 黄连10g 知母12g 炒枣仁30g 茯神10g 川芎10g 甘草10g 首乌藤30g 生龙牡各30g 僵蚕12g 天竺黄12g 姜黄10g 磁石30g

水煎，2次分服。

复诊：4月6日。患者服药7剂，心烦、心悸、口干均有减轻，一夜可睡5小时，大便仍干。

去磁石，加枳实10g、竹茹10g、麦冬12g、五味子10g。继服7剂。

三诊：4月27日。大便已通，燥热、口干大减，而停药后复又失眠。患者因不能坚持服汤药，故以上方为主，改汤为丸，再治1个月。半年后随访，停药后症情稳定，每夜可睡6小时，病告痊愈。

张琪

不寐证治经验谈

张琪（1922~　），河北乐亭人，黑龙江中医研究院
博士生导师，国医大师

《灵枢·寒热论》谓："入脑乃别阴跷、阳跷，阴阳相交，阳入阴，阴出阳交于目锐眦，阳气盛则瞋目，阴气盛则瞑目。"阴阳相交即阴阳保持相对平衡，阳气入于阴便成睡寐，阳气出于阴便成觉醒。《灵枢·邪客》谓："卫气昼行于阳，夜行于阴，……行于阳不得入于阴，行于阳则阳气盛……不得入于阴，阴虚故目不瞑。补其不足，泻其有余，调其虚实以通其道而去其邪……阴阳已通，其卧立至。"以上两段经文精辟地阐明了不寐的病机，并指出了治疗法则，如何使其阳入阴，阴阳相通，水火既济，方为治疗本病的准则，即属阳盛灼阴而阳不入阴者，则须泻火以滋水，即《灵枢》所谓的补其不足，泻其有余，调其虚实之意。笔者生平恪守此旨治疗不寐证甚多，只要辨证准确，大多有效。《伤寒论》少阴篇有黄连阿胶汤证，原方谓："少阴病，得之二三日以上，心中烦，不得卧，黄连阿胶汤主之。"即属心火亢盛，肾水不足，心肾水火不交，阳不入阴之证，方用芩连以直折心火。阿胶以滋肾育阴，芍药酸敛化阴，鸡子黄养心血，使心肾交和，水升火降。正如柯韵伯所谓："是以扶阴泻阳之方，而变为滋阴和阳之剂也。"临证观察本证表现以心烦不寐、口燥咽痛、舌红少苔、脉细数等为

主症。

不寐属心肾两虚、气血亏耗、神志不宁者，临床较多见，笔者常用十四友丸化裁治疗甚效。方为：熟地黄、人参、茯苓、茯神、酸枣仁、柏子仁、紫石英、龙齿、辰砂、当归、黄芪、远志、阿胶、肉桂。其组方特点除补肾养心安神外，有紫石英、龙齿镇肝潜阳配合甚妙，其他如磁石、赭石、珍珠母、牡蛎等皆可选用，此类药与补肾养心安神之品相伍，寓补于潜，使阳气得以潜藏往往疗效卓著。人参有"补五脏，安精神，定魂魄，止惊悸，开心益智……"之功。此药临床应用确有疗效，野山参不易得，即培植之人参效果亦可，如曾用于神经衰弱之患者，单用人参煎汤 1 日 2 次服药 2 钱重，连用 2 周精力较前充沛，睡眠良好，食欲旺盛，归脾丸、定志丸、十四友丸等皆用人参，但必须属于脾气虚者方可用之，若阳亢实热之不寐，不仅不效，反而会使病情加剧，必须辨证用药，才不会蹈"实实"之误。

《金匮要略》之百合地黄汤治疗百合病，笔者常以此方重用生地黄与甘麦大枣汤合用，治疗不寐属心阴虚者，症见神志不宁、心烦不寐、怔忡、自汗、舌红、脉细数等，若原方加龙骨、牡蛎以潜阳疗效亦佳，若夹痰浊，则用滋阴清热、潜阳化痰浊之法，如大便秘者可于方中加大黄，大便通利则睡眠随之好转，笔者曾用此法治愈极顽固之不寐证甚多，如 1986 年 3 月 28 日，47 岁女性王某就诊，患者心悸不眠 1 年余，常彻夜不能入眠，心烦多怒，自汗，手足灼热，大便秘结，经用安神镇静之药皆未收效，脉弦数，舌红有薄苔。辨为劳心过度，心火亢盛，肾水不能上济，因热生痰，痰气凌心，是以心悸不寐，治以清心火滋肾阴、潜阳化痰浊之剂。

生地黄 25g　玄参 20g　寸冬 20g　大黄 10g　川连 10g　黄芩 15g
半夏 15g　枣仁 25g　赭石 30g　茯苓 20g

水煎服。

连服 12 剂，夜能安卧，大便通畅，后去大黄，大便又秘而复不寐，夜间烦躁多汗，随又加入大黄，服后大便通利而睡眠随之又转好。可见大便通畅与否与此病关系极为密切，但生地黄等滋阴潜阳作用仍为主要，乃相辅相成之效。

《金匮要略》有酸枣仁汤治"虚劳虚烦不得眠"，其着眼在虚烦，乃针对因痰郁、热结所致之烦不得眠而言，虚烦因肝虚血失所藏，盖卧则血归于肝，血不藏则烦不得卧，以酸枣仁为主补肝养血，佐以茯苓、甘草安神宁心，川芎解郁，知母清热，凡久病体虚不寐，服此方效如桴鼓。酸枣仁味酸为补肝之圣药，《本草从新》谓其治胆虚不眠，肝与胆相表里，凡肝胆虚不眠者，可用此方化裁治疗。兼寒者可加桂心，桂心为温肾之良药，《韩氏医通》有交泰丸。笔者经验，用酸枣仁汤时，酸枣仁须重用至八钱或一两，量小则效亦小。

有胃腑实热而不得眠者，以阳明为水谷之海，实热内结则气逆不降，奔迫而上，所以不得卧。《素问·逆调论》谓："胃不和则卧不安。"不安即反复不宁之谓，临证中见有不寐者每至傍晚欲出外奔走不能安卧，脉象滑实，舌干口燥，多伴有腹满便秘、五心烦热等症，此由胃家实热、阳明气逆所致。阳明之气以下行为顺，若实热内结则胃气上逆不和而不得安卧。笔者常用调胃承气汤或大承气汤以下其实热，大便通利，实热除则胃气和而能安然入睡。观小儿有夜间扬手掷足，五心烦热不能安睡，乃胃肠积热所致，予一捻金类通利大便即遂之而愈，其病机与成人相同，此即泻其有余以下通其道，而去其邪之法。

此外，尚有属于痰热内扰而致不寐者，则宜用滚痰丸治之。如治一妇女产后 10 余日不寐，烦躁不宁，诸治罔效，用盐酸氯丙嗪只能朦胧两小时，察其舌苔干厚，脉象滑而有力，体素丰腴。审证求因得之于难产，又与其爱人生气，恐惧与恚怒情志之变，结合脉证分析为气郁生痰动火，痰热胶结，内扰心神，以致烦躁不寐，遂予滚痰丸变为汤剂。

大黄 10g　黄芩 15g　沉香 15g　青礞石 25g

水煎服。

服药 2 剂大便稍利，夜间稍静，小有躁动，继而用滚痰丸，大黄加至 15g 合导痰汤，服 3 剂，大便通畅，夜能熟寐 5 小时，继以和胃安神之剂而愈。丹溪认为，痰迷心膈，可使人惊悸怔忡不寐，此病或因思虑过度，或因惊，心胆虚怯，神不守舍，舍空为痰气所扰，以致惊悸怔忡不寐，噩梦自汗，短气心悸，诸证丛生，胆属少阳为心之母，母虚子亦虚，"脏腑之气皆取决于胆，胆气一虚，而脏腑之气皆无所遵从，而心尤无主……"当心胆同治，虚为本痰为标，虚实夹杂，笔者喜用十味温胆汤治疗，半夏、枳实、陈皮、茯苓、酸枣仁、远志、五味子、熟地黄、人参、甘草、生姜、红枣，此方一方面益心胆，一方面除痰气，屡用屡效，或加菖蒲、郁金以开窍，有热者加黄连以清热，如苔黄腻、大便秘则须加大黄泄热通便，用药如用兵，必须审病机之变化随证施治，方能克敌制胜。

《医林改错》血府逐瘀汤条下有"治夜不能睡，用安神养血药治之不效者，此方若神"，笔者经验，临证见舌光紫或有瘀斑，口唇紫，心烦胸胁满，短气不寐，脉象弦或弦滑等，病机多属血瘀，病位则在于心肝，因"心藏脉，脉舍神，脉为血府"；"肝藏血，血舍魂"；"人卧则血归于肝"。心与肝为子母关系，神与魂都属于思维意识活动，若情志怫郁恚怒，施气血瘀阻、魂不得藏，于是怔忡不寐、梦游梦语等症而生矣，笔者临证用此方甚多，只要属于血瘀者无不收效。近治一钱姓妇女，40 岁，因与爱人不和，情志怫郁日久遂致不寐，时彻夜不眠，心烦易怒，头胀昏，舌边缘有瘀斑，脉象弦，曾服安神宁心之剂百余剂毫无效果，按以上脉证分析，属心肝气血瘀阻，神不得藏，故夜不能安卧，投此方连服 6 剂，睡眠渐次好转，可入睡 5~6 小时，梦亦减少。继以安神养心之剂调治而愈。用此方活血化瘀须注意不可过剂，过用常有由瘀转虚之变。近治一妇女在某医院住院，诊断为隐性冠心病，患者自觉烦闷，发作时难以忍受，有灭绝之感，按冠心病用药无效。笔者察其舌紫光无苔，脉象弦滑，辨证为肝血瘀阻，用血府逐瘀汤原方 6 剂，发作时间缩短，烦闷程度明显减轻，嘱继用此方 3 剂后复诊，岂知患者喜药对症竟连续服之，服 10 剂后胸闷虽除，但觉心中颤抖恐惧不眠，来寓求诊。此即《内经》谓："心中憺憺如人将捕状。"乃由肝血瘀转为肝血虚之候，随以养血补肝之药，连服 6 剂而愈。通过此病例，可见活血化瘀与攻伐之药相同，过用则犯"虚虚"之误。

李今庸

失眠与半夏

李今庸（1925~   ），湖北中医药大学教授，国医大师

失眠，选方则一般多用"酸枣仁汤""归脾汤""朱砂安神丸""天王补心丹"等等。此等治失眠证之法，虽在临床上常常收到较好效果，然亦有久服这等方药竟然无效而有取于"半夏"者。《黄帝内经》中就记载了运用"半夏"治疗失眠证，且已具有了很好的经验。《灵枢·邪客》说："卫气者……昼日行于阳，夜行于阴……今厥气客于五脏六腑，则卫气独卫其外，行于阳，不得入于阴，行于阳则阳气盛，阳气盛则阳蹻陷（满），不得入于阴（则）阴虚，故目不瞑。黄帝曰：善，治之奈何？伯高曰：补其不足，泻其有余，调其虚实，以通其道而去其邪，饮以半夏汤，一剂，阴阳已通，其卧立至。黄帝曰：善，此所谓决渎壅塞，经络大通，阴阳和得者也。愿闻其方？伯高曰：其汤方以流水千里以外者八升，扬之万遍，取其清五升煮之；炊以苇薪火，沸，置秫米一升，治半夏五合，徐炊，令竭为一升半，去其滓，饮汁一小杯，日三，稍益，以知为度。故其病新发者，覆杯则卧，汗出则已矣；久者，三饮而已也。"之后，历代医家也每主以半夏治疗失眠证。

栝楼薤白半夏汤：《金匮要略·胸痹心痛短气病脉证治第九》曰："胸痹不得卧，心痛彻背者，栝楼薤白半夏汤主之。"

半夏茯苓汤：《肘后备急方·治时气病起诸劳复方》曰："大病瘥后……虚烦不得眠……又方，千里流水一石，扬之万度，（取）二斗半，半夏二两洗之，秫米一斗（升），茯苓四两，合煮五升，分五服。"

温胆汤：《备急千金要方·胆腑胆虚实》曰："治大病后虚烦不得眠，此胆寒故也，宜服温胆汤方：半夏、竹茹、枳实各二两，橘皮三两，生姜四两，甘草一两。上六味，㕮咀，以水八升，煮取二升，分三服。"

《小品》流水汤：《外台秘要·虚劳虚烦不得眠方》曰："《小品》流水汤，主虚不得眠，方：半夏二两（洗十遍），粳米一升，茯苓四两。上三味切，以东流水二斗，扬之三千遍令劳，煮药取五升，分服一升，日三夜再，忌羊肉饧醋物。"

半夏汤：《圣济总录·虚劳门·虚劳不得眠》曰："治虚劳发烦不得眠，半夏汤方，半夏汤洗去滑七遍，炒干二两，白茯苓去黑皮四两，糯米炒黄一合，上三味，粗捣筛，每服五钱匕，以东流水一盏半、生姜半分拍碎，煎至一盏，去渣，空腹温服，日二。"

以上诸方，虽均为复方而不是半夏单味，但诸方中的共同药物是"半夏"，而所主治的病证则是"失眠证"或兼有"失眠"之证，瓜蒌薤白半夏汤，正是在瓜蒌薤白白酒汤主治胸痹主症的基础上而多"不得卧"一证，才于方中加入"半夏"一药以成为其方的。是半夏之能治失眠无疑。半夏生当夏季之半，阳极之时，感一阴之气而生，有化痰蠲饮、去邪降逆之功用，故能导盛阳之气以交于阴分，邪去经通，阴阳和得，而失眠之证愈也。余每以半夏为主组方以治疗因痰因饮而病失眠者。

某 男，约50岁，湖北省某区供销社职工，1968年来诊。

严重失眠，每夜赖服"安眠药"维持睡眠，已数年，一晚不吞安眠药就彻夜不能入睡，伴有心悸、胸闷、短气、胁痛、咳嗽、唾白色泡沫，形容消瘦，脉至有间歇而呈"结"象，为之拟方。

法半夏 9g　茯苓 9g　陈皮 9g　桂枝 9g　白术 9g　炙甘草 6g　牡蛎 12g

以水煎服。

并嘱服上药后即停服安眠药。患者服此药的当天夜晚安然入睡。服完 3 剂后，又于原方去炙甘草加甘遂末五分，以其药汤冲服。其每服药 1 次，即泻水 1 次。服至 10 余剂，患者除脉结一症外，诸症皆消失，精神好转，饮食增加。停服此药。

李济仁

顽固性失眠医案举隅

李济仁（1931~　），皖南医学院教授，国医大师

严某　女，成年，演员。

初诊：1965 年冬。患者因创作新戏目，竭尽心计，用脑过度，严重失眠 1 年有余。现竟日夜目不交睫，屡服进口高效安眠药及中药鲜效，遂求诊于先生。见其头昏烦躁，腰膝酸软，口渴咽干，大便秘结，眼眶四周青黑凹陷。脉弦数，两寸尤显，舌绛少苔。不寐（肾虚肝旺型）。治宜镇肝纳肾，阴阳并调。

生牡蛎先煎，30g　细生地 30g　白芍药 15g　黑玄参 20g　杭麦冬 15g
莲子心 12g　酸枣仁 15g　生竹茹 15g　合欢花皮各 15g　夜交藤 20g
灯心草 3g

日服 1 剂，水煎分 2 次服，午后、睡前各服 1 次。

二诊：服 7 剂后得睡 4 小时，腑气已行，头昏减轻，眼眶青黑色渐淡。惟仍心烦，睡时梦多，舌脉同前。

拟前法增制远志 12g、茯神 15g，继服 7 剂。

三诊：上方服 5 剂后能很快入寐，睡时酣香，极少梦扰，眼眶青黑色淡，精神转佳，脉弦，舌起薄白苔。

守方去竹茹、夜交藤，加柏子仁 10g、蒸百合 12g，再进 10 剂以冀疗效巩固。

随访半年，未见复发。

不寐之证，病因多端，临床现多分为心脾不足、心肾不交、心胆气虚、胃失和降四型。

本案无心胆气虚又无胃失和降之证候，前医又曾拟心肾不交、心脾不足证治无效。故上述四型似难概括本案病变。患者眼眶四周青黑凹陷，是否系血瘀所致不寐？盖清·王清任认为血瘀可致不寐而用血府逐瘀汤施治。但本案患者除眼眶青黑凹陷外，无其他瘀血征象，故若以此案为瘀血不寐，似无充足临床根据。

因患者系著名黄梅戏演员，国内外声誉很大，每逢演出均日夜筹划，过度谋虑，以求锦上添花，此实乃不寐之因。《素问·灵兰秘典论》曰："肝者，将军之官，谋虑出焉。"谋虑过度，必损肝木，而肝色青，主弦脉，经脉布胁走眼，患者症见胁肋酸胀、眼眶青黑凹陷、脉弦等，显然与肝相关。又有头晕眼花、口渴咽干、脉弦数、舌绛少苔等阴虚之征象。明·张景岳有言："寐本于阴，神安则寐，神不安则不寐。其中所以不安者，一由邪气之扰，一由营气之不足。"可见无论何种病因所致不寐，均涉及于神。故先生认为本案不寐为因肝而起，病机在于肝阴不足，酿生虚火，火性炎上，上扰心神。心神不安，故成不寐顽证。

治疗采用滋阴养肝，以除虚火产生之源，清火宁心安心神，以抑虚火妄动之标。方中细生地、白芍药、玄参、麦冬等滋阴养肝、清虚火；夜交藤、酸枣仁、合欢花、合欢皮益肝宁心、解郁安神；莲子心、竹茹、灯心草既能清心除烦，又可引热下行。因见多梦依然，故增用远志、茯神、柏子仁，以加强宁心安神之效，用百合意在清热除烦。

本案施治还注重了服药的时间安排，即在午后及晚睡前各服1次，此因人体阴阳昼夜消长变化规律，凡属病本在阴者，每于午后、夜晚加重，故嘱于其时服药，以便药效及时发挥。

本案失眠时久顽固，诸治不应，经从肝论治，以滋肝阴为主，辅以安神，并注意服药时间，使顽疾终获痊愈。

吴生元

水火失济，需识阴亏阳虚

吴生元（1937~　），云南省中医院主任医师，教授

陈某　男，62 岁。1999 年 1 月 10 日首诊。

患者诉因情志刺激而致睡眠差已有 2 年余，常服安定片方能入睡 1~2 小时，烦躁易怒，口舌生疮，口干，腰痛，小便频数，舌红苔薄白，脉细。中医诊断：不寐（阴虚火旺、心肾不交证）。治以滋阴降火、养心安神为法，方用黄连阿胶汤加减。

黄连 10g　黄芩 10g　白芍 15g　阿胶烊化, 15g　炒枣仁 15g　炙远志 10g　夜交藤 10g　石菖蒲 10g　白豆蔻 10g　甘草 10g

连服 5 剂，患者睡眠好转，夜间可睡 4~5 小时，腰痛缓解，夜尿 4~5 次，口干不喜饮，舌红苔薄白，脉细弦。守上方继服 5 剂，睡眠恢复正常，夜间可睡 5~6 小时，夜尿仍多，舌红苔薄白，脉沉细，继上方加琥珀末 5g，巩固疗效。

不寐即失眠，是指经常不能获得正常睡眠为特征的一种病证。阳不交阴，心肾不交；阴虚火旺、肝阳扰动等均为失眠的主要病因。《景岳全书·不寐》云："真阴精血之不足，阴阳不交，而神有不安其室耳。"本患者年过六旬，病程日久，肾阴不足为本，心肝火旺为标，故予治心肾不交、水火失济之专方——黄连阿胶汤治之，能收痊功。

孙某　女，62 岁。2009 年 12 月 15 日初诊。

患者 1 年来，在无明显诱因下觉全身疲乏无力，肢体倦怠，精神欠佳，心烦，失眠，怕冷，偶有潮热盗汗，无口干苦，纳少，二便调。舌淡苔薄白，脉细弱。中医辨证属阳虚心肾不交证。方予白通汤加白薇、银柴胡。

复诊（服药 5 剂后）：患者诉精神好转，睡眠改善，现感咽痒，咳痰，二便调，纳可，舌淡、苔薄白，脉缓。方改予参附汤合二陈汤加远志。

白附片 50g　桂枝 20g　茯苓 15g　西洋参 15g　陈皮 15g　法半夏 15g　炙升麻 10g　石菖蒲 10g　木香 10g　砂仁 10g　大枣 5g　甘草 10g

再服上方 5 剂而愈。

阳虚心肾不交之不寐，见失眠、心烦、双下肢怕冷等症，临床以白通汤加减治之，附片用 50g 方能奏效。

肖某　女，35 岁。2009 年 12 月 24 日初诊。

患者近 5 年睡眠差，不易入睡，醒后不能睡，双侧乳房有包块，心情不好时及行经时双侧乳房疼痛，月经常提前 2~3 天，经量正常，口干，大便干。舌淡苔薄白少津，脉沉缓。中医辨证属心脾两虚证。治以益气养血、健脾安神为法，方予归脾汤加减。

黄芪 30g　白术 15g　茯神 15g　当归 20g　炒枣仁 15g　炙远志 10g　木香 10g　桂圆肉 15g　黄芩 10g　丹参 15g　莪术 15g　石菖蒲 10g　炙香附 15g　夜交藤 15g　合欢皮 15g　五味子 8g　大枣 5g　甘草 10g

复诊：服药 5 剂后，患者诉睡眠有改善，乳房胀痛减轻，口干，服药时大便调，小便正常，舌淡苔薄白，脉沉缓。继予上方去莪术，再服 10 剂，失眠缓解。

熊继柏

证辨多端唯入细，难循一法必应机

熊继柏（1942~　），湖南中医药大学教授

黄某　女，35岁，湖南长沙市工人。门诊病例。

初诊：2006年3月12日。诉失眠半年，每天仅睡3~4个小时，易心烦，精神紧张，健忘，口干夜甚，二便尚可。诊见舌红、苔少，脉细。阴血不足，心神失养。养血宁心，潜镇安神。酸枣仁汤合枕中丹加减。

炒酸枣仁 40g　知母 10g　川芎 10g　茯神 20g　甘草 6g　石菖蒲 10g　炙远志 10g　炒龟甲 30g　龙齿 30g　珍珠母 30g　琥珀 8g　合欢花 10g

10剂，水煎服。

二诊：2006年3月26日。诉服上方后，失眠减轻，仍心烦，精神紧张，健忘，口干，手足心热。诊见舌红、苔少，脉细。继用上方加地骨皮15g以退虚热，加花粉15g以生津止渴。15剂，水煎服。

三诊：2006年4月16日。诉诸症均减，每晚能睡6个小时左右。诊见舌淡红、苔薄，脉细。继用上方10剂以善后收功。

失眠而心烦健忘，口干夜甚，舌苔薄少，脉细，乃阴血不足、心神失养之象。故以酸枣仁汤养血除烦，合枕中丹潜镇安神，更加珍珠母、琥珀以镇惊安神，消除精神紧张，诸症除而失眠自愈。

彭某　女，48岁，娄底市人。门诊病例。

初诊：2009 年 6 月 12 日。长期失眠，伴头晕，潮热，盗汗，心烦易怒，手足心热，舌苔薄黄，脉细数。绝经已 2 年。阴虚火旺，滋阴降火。当归六黄汤合三甲散加味。

当归 10g　生地黄 15g　黄芩 6g　黄柏 6g　黄连 2g　熟地黄 15g　黄芪 30g　生龙骨 30g　生牡蛎 30g　炒龟甲 30g　地骨皮 10g　炒酸枣仁 30g　炒浮小麦 30g　丹皮 10g

15 剂，水煎服。

二诊：2009 年 6 月 26 日。诸症减轻，但仍潮热，盗汗，心烦，易感冒，畏风，视蒙，舌淡、苔薄黄，脉细数。以玉屏风散合三甲散加味。

防风 6g　黄芪 30g　白术 12g　煅龙骨 50g　煅牡蛎 50g　炒龟甲 40g　草决明 30g　炒酸枣仁 30g　炒浮小麦 30g

15 剂，水煎服。

三诊：2009 年 7 月 10 日。潮热、盗汗缓解，心烦减轻，畏风寒，近日咳嗽，舌苔薄白，脉细。以玉屏风散合止嗽散加味。

防风 6g　黄芪 40g　白术 12g　桔梗 10g　炙紫菀 10g　百部 10g　白前 10g　陈皮 10g　杏仁 10g　川贝母 15g　薄荷 10g　甘草 6g

10 剂，水煎服，以收全功。

《类证治裁·不寐》载："不寐者，病在阳不交阴也。"患者绝经 2 年，步入更年期，肾气渐衰，天癸将竭，冲任二脉虚惫，阴虚火旺，以致失眠，故宜滋阴降火，以当归六黄汤合三甲散滋阴泻火，则病自愈。后期又兼自汗、畏风、咳嗽，则予固表、疏风止嗽之剂，以祛邪扶正，标本兼顾。

三十年失眠并恶寒案

张某　女，70 岁，福州人。电话询诊病例。

初诊：2005 年 3 月 21 日。患者失眠长达 30 年之久，近 10 年来失眠逐渐加重，长期靠服用安眠药维持，每晚睡 2~3 个小时，如果偶未及时服用安眠药，则彻夜不眠。由于长期失眠，患者常觉气短、乏力、心悸。虽则如此，患者总算熬过了数十年。但近 10 年来，并发一个突出的恶寒畏冷症状，一身畏冷，尤其是脘腹部感觉寒冷，即使是在暑热之天，也必须用棉毯裹腹，且一定要进热饮热食，若饮食稍凉，则下咽之后立觉腹部寒冷如冰。患者一再申述，这种恶寒畏冷较失眠更难忍受。阳虚失眠。温阳安神。半夏秫米汤合桂枝加龙牡汤。

法半夏 15g　桂枝 10g　白芍 10g　龙齿 30g　生牡蛎 30g　炙甘草 10g　大枣 10g　生姜 3 片　糯小米纱布包，同煎，30g

嘱服 15 剂，水煎服。

二诊：2005 年 4 月 23 日。服上方 15 剂后，自觉效果较好，主要是寒冷感有所减轻，睡眠亦觉改善，遂自将前方再取 15 剂，现已服完 30 剂，疗效明显，要求再予处方。详询其症状，失眠明显减轻，饮食已不再需要高温，腹部仍感畏冷，但其冷势大减，原所裹棉毯近日已经撤除。口不干渴，小便不黄，大便正常，嘱以原方再进 30 剂。

三诊：2005 年 5 月 25 日。患者失眠已大大改善，现已停止服用安眠药。恶寒症状已完全解除，饮食已正常，精神亦明显转佳。但素有腰痛、足跟痛等疾，要求再予处方一并治疗，并进一步巩固疗效，遂再拟原方加减。

法半夏 10g　桂枝 4g　白芍 10g　龙齿 30g　生牡蛎 30g　炙甘草 10g　大枣 10g　杜仲 20g　补骨脂 20g　糯小米 30g

嘱再进 30 剂，以获痊愈。

长期失眠而并见严重的恶寒畏冷，且畏进一切凉饮冷食，其阳虚征象已很显然，故断其为阳虚失眠。《灵枢·邪客》指出："卫气者，昼日行于阳，夜行于阴……今厥气客于五脏六腑，则卫气独卫其外，行于阳，不得入于阴……故目不瞑。"并指出："饮以半夏汤一剂，阴阳已通，其卧立至。"本案所取半夏秫米汤，实遵《内经》之旨。又桂枝加龙骨牡蛎汤出自《金匮要略》，原本用治阳虚而不能固摄阴精的失精家。本《内经》"阴阳之要，阳密乃固"之义，故借用之，温阳以安神也。

王琦

辨体辨病辨证治疗气郁质失眠

王琦（1943~　），北京中医药大学教授，国医大师

失眠是指无法入睡或无法保持睡眠状态，导致睡眠不足。通常为各种原因引起入睡困难、睡眠深度或频度过短、早醒及睡眠时间不足或质量差等。

临床以不易入睡，睡后易醒，醒后不能再寐，时寐时醒，或彻夜不寐为其证候特点，并常伴有日间精神不振，反应迟钝，体倦乏力，甚则心烦懊恼，严重影响身心健康、工作、学习和生活。中医认为失眠属"不寐"范畴，又称"不得眠""不得卧""目不瞑"等。历代医家认为失眠的病因病机以七情内伤为主，其涉及的脏腑不外心、脾、肝、胆、肾，其病机总属营卫失和，阴阳失调为病之本，或阴虚不能纳阳，或阳盛不得入阴。

现临床治疗失眠，主要以辨证论治为主，常见证如气血失调、心神失养等。王琦教授治疗失眠常循"辨体－辨病－辨证"合参，以调体为先，从而彻底改善患者睡眠质量。笔者课题组在临床对失眠患者中医体质类型调查显示，在《中医体质分类与判定》标准中所包括的气虚质、气郁质、血瘀质、阴虚质、阳虚质、痰湿质、湿热质、特禀质和平和质这9种体质中，50%失眠患者皆为血瘀质和气郁质，20%为阴虚质。本文将王琦教授治疗气郁质失眠的经验和思路总结如下。

体质特征：气郁质者多气机郁滞。其形成与先天遗传及后天情志所伤有关。体质特征表现为形体偏瘦，亦可见于其他体形，性格内向脆弱，对精神刺激应激能力差，常忧郁不乐，易惊悸，失眠多梦，食欲不振，喜太息，或咽中异物感，或胁胀窜痛，脉弦。易患郁证、脏躁、百合病、梅核气、不寐、癫证等。

辨体论治：宜疏肝行气，开其郁结。代表方为逍遥散、柴胡疏肝散、越鞠丸等。常用药物有柴胡、香附、枳壳、陈皮、川芎、夏枯草、薄荷、山栀等。

调体要点：掌握用药法度：理气不宜过燥，以防伤阴；养阴不宜过腻，以防黏滞；用药不宜峻猛，以防伤正。提倡情志相胜：气郁质者情志不畅，必须充分重视精神调节，如语言开导，顺情解郁，或采用情志相胜、移情易性等方法。

某 女，52岁，2011年3月2日初诊。

1998年因离异后情绪低落，2001年诊断为轻度精神分裂症，于西医院接受治疗，3年后病情好转。2005年因宫颈癌行盆腔清扫手术，术后无复发。2006年因家庭变故再度引发患者精神抑郁，服抗抑郁药至今。期间多发它病，心情不畅。刻诊：失眠4年余，日服安定2片，每晚间断性睡4小时，多梦易醒，白天精神差，疲惫不堪。平素易出汗，动后甚，恶风畏寒，纳不香，大便3~7日一行，舌淡苔薄。脉沉细。辨属气郁质，失眠。王教授拟方用药：

夏枯草20g 法半夏10g 苏叶10g 百合30g 生龙牡各30g 桑叶20g 稽豆衣30g 白术30g 杭白芍30g 炙甘草10g 郁金12g

30剂，水煎服，日1剂。

二诊：2011年4月6日。可熟睡4小时以上，精神振作，可操持家务，大便2日一行，出汗已控制。王教授再拟方用药：

白术30g 枳壳10g 白芍30g 炙甘草10g 百合20g 苏叶10g

法半夏 10g　夏枯草 20g　刺五加 15g　郁金 15g　莪术 20g　珍珠母 30g

30 剂，水煎服，日 1 剂。

三诊：2011 年 5 月 11 日。可顺利入睡，乏力已除，大便顺畅，再以血府逐瘀汤加味。

柴胡 12g　枳壳 10g　桔梗 10g　川牛膝 15g　桃仁 10g　红花 10g
当归 10g　川芎 10g　干地黄 15g　赤芍 10g　杭白芍 30g　生甘草 6g

30 剂，水煎服，日 1 剂。后随访，诉症状消失，精神情绪如常。

按：患者虽以失眠为主诉，但究其原因由于生活境遇突变，诱发精神刺激，导致情志不遂，睡眠障碍。此般情况在临床上颇为多见。王琦教授主张，专病须以专方、专药治。中医自古以来就重视辨病与方药的对应关系。张仲景《金匮要略》以专病成篇，其所指"辨病脉证治"乃体现专病专方思想，如百合病以百合剂，黄疸病以茵陈剂，蛔厥用乌梅丸等。《肘后方》用青蒿治疟疾。姜春华指出："古人有专病、专方、专药，不要有唯证论观点。"王教授认为专药用量宜大，专药不宜单用，应与治体药、治病药、治证药配伍使用。在失眠的治疗中，王教授在从肝论治，辨体调体的同时，尤其注重专药的运用。上方中所用的夏枯草、半夏、苏叶、百合，是王教授临床治疗失眠证的常用专药。王教授认为：半夏得至阴之气而生，夏枯草得至阳之气而长，二药配伍，和调肝胃，平衡阴阳而治失眠。苏叶辛温气薄，理气和营，引阳入阴；百合甘微寒，可治失眠不宁，易惊醒。四药合用共奏交通阴阳、理气宁心之效，是治疗失眠证常用专药组合。此外，该患者初诊时有自汗多之症状，以稽豆衣配桑叶，同时治疗其多汗症，常以大量相配，临床用之，屡屡奏效。

某　女，37 岁。2011 年 5 月 8 日初诊。

患者诉因 4 年前错服抗抑郁药后，致精神紧张，夜间无法入睡，后长期失眠。现需服安定入睡，睡后易醒，多梦，每夜断续睡 4~5 小时即醒，白天精神差，平素易怒，经前期脾气暴躁，月经 30 日一行，每次 6~7 天，量少，色中。纳差，纳不香，大便不成形，每日 1~2 次，量少，小便可，舌淡紫胖，脉弦细。辨属气郁质失眠，治以解郁除烦、潜阳入阴之法。拟方用药：

柴胡 12g　薄荷 10g　郁金 20g　石菖蒲 10g　制苍术 20g　豆豉 10g　炒山栀 10g　夏枯草 20g　法半夏 10g　百合 20g　苏叶 10g　生龙骨　生牡蛎各 30g

21 剂，水煎服，日 1 剂。

复诊：2011 年 6 月 8 日。已停服安眠药数日，每晚可熟睡 5~6 小时，日间心情舒畅，经期平稳，大便正常，诸症得以缓解。王教授予前方加合欢皮 20g，再予其 21 剂，待诊。

按：该患者如病案 1，同样因它事扰心，导致情志不遂，失眠抑郁。因此，老师强调，治疗失眠，不可单纯以宁心安神之法组方用药，不究其病因，往往事倍功半。在王教授治疗失眠的组方中，药对亦是其常用之法。"药对"含义有二：其一，指与病"的相主对"的药物而言。见于南北朝徐之才《药对》。其二，是指由两味药搭配而形成有特定配伍功效的处方用药。二者或寒热互用，或补泻兼施，或散敛协同，或升降相须，或刚柔相济，或润燥制宜，或动静配合等，临证中可以一两个或多个药对寓于处方中配合应用，以增强疗效。上方中，王教授以柴胡配薄荷，菖蒲配郁金，意在疏肝理气、活血解郁。同时，王教授还强调，许多郁证患者因长期情志抑郁，肝气不畅，后郁而化火，西医通常以抗抑郁药"抑制"来掩盖现象，而中医需"宣发"以使肝气调达，故用炒山栀，并且必要时可大量应用以达功效。

某　女，51 岁。2010 年 11 月 3 日初诊。

患者诉自 1999 年开始出现失眠，神情淡漠，不喜与人交流，后被诊断为抑郁症，经抗抑郁治疗后病情好转，睡眠仍需服安眠药维持。

每夜断续睡 4~5 小时，多梦易醒。平素易胸闷，舌暗苔白，脉细涩。辨属气郁质兼血瘀质，失眠。治以血府逐瘀汤加味。

柴胡 12g　枳壳 10g　川牛膝 10g　桔梗 10g　桃仁 10g　红花 10g　当归 10g　地黄 10g　川芎 10g　赤芍 10g　甘松 15g　酸枣仁 30g　黄连 10g　丹参 15g

21 剂，水煎服，日 1 剂。

二诊：2010 年 11 月 24 日。睡眠已有所改善，抑郁情绪仍存。再以逍遥散加减。

当归 10g　白芍 10g　柴胡 12g　茯苓 10g　白术 10g　炙甘草 6g　薄荷 6g　郁金 20g　石菖蒲 10g　法半夏 10g　磁石 20g　桂枝 10g　大黄 6g　生龙骨　生牡蛎各 30g　甘松 15g　徐长卿 15g

再予 21 剂。

三诊：2010 年 12 月 15 日。睡眠质量明显改善，每晚可熟睡 6 小时，抑郁症状好转，心情较前舒畅。再以小柴胡汤合柴胡加龙骨牡蛎汤加减以巩固。

柴胡 12g　黄芩 15g　法半夏 10g　生姜 10g　党参 15g　桂枝 10g　茯苓 20g　生大黄 6g　磁石 20g　生龙骨　生牡蛎各 30g　刺五加 20g　郁金 20g　石菖蒲 10g　苦参 20g　甘松 15g　夏枯草 20g　苏叶 15g　百合 30g　丹参 15g

21 剂。

后随访，西药已停，睡眠正常，情绪渐佳。

按：血府逐瘀汤方出清代医家王清任所著《医林改错》，该方以活血化瘀药配伍疏肝解郁之品，凉血清热之生地黄配当归养血润燥，使瘀去不伤阴。全方动静结合，升降有序，阴阳相济，既行血分瘀滞，又解气分郁结，逍遥散出自《太平惠民和剂局方》，是疏肝解郁、调理肝脾的著名方剂。老师常以此方作为气郁质调体的主要方剂。同时在临证时，他还强调方中柴胡和薄荷的使用，据《医贯》记载："以一方治木郁，而诸郁皆解，逍遥散是也，方中柴胡、薄荷二味最妙……柴胡、薄荷能发散，温能入少阳，古人立方之妙如此。"柴胡味苦、辛，性微寒，专入肝胆经，功能疏肝解郁、升举阳气，而气郁质的形成多因长期情志不畅、气机郁滞所成，肝性喜条达而恶抑郁，故柴胡为临床调节气郁质的要药。

临床失眠患者证型常常较为复杂，吾师王琦教授在临床诊疗中注重辨体为先，强调辨体施治，并每每取得显著疗效。同时强调对于气郁质的调体需掌握用药法度，理气不宜过燥，以防伤阴。还应注意掌握用药的剂量和时间，王教授常嘱失眠患者于下午5点和夜间9点服药，使药性发挥其最佳疗效。在药物调理情志和睡眠疾患的同时，充分重视精神调节，采用情志相胜、移情易性等方法，辨体、辨病、辨证相结合，不断取得良效。

（郑璐玉　整理）

彭 坚

抑郁症重度失眠选方思路

彭坚（1948~ ），湖南中医药大学教授

我对于严重的失眠证，以及由此导致的抑郁症，常用柴胡剂加减，有较好的疗效，但须中病即止。

苗某 女，51 岁，深圳人，经商。

初诊：2015 年 3 月 7 日。自诉由于长期工作压力大，家庭失和，失眠多年。近 4 年来，病情加重，服一般的安眠药无效，医院诊断为抑郁症，服镇静剂和治疗抑郁症的药，副作用很大，睡眠仍然不能改善。服过多种中药成药、老中医开的煎剂，都没有疗效，现在每天服盐酸文拉法辛缓释胶囊，才能勉强睡 2~3 个小时，第 2 天头晕乏力，打不起精神，口苦，食欲不振。察之面色萎黄，两目无光泽，舌淡红，脉弦细。

柴胡 125g 法半夏 50g 黄芩 45g 党参 45g 生姜 30g 红枣 30g 炙甘草 30g 龙骨 60g 牡蛎 60g 枣仁 100g 茯神 50g 香附子 30g 天麻 30g

5 剂。

七碗水煎成两碗，每天临睡前服一碗，可服 10 天。

二诊：2013 年 3 月 21 日。服药后，每天都能够睡 7~8 小时，这是近几年从未有过的状况，患者异常高兴。察之面色已有光泽，舌

淡，脉弦。仍处以上方，嘱之备而不服，一旦又出现失眠，则煎服1剂。

用方思路

一诊用柴胡加龙骨牡蛎汤加减，以重镇安神、疏肝解郁。此方见于《伤寒论》第107条："伤寒八九日，下之，胸满烦惊，小便不利，谵语，一身尽重，不可转侧者，柴胡加龙骨牡蛎汤主之。"刘渡舟先生在《伤寒论十四讲》中说："柴胡加龙骨牡蛎汤由小柴胡汤减甘草，加桂枝、茯苓、大黄、龙骨、牡蛎、铅丹而成。治少阳不和，气火交郁，心神被扰，神不潜藏而见胸满而惊，谵语，心烦，小便不利等证。故用本方开郁泄热，镇惊安神。临床对小儿舞蹈病、精神分裂症、癫痫等，凡见上述证候者，使用本方往往有效。"

在仔细阅读《伤寒论》有关原文后，我发现几乎所有的柴胡剂都牵涉到情志的问题，如小柴胡汤的"胸胁苦满，默默不欲饮食，心烦喜呕"；大柴胡汤的"呕不止，心下急，郁郁微烦"；柴胡桂枝汤的"肢节烦疼"；柴胡桂枝干姜汤的"往来寒热，心烦者"；柴胡加龙骨牡蛎汤的"胸满烦惊"。毫无疑问，柴胡剂都有疏肝解郁除烦的作用，而柴胡加龙骨牡蛎汤，则重镇安神的作用更加优于其他柴胡剂。严重的失眠证显然与情志不调密切相关，所以我将此方视为治疗此病的最佳选择。

在临床运用时，我不用原方，主要取方中的小柴胡汤加龙骨、牡蛎，茯苓改为茯神，再加香附子、枣仁。香附子配茯神名"交感丸"，枣仁则用大剂量。使全方药力集中于疏肝解郁，重镇安神。元气不虚，则去人参；大便秘结，仍然用大黄，寒热错杂，仍然用桂枝。同时，尚可加丹参、灵芝、百合等，以助安神。

值得一提的是本方的剂量。在煎剂中用枣仁100g安神，在前人的医案中偶尔可见，不算出奇，但柴胡一剂用至125g，并且只煮一次的煎药方法，这是我今年才学到的新鲜经验，这个经验，出自香港中文大学中医学院的李宇铭博士。去年年底，英国中医师学会主席马伯英教授极力推荐我认识李博士，认为他是当代经方派的后起之秀。其后，李博士寄给我他去年9月份出版的著作《原剂量经方治验录》（中国中医药出版社），读后大有斩获。李博士赞同经方中的一两折算成当今15g多的研究成果，小柴胡汤中的柴胡原剂量为半斤，故他开出的小柴胡汤，柴胡用120~125g。《伤寒论》中小柴胡汤的煎服法是："以水一斗二升，煮取六升，去滓，再煎取三升，温服一升，日三服。"他悉遵原煎服法，只煎一次，12碗水煎成3碗，服3次。他的医案中记载了用小柴胡汤治疗感冒、发热、胁痛、下腹痛、癫狂等多种病证，无一例有副作用，也没有发现对身体产生药源性损伤。

由于被叶天士"柴胡截阴"之说的阴影所笼罩，受到日本汉方医学"辨病不辨证"地滥用小柴胡制剂、导致肝脏受损的影响，当代大部分中医对柴胡及小柴胡汤的使用心存疑惧，我也不例外。在学习了李博士的经验，心中有底之后，我的第一次实践，是治疗一例只有3岁的急性淋巴细胞白血病小孩，肺部感染，高热80多天，抗生素用到顶级的"万古霉素"，住院花费4万多元，感染仍然无法控制，每天靠发汗剂"美林"退烧，退后又起。我认为这种发热就属于"往来寒热"的一种表现形式，用小柴胡汤加鱼腥草、金荞麦等，柴胡一剂用50g，真的是"一剂知，二剂已"。1周后来复诊时，家长痛哭流涕，说："要知道中医有这样好的疗效，早一点找中医看，孩子要少受多少罪！"

由于对柴胡和小柴胡汤有了新的认识，我在治疗严重失眠证，特别是表现为烦躁、焦虑、有抑郁症倾向的患者时，经常使用上述改订过的柴胡加龙骨牡蛎方，七碗水，只煎一次，煎成两碗，只在晚上睡觉之前服一碗，一剂药服两天。疗效很好。

黄 煌

焦虑症、抑郁症伴睡眠障碍治验

黄煌（1954~　），江苏名医，南京中医药大学博士研究生导师

焦虑症伴睡眠障碍案

何某　女，66岁。初诊日期：2011年4月25日。

体貌：形体略瘦，肤色黄；神情忧愁，语速较快。患者有失眠史3年，服用氯硝西泮，疗效不显；左上颚灼痛，恶食辛辣，症状晨轻暮重；手足心热、易出汗，时胸部憋闷，小便有热感；舌红、苔腻，脉弦滑。患者2003年曾因受精神刺激后患抑郁症。查体：口腔无异常；两胁下按之不适，腹肌紧硬。

处方：

柴胡 15g　黄芩 5g　姜半夏 12g　党参 12g　桂枝 10g　肉桂 5g　茯苓 12g　龙骨 12g　牡蛎 12g　制大黄 5g　干姜 5g　大枣 20g　栀子 12g　厚朴 12g　枳壳 12g

隔日1剂，水煎，早晚各服1次。

二诊：8月29日。服药15剂，睡眠改善、上颚灼痛感减轻；因复诊不便而停服中药。近又出现口腔灼痛，并有入睡困难、易醒多梦，伴口干苦、手掌红热、大便偏干；舌红、苔腻薄，脉滑。

处方一（柴胡加龙骨牡蛎汤，夜服方）

柴胡 15g　黄芩 5g　姜半夏 15g　党参 10g　桂枝 10g　制大黄 5g　茯苓 15g　龙骨 15g　牡蛎 15g　干姜 5g　大枣 20g

1 剂服 2 天，每日晚饭后服 1 次。

处方二（八味除烦汤，晨服方）

姜半夏 10g　茯苓 10g　厚朴 10g　紫苏梗 10g　栀子 15g　黄芩 5g　枳壳 10g　连翘 30g

1 剂服 2 天，每日早饭后服 1 次。

三诊：10 月 17 日。服上方各 7 剂后，上颚疼痛基本消失，夜寐安，现已停服西药；仍自觉口中轻度灼热感，口干少津、饮水不解，大便干结；舌红、苔腻薄，脉滑。

柴胡 12g　黄芩 6g　姜半夏 12g　党参 12g　茯苓 12g　桂枝 12g　制大黄 6g　龙骨 12g　牡蛎 12g　干姜 6g　大枣 20g　连翘 30g

15 剂，隔日 1 剂，水煎，早晚分服以巩固疗效。该患者为焦虑性神经症，主症为失眠、上颚灼痛。其上颚灼痛、口干苦、口内灼热均为感觉过敏所致，系中医学"烦"的具体表现之一。其上胸部憋闷为气火郁热的表现，对此黄师临床常用栀子厚朴汤、八味除烦汤等方药。本案患者有精神刺激引发抑郁症的病史，结合其形貌特点及腹肌紧硬、两胁下按之不适等腹诊表现，具备柴胡加龙骨牡蛎汤证的特点，故黄师在治疗中使用了此方。

八味除烦汤、柴胡加龙骨牡蛎汤合栀子厚朴汤均为常用的除烦调神良方，二者各有所长。前者常用于易出现气火郁热之焦虑闷胀病症的火半夏体质者，后者常用于柴胡体质而有抑郁倾向、伴有焦虑状态者。临床上焦虑性神经症与其他精神心理障碍的发病率较高，合并抑郁最为常见。因本案患者既有上颚灼痛、手足心热且易出汗、胸闷、尿热、口干苦及舌红、脉弦滑等郁火表现，又有体瘦、肤黄、多忧愁及腹肌紧硬、胁下按之不适等柴胡体质特征及抑郁倾向，故本案中两方皆有使用，但合方煎服可能影响药效，且柴胡加龙骨牡蛎汤的安神效果较佳，夜服有助于改善睡眠质量，故二诊时予两方早晚分服。

柴胡加龙骨牡蛎汤为黄师常用的调神安神方，主治以胸满、烦、惊为特征的疾病，是中医药中的精神神经镇静剂。适用本方的患者多有神经质表现，对外界环境易过敏，极易因外界影响而出现较大的情绪波动，出现紧张、抑郁、焦虑等情志改变，且易失眠，常觉疲劳。柴胡加龙骨牡蛎汤合栀子厚朴汤证通常有明显的精神和躯体症状，其中胸满是本汤证的辨证核心所在，也是用柴胡剂的使用指征之一。关于胸满一症，除患者本身的主观表现外，也有客观的胸胁苦满征，即医者以手指沿肋弓下缘向胸腔内按压，指端有抵抗感，患者也有胀痛不适甚或拒按。此外，黄师认为，八味除烦汤有显著的抗焦虑作用，对消除口腔内各种不适及异常感觉有卓效。

抑郁症伴睡眠障碍案

章某 女，34岁。

初诊日期：2010年3月27日。体貌：形瘦肤白，面白唇红，抑郁神情。两年来，患者因家庭不和出现入睡困难、寐浅易醒；时感背部酸痛，纳呆、便秘、尿频，易患感冒。曾有4次流产史、慢性胃炎病史，劳累易引发尿路感染。查体：唇红、舌红、咽喉暗红，剑突下有压痛。

柴胡15g 黄芩5g 姜半夏10g 党参10g 茯苓15g 肉桂5g 桂枝10g 龙骨15g 牡蛎15g 制大黄5g 栀子15g 厚朴15g 枳壳15g 干姜5g 大枣20g

每日1剂，水煎，早晚各服1次。

二诊：4月3日。睡眠及精神好转，食欲大增；睡眠不佳辄有心慌，口干苦；月经量少，经期仅二三天；舌红、苔薄腻，脉弦滑有力。

柴胡 15g　黄芩 5g　姜半夏 15g　党参 10g　茯苓 15g　肉桂 5g　桂枝 10g　龙骨 15g　牡蛎 15g　制大黄 5g　栀子 15g　厚朴 15g　枳壳 15g　干姜 5g　大枣 20g

15 剂。此后患者曾因胃脘不适及月经量少来诊，得知前方服后睡眠已正常，乃予小柴胡汤合当归芍药散间断服用，体力复常、经量增加，且感冒较以前易愈。

《伤寒论》第 107 条曰："伤寒八九日，下之，胸满烦惊，小便不利，谵语，一身尽重、不可转侧者。柴胡加龙骨牡蛎汤主之。"其中"烦惊""谵语"等均为严重的精神神经症状。此外，"胸满""小便不利，一身尽重，不可转侧"等均为本方证的躯体症状。本案患者有失眠，为"烦惊"的形象表述；背部酸痛为"一身尽重，不可转侧"的再现。患者失眠而有舌红、咽喉暗红及剑突下压痛的体征，为栀子厚朴汤证"烦热而胸中窒"的表现，《伤寒论》云："伤寒下后，心烦腹满，卧起不安者，栀子厚朴汤主之。"故采用两方合用增强疗效。柴胡加龙骨牡蛎汤与八味解郁汤（四逆散合半夏厚朴汤去生姜）均适用于柴胡体质或柴胡、半夏兼夹体质者的精神心理病症，均有调畅气机、缓解心理压力的良效。但八味解郁汤证的躯体症状偏多，精神神经症状较柴胡加龙骨牡蛎汤证轻微，患者情绪波动大而易生气发怒，常表现为全身乏力而伴见咽喉异物感、胸闷嗳气、食欲不振、腹胀腹痛、大便失调等咽－胸－脘－腹消化道症候群，即有四逆散体质的易紧张、血压偏低、手脚冰凉，又有半夏体质的性情敏感、易晕易呕的特点。

黄师擅用柴胡加龙骨牡蛎汤，认为本方证之"胸满"还包括呼吸困难、叹息、气急、乳胀等症状；"烦"表现众多，包括睡眠障碍、情绪不稳定、注意力不集中、记忆力及工作效能下降等；"惊"指惊恐担忧、坐立不安、噩梦易醒、心慌心悸、颈胸或脐腹部的搏动感；"小便不利"指尿频或尿不畅或尿等待，系紧张或劳累导致神经张力肌肉协调紊乱所致；"谵语"为精神障碍、情绪紧张；"一身尽重"既可以是意欲低下的自我评价和身体不适的自我感觉，也可以是行动迟缓或如木僵状或反应迟钝的表现。

黄师将该方广泛应用于具有精神神经症状的各系统疾病中，如失眠、抑郁症、恐惧症、神经官能症、性功能障碍、围绝经期综合征、慢性疲劳综合征、痴呆、脑梗死、帕金森病、精神分裂症、癫痫等等，屡获佳效。

癫狂卷

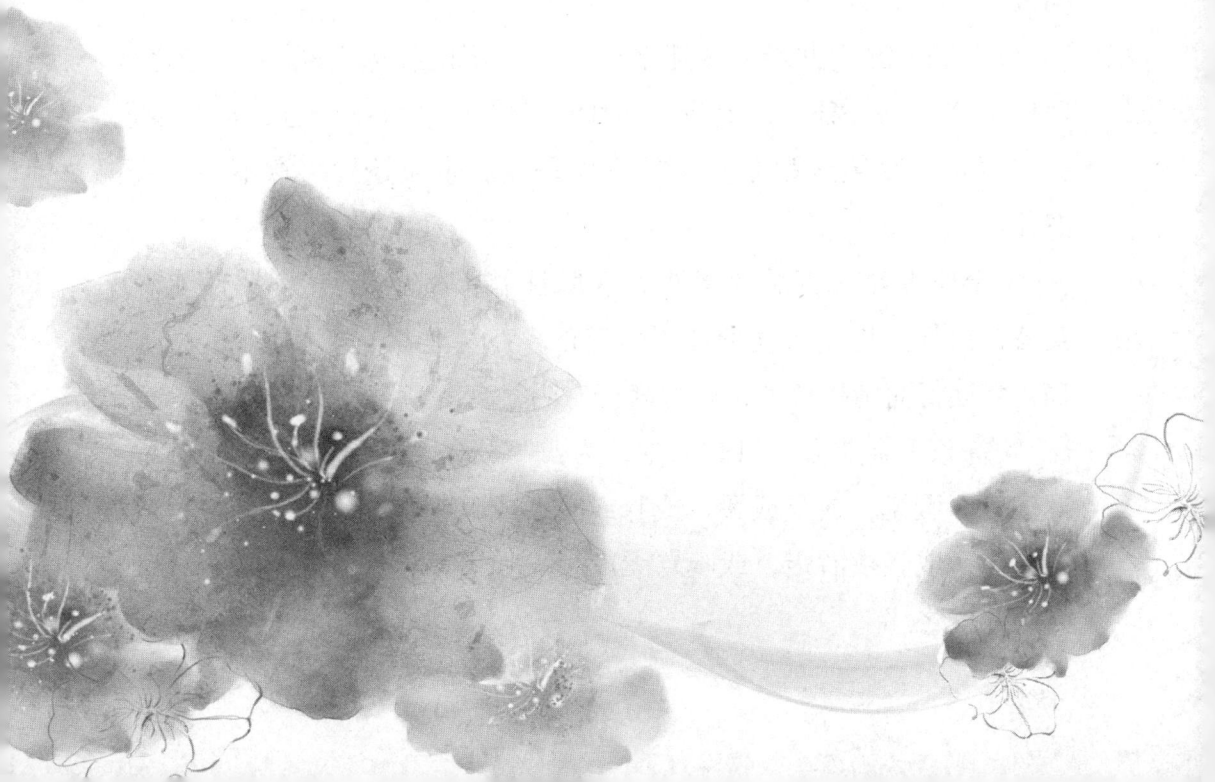

述　要

　　《内经》对癫狂的症状、病因病机记载较为系统。如《素问·脉要精微论》中"衣被不敛，言语善恶不避亲疏者，此神明之乱也"……病甚，则弃衣而走，登高而歌，或至不食数日，逾垣上屋，所上之处，皆非其素所能也。《素问·至真要大论》中"诸躁狂越，皆属于火"。《灵枢·癫狂》中"狂始生……得之忧饥，得之大恐……得之有所大喜"。《素问·病能论》中"使之服以生铁落为饮"，乃癫狂治疗之嚆矢。

　　《难经·五十九难》叙述了癫与狂的不同临床表现："狂癫之病，何以别之？然，狂疾之始发，少少卧而不饥，自高贤也，自辨智也，自居贵也，妄笑好歌乐，妄行不休是也。癫疾始发，意不乐，直视僵仆。"

　　《金匮要略·五脏风寒积聚病脉证并治》指出："邪哭使魂魄不安者，血气少也，血气少者，属于心，心气虚者，其人则畏，合目欲眠，梦远行而精神离散，魂魄妄行，阴气衰者为癫，阳气衰者为狂。"

　　《备急千金要方·风癫》则认为："癫邪……或有默默而不声，或复多言而谩说，或歌或哭，或吟或笑，或眠坐沟渠，瞰食粪秽，或裸体露体，或昼夜游走，或嗔骂无度……如斯种类癫狂之人，今针灸与方药并主之。"

刘河间论癫狂之病因病机："肾水主志而水火相反。故心火旺则肾水衰，乃失志而狂越……心热甚则多喜而为癫……肝实则多怒而为狂。"河间治癫狂，主以泻火涌吐，"此阳有余而阴不足，三承气汤加当归、姜枣，名当归承气汤以利数行，候做缓，以三圣散吐之，后用凉膈散、洗心散、黄连解毒汤调之"。河间尤重吐法，"吐出痰涎宿物，一扫而愈"。开吐法治疗癫狂之先河，子河继之而有发挥。

丹溪论癫狂，尤重痰结。"癫属阴，狂属阳，癫多喜而狂多怒，……盖为世所谓重阴者癫，重阳者狂是也。"其论病机"大率多因痰结于心胸间"，治当"镇心神，开痰结。……如心经蓄热，当清心除热，如痰迷心窍，当下痰宁心，……狂病宜大吐下则除之"。

其后，明清医家多宗痰火之说，治法亦渐趋细密。

《医学正传·癫狂痫证》说："大抵狂为痰火实盛，癫为心血不足，多为求望高远不得志者有之。痫病独主乎痰，因火动之所作也。治法痫宜乎吐，狂宜乎下，癫则宜乎安神养血，兼降痰火。"《证治准绳·杂病·癫狂痫总论》对癫与痫的区别有更为详尽的说明："癫者或狂或愚，或歌或笑，或悲或泣，如醉如痴，言语有头无尾，秽洁不知，积年累月不愈……此志愿高而不遂所欲者多有之。狂者病之发时，猖狂刚暴，如伤寒阳明大实发狂，骂詈不避亲疏，甚则登高而歌，弃衣而走，逾垣上屋，非力所能，或与人语所未尝见之事，如有邪依附者是也。""痫病发则昏不知人，眩仆倒地，不省高下，甚而瘈疭抽掣，目上视，或口眼㖞斜，或作六畜之声。"

《景岳全书·癫狂痴呆》对癫狂的形症加以区别，并指出"后世诸家有谓癫狂之病，不可不辨察阴阳分而治之"。狂"当以治火为先，而或痰或气，察其甚而兼治之"。治癫"当察痰察气，因其甚而先之"。

王清任，重血瘀而主以癫狂梦醒汤："癫狂一证，……乃气血凝滞脑气，与脏腑气不接，如同做梦一样。"创立了瘀血致癫狂的理论，并在临床上得到了广泛的运用。

周康先生乃上海精神病防治总院主任医师，为中医精神病学之大家。周老在长期的临床实践中，体会到痰迷心窍之说，并不符合临床实际，并据《难经·十二难》中"重阴者癫，重阳者狂"之论，而主张将癫狂分为阴阳二证。阴证治以四逆加味，重用附子至60g；阳证治以柴胡龙骨牡蛎汤加用活血化瘀；周期性精神病用活血化瘀，莪术用量为100g。自出机抒，砺炼有得。

李老培生教授，承《金匮要略·五脏风寒积聚病脉并治》中"阳气衰者为狂"之余绪，结合自己之经验提出，阳虚亦狂，并非皆为阳盛，火旺，血结痰壅，主以芍甘附子加红参、龙牡、磁石等品。

岭南名医梁剑波先生于癫狂之治亦积验丰富，治癫以宁心解郁安神，愈狂主以清胃泻火涤痰。与王文鼎先生的"治重肝胃狂需泄，恒求心脾癫宜疏"有异曲同工之妙；班秀文教授则又主张，勿拘癫狂，惟审虚实，实泻肝胃，虚扶心脾。吴圣农老先生则主张标实逐痰火，培本肝脾肾。

刘炳凡教授主张从脑辨治；张继有先生从痰着手；熊继柏教授，用风引汤之重镇清降实火，用控涎丹之峻逐以蠲痰饮。均为有得之言。

张子和

论治癫狂，主汗吐下

张子和（1156~1228），名从正，金元医家

凡在表皆可汗式

又治一狂人 阴不胜其阳，则脉流薄厥，阳并乃狂。

《难经》曰：重阳者狂，重阴者癫。阳为腑，阴为脏，非阳热即阴寒也。热并于阳则狂，狂则生；寒并于阴则癫，癫则死。《内经》曰：足阳明胃实则狂，故登高而歌，弃衣而走，无所不为，是热之极也，以调胃承气，大作汤下数十行，三五日复上涌一二升，三五日又复下之，凡五六十日，下百余行，吐亦七八度。如吐时，暖室置火，以助其热而汗少解，数汗方平。

狂

一叟 年六十，值徭役烦扰而暴发狂，口鼻觉如虫行，两手爬搔，数年不已。戴人诊其两手脉皆洪大如绲绳，断之曰：口为飞门，胃为贲门，曰口者，胃之上源也；鼻者，足阳明经于鼻交頞之中，旁纳太阳，下循鼻柱，交人中，环唇下，交承浆，故其病如是。夫徭役

155

烦扰，便属火化，火乘阳明经故发狂。故经言阳明之病，登高而歌，弃衣而走，骂詈不避亲疏。又况肝主谋，胆主决，徭役迫邃，则财不能支，则肝屡谋而胆屡不能决，屈无所伸，怒无所泄，心火磅礴，遂乘阳明经。然胃本属土，而肝属木，胆属相火，火随木气而入胃，故暴发狂。乃命置燠室中，涌汗而出，如此三次。《内经》曰：木郁则达之，火郁则发之，良谓此也。

又以调胃承气汤半斤，用水五升，煎半沸，分作三服，大下二十行，血水与瘀血相杂而下数升，取之乃康。以通圣散调其后矣。

笑　不　止

戴人路经古亳，逢一妇　病喜笑不止，已半年矣，众医治者皆无药术矣，求治于戴人。戴人曰：此易治也。以沧盐成块者二两余，用火烧令通赤，放冷研细，以河水一大碗同煎至三五沸，放温，分三次啜之。以钗探于咽中，吐出热痰五升，次服大剂黄连解毒汤是也，不数日而笑定矣。

《内经》曰：神有余者，笑不休。此所谓神者，心火是也。

火得风而成焰，故笑之象也，五行之中惟火有笑矣。

失　笑

戴人之次子　自出妻之后日瘦，语如瓮中，此病在中也，常拈第三指失笑，此心火也。约半载，日饮冰雪，更服凉剂。戴人曰：恶雪则愈矣！其母惧其太寒，戴人骂曰：汝亲也，吾用药如鼓之应桴，尚恶凉药，宜乎世俗之谤我也！至七月，厌冰不饮，病日解矣。

落 马 发 狂

一男子 落马发狂，起则目瞪，狂言不识亲疏，弃衣而走，骂言涌出，气力加倍，三五人不能执缚。烧符作醮，问鬼跳巫，殊不知顾；丹砂牛黄、犀珠脑麝，资财散去，室中萧然，不远二百里而求戴人一往。戴人以车轮埋之地中，约高二丈许，上安之中等车轮，其辋上凿一穴，如作盆状，缚狂病人于其上，使之伏卧，以软褥衬之，又令一人于下，坐机一枚，以棒搅之，转千百遭，病人吐出青黄涎沫一二斗许，绕车轮数匝，其病人曰：我不能任，可解我下。从其言而解之，索凉水。与之冰水，饮数升，狂方罢矣。

（《子和医集》）

李 梴

外感泄瘀热，杂病逐痰火

李梴，明代医家

外 感 伤 寒

血溺如狂有是证，争似发狂凶狂。有阴盛发躁，欲坐井地如狂者；有火邪惊惕不安如狂者。然血溺如狂有三证与阳毒如狂相似，故举言之。如狂属瘀血者，脉沉实，多漱水不咽。有无表证，但血蓄下焦，小便自利如狂者；有无表里证，脉数善饥，不大便如狂者；有太阳初证，热结下焦如狂已解，但小腹急结者，桃仁承气汤；挟血传心脾者，当归活血汤；有太阴身黄溺涩如狂者，五苓散。此皆如狂，但睡中忽欲起行，错言妄语，犹知谏阻，尚可制御，非若发狂势凶，莫能御也。

发狂者，热毒在胃并入于心，遂使神昏不定，言动急速，妄辨妄笑，甚则登高而歌，弃衣而走，逾垣上屋，不饥不卧。皆因汗下失宜，阳气亢极，阴气暴虚，非大吐下不止。伤寒四五日，身热烦躁，不得汗发狂者，表里俱热，三黄石膏汤、双解散。伤寒六七日，壮热胸满便闭，脉实数发狂者，大承气汤加黄连。阳毒暴盛发狂，多干呕，面赤发斑，咽痛，下利黄赤，壮热而不得汗者，葶苈苦酒汤。

　　癫狂痰火闭心堂，都缘喜怒太无常。《素问》注云：多喜为癫，多怒为狂。喜属心，怒属肝，二经皆火有余之地。但喜则气散，毕竟谋为不遂，郁结不得志者多有之。大概痰迷心窍者，叶氏清心丸、金箔镇心丸、朱砂安神丸。心风癫者，牛黄清心丸、追风祛痰丸，虚者加紫河车一具为糊。怒伤肝者，宁神导痰汤、泻青丸、当归龙荟丸。因惊者，抱胆丸、惊胆丸、惊气丸。丹溪云：五志之火，郁而成痰，为癫为狂，宜以人事制之。如喜伤心者，以怒解之，以恐胜之；忧伤肺者，以喜胜之，以怒解之。

　　膏粱醉饱后发狂者，止用盐汤吐痰即愈，或小调中汤。服芳草石药，热气慓悍发狂者，三黄石膏汤加黄连、甘草、青黛、板蓝根或紫金锭。

　　《难经》云：重阴者癫，重阳者狂。河间以癫狂一也，皆属痰火，重阴之说非也。但世有发狂，一番妄言妄语，而不成久癫者，又有痴迷颠倒，纵久而不发狂者，故取河间合一于前，《难经》分析于后。

　　癫者异常也，平日能言，癫则沉默，癫则呻吟，甚则僵仆直视，心常不乐，此阴虚血少、心火不宁，大调中汤主之。不时晕倒者，滋阴宁神汤；言语失伦者，定志丸；悲哭呻吟者，烧蚕蜕、故纸，酒调二钱，蓖麻仁煎汤常服，可以断根。

　　狂者凶狂也，轻则自高自是，好歌好舞，甚则弃衣而走，逾墙上屋，又甚则被头大叫，不避水火，且好杀人。此心火独盛，阳气有余，神不守舍，痰火壅成而然，小调中汤、三黄丸、控涎丹、单苦参丸。狂则专于下痰降火，癫则兼乎安神养血，经年心经有损者不治。

（《医学入门》）

龚廷贤

癫 狂 保 元

龚廷贤（1538~1635），字子才，江西金溪人，明代名医

癫脉搏大滑者生，沉小紧急不治。狂脉实大生，沉小死。癫脉虚可治，实则死。

《内经》曰：巨阳之厥，则肿首头重，足不能行，发为胸仆（胸，摇其目而暴仆也），是盖阳气逆乱，故令人卒然暴仆而不知人。气复则苏，此则癫之类也。又曰：阳明之厥则癫疾，欲走呼，腹满不得卧，面赤而热，妄见妄言。又曰：甚则弃衣而走，登高而歌，逾垣上屋，骂詈不避亲疏，是盖得之于阳气太盛，胃与大肠实热燥火，郁结于中而为之耳。此则癫狂之候也，曰癫曰狂，分而言之，亦有异乎？《难经》谓：重阴者癫，重阳者狂。《素问》注云：多喜为癫，多怒为狂。然则喜伤于心，而怒伤于肝，乃二脏相火有余之证。《难经》阴阳之说恐非理也。大抵狂为痰火实盛，癫为心血不足，多为求望高远不得志者有之。痫病独主乎痰，因火动之所作也。治法，痫者宜吐，狂宜下，癫则宜安神养血，兼降痰火。虽然此三证者，若神脱而目瞪，如愚痴者，纵有千金我酬，吾未如之何也已矣。

癫者，喜笑不常，颠倒错乱之谓也。

狂者，大开目，与人语所未尝见之事，为狂也。又云：狂者，狂乱而无正定也。

谵语者，合目，自言日用常行之事为谵也。又蓄血证，则重复语之。

郑声者，声颤无力，不相接续，造字出于喉中为郑声也。

阴附阳则狂，阳附阴则癫，脱阴者目盲，脱阳者见鬼。

一论癫者，心血不足也，此方主癫狂喜笑不常。

养血清心汤

人参　白术去芦　白茯苓去皮　远志去心　酸枣仁炒　川芎　生地黄　石菖蒲各一钱　当归　麦门冬去心，各一钱半　甘草五分

上锉一剂，水煎服。

一论狂者，痰火实盛也，宜后清心滚痰丸主之，若风热盛者，宜防风通圣散方见中风，依本方加牡丹皮、生地黄、桃仁主之，治一切大风癫狂之疾。

一论喜笑不休者，心火之盛也。以海盐二两，火烧令红，研细，以河水一大碗，煎三五沸，待温，三次啜之，以钗探吐热痰，次服黄连解毒汤，依本方加半夏、竹叶、竹沥、姜汁少许。

一论妇人癫疾，歌唱无时，逾垣上屋者，乃营血迷于心包所致也。

加味逍遥散

当归　白芍炒　白术去芦　白茯苓去皮　柴胡　生地黄　远志去心桃仁去皮、尖　苏木　红花　甘草

上锉一剂，煨姜一片，水煎服。有热加小柴胡汤、生地、辰砂，水煎服。

一论发狂无时，披头大叫，欲杀人，不避水火。古人治狂，谓之失心。苦参主心腹结气，故足以治时热狂言。

苦参丸

苦参为末，炼蜜为丸，如梧子大，每服二三十丸，薄荷汤送下。

一论一切癫痫风狂，或因惊恐怖畏所致，及妇人产后血虚，惊气入心，并室女经脉通行，惊邪蕴结，顿服，累曾经效。

抱胆丸

水银二两　朱砂研，一两　铅一两半　乳香研，一两

上将铅入铫内，水银结成砂子，次下朱砂滴乳，乘热用柳木棍研匀，丸如芡实大，每一丸，空心井花水吞下，病者得睡，切莫惊动，觉来即安，再服一丸除根。一方薄荷汤化下，亦可。

一论癫狂，失心不寐，此方用朱砂能镇心安神，酸可使收引，故枣仁能敛神归心，香可使利窍，故乳香能豁达心志，许学士加人参，亦谓人参能宁心耳。

宁志膏

辰砂一两　酸枣仁炒，五钱　乳香五钱

加人参一两。上为细末，炼蜜为丸，如弹子大。每一丸，薄荷汤化下。

一论癫狂失心，此病因忧郁得之，痰涎包络心窍，此药能开郁痰。

白金丸

白矾三两　郁金七两

上为末，米糊丸，每服五十丸，温水送下。

一论癫狂、五痫、惊悸，一切怪症，此皆痰火实盛也。

清心滚痰丸

大黄酒蒸，四两　黄芩四两　青礞石煅，五钱　沉香二钱　半牙皂五钱
犀角五钱　麝香五分　朱砂为衣，五钱

上为细末，水丸，每服四五十丸，滚水送下。

一论心风者何？盖君火在心，因怒发之，相火助盛，痰动于中，气上攻，迷其心窍，则为癫、为狂，所怒之事胶固于心，辄自谈失其

序，谓言之心风，与风何干也？若痰不盛者，则有感亦轻。

一论久患心风，癫狂健忘，怔忡失志，及恍惚惊怖入心，神不守舍，多言不定，此药大能安神养血、宁心定志。

紫河车一具，长流水洗净，慢火焙干为末，炼蜜为丸。空心酒送下。

一人癫狂乱打，走叫上房，用瓜蒂散吐出其痰数升，又以承气汤下之即愈。

一人气心风，即是痰迷心窍，发狂乱作，用真花蕊石煅，黄酒淬一次，为细末，每服一钱，黄酒调下。

一论癫狂五痫，眩晕，时作时止，痰涎壅盛，心神昏愦，此属气血虚而夹风痰郁火也。

驱风豁痰汤

人参　白术去芦　白茯苓去皮　半夏姜炒　陈皮　枳实麸炒　当归酒洗　川芎　白芍酒炒　怀生地黄　桔梗去芦　南星　瓜蒌仁　白附子　僵蚕　天麻　远志甘草水泡，去心　黄芩酒炒　黄连姜炒　甘草

上锉一剂，生姜五片，水煎温服。

一癫狂健忘失志，及恍惚惊怖入心，神不守舍，多言不定，一切真气虚损，用紫河车入补药内服之，大能安神养血宁志，治健忘惊悸、怔忡不寐，以六味丸加远志、石菖蒲、人参、白茯苓、当归、酸枣仁（炒）。

一治心恙狂惑。用无灰酒一碗、真麻油四两，共和匀，杨枝二十条，逐一条搅一二下，搅遍杨枝，直候油酒相和如膏，煎至八分，狂者强灌之，令熟睡，或吐或不吐，觉来即醒。

一治狂言鬼语。用虾蟆一个，烧灰为末，酒调服。

一治癫狂诸病。

将军汤

大黄酒浸一宿，四两

上用水三升煎之，分作三服。

癫狂病者，多怒为癫，多喜为狂。癫者精神不守，言语错乱，妄见妄言，登高骂詈是也。狂之病始发，少卧少饥，自贤自贵，妄笑妄动，登高而歌，弃衣而走是也。癫病者，责邪之并于肝。狂病者，责邪之并于心也。此皆实证，宜泻而不宜补。故用大黄以泻之，取其苦寒，无物不降，可以泻实。又必数日后，方可与食，但得宁静便为吉兆。不可见其瘦弱减食，以温药补之，及以饮食补之，病必再作，戒之，戒之。缓与之食，方为得体，故曰：损其谷气，则病易愈。所以然者，食入于阴，长气于阳故也。又宜滚痰丸下之。

一治癫狂不止，得之惊忧。极者用甜瓜蒂半两为末，每服一钱，井水调一盏投之，即大吐后，熟睡勿令惊起，神效。

一治邪狂癫痫，不欲服，妄行不止，用白雄鸡二只煮熟，五味调和作羹食。

一治因惊忧失心，或思虑过多，气结不散，积成痰涎，留灌心包，窒塞心窍，以致狂言妄语，叫呼奔走。

雄朱丸

朱砂颗块者，研，二钱半　雄黄明净者，研，二钱半　白附子一钱

上和匀，以猪心血和为丸，如梧子大。另用朱砂为衣，每服三粒，用人参、菖蒲煎汤送下，常服一帖，能安魂定魄、补心益智。

一牧童小子，平日口中胡说，一片鬼话，令人惊骇。予诊之脉洪大，此实热也，以蚯蚓数条研烂，井水调服，立愈。

（《寿世保元》）

张景岳

重阴者癫，重阳者狂

癫狂之病，病本不同。狂病之来，狂妄以渐而经久难已；癫病之至，忽然僵仆，而时作时止。狂病常醒，多怒而暴；癫病常昏，多倦而静。由此观之，则其阴阳寒热，自有冰炭之异。故《难经》曰：重阳者狂，重阴者癫，义可知也，后世诸家有谓癫狂之病，大概是热，此则未必然也。

此其形气脉气，亦自有据，不可不辨察阴阳分而治之。

凡狂病多因于火，此或以谋为失志，或以思虑郁结，屈无所伸，怒无所泄，以致肝胆气逆，木火合邪，是诚东方，实证也。此其邪乘于心，则为神魂不守，邪乘于胃，则为暴横刚强，故治此者当以治火为先，而或痰或气，察其甚而兼治之。若止因火邪而无胀闭热结者，但当清火，宜抽薪饮、黄连解毒汤、三补丸之类补之。若水不制火，而兼心肾微虚者，宜朱砂安神丸，或服蛮煎、二阴煎主之。若阳明火盛者，宜白虎汤、玉泉散之类主之。若心脾受热，叫骂失常而微兼闭结，宜清心汤、凉膈散、三黄丸、当归龙荟丸之类主之。若因火致痰者，宜清膈饮、抱龙丸、生铁落饮主之，甚者宜滚痰丸。若三焦邪实热甚者，宜大承气汤下之。若痰饮壅闭，气道不通者，必须先用吐法，并当清其饮食。此治狂之要也。

抽薪饮

黄芩　石斛　木通　栀子炒　黄柏各一二钱　枳壳钱半　泽泻钱半
细甘草三分

水一盅半，煎七分。食远温服。内热甚者，冷服更佳。

三补丸

黄连　黄芩　黄柏

滴水丸，桐子大。白汤送下，或淡盐汤亦可。

服蛮煎

生地　麦门冬　芍药　石菖蒲　石斛　川丹皮（极香者）　茯神各
二钱　陈皮一钱　木通　知母各一钱半

水一盅半，煎七分。食远服。

三阴煎

当归二三钱　熟地三五钱　炙甘草一钱　芍药酒炒，二钱　枣仁二钱
人参随宜

水二盅，煎七分，食远服。

白虎汤

石膏碎，一斤　知母六两　甘草二两　糯米六合

上四味，以水一斗煮米熟，去滓。温服一升，日三服。

玉泉散

石膏生用，六两　粉甘草一两

上为极细末，每服一二三钱。新汲水或热汤，或人参汤调下。

紫河车丸

紫河车肥大者，一具　人参　当归（二味酌用为末）

上将河车生研烂，入二药捣丸桐子大。每服五七十丸，日进三
服，人乳化下。

（《景岳全书》）

傅　山

怔忡不寐方治

傅山（1607~1684），字青主，又字青竹，清代医家

此证心经血虚也。方用人参、当归、茯神各三钱，丹皮、麦冬各二钱，甘草、菖蒲、五味子各一钱，生枣仁、熟枣仁各五钱。水煎服。

此方妙在用生、熟枣仁。生使其日间不卧，熟使其夜间不醒。又以补心之药为佐，而怔忡安矣。

心惊不安，夜卧不睡

此心病而实肾病也。宜心肾兼治。方用人参、茯苓、茯神、熟地、山萸、当归各三两，远志二两，菖蒲三钱，黄连、肉桂、砂仁各五钱，生枣仁、白芥子各一两，麦冬三两。蜜丸。每日下五钱。汤、酒俱可。

此方治心惊不安与不寐耳。用人参、当归、茯神、麦冬足矣。即为起火不寐，亦不过用黄连足矣。何以反用熟地、山萸补肾之药，又加肉桂以助火？不知人之心惊乃肾气不入于心也，不寐乃心气不归于肾也。今用熟地、山萸补肾，则肾气可通于心；肉桂以补命门之火，则肾气既温，相火有权，君火相得，自然上下同心，君臣合德矣。然

补肾固是，而亦是肝气不上于心而成此证者。如果有之，宜再加白芍二两，兼补肝木，斯心泰然矣。

恐　怕

人夜卧交睫则梦争斗，负败恐怖之状，难以形容。人以为心病，谁知是肝病乎？盖肝藏魂，肝血虚则神失养，故交睫若魇，此乃肝胆虚怯，故负恐维多。此非大补不克奏功，而草木之品不堪任重，当以酒化鹿角胶空腹服之，可愈。盖鹿角胶大补精血，血旺则神自安矣。

（《傅青主男科》）

张　璐

治癫愈狂遵经旨，入魔走火写新章

张璐（1617~1699），字路玉，号石顽，清代医家

癫

经曰：人生而病癫疾者，名为胎病。此得之在母腹中时，其母有所惊，气上而不下，精气并居，故令子发为癫疾也。病初发，岁一发，不治；月一发，不治；月四五发，名曰癫。癫疾脉搏大滑，久自已；脉小坚急，死不治。癫疾之脉，虚则可治，实则死。搏阴则为癫疾。

癫虽为阴，若得搏大滑脉，故自已；若得小坚急，为阴脉之极也，故不治。虚则邪气未盛，故可治；实则纯乎邪矣，故死。

《难经》曰：重阴者癫。癫病始发，意不乐，直视僵仆，其脉三部阴阳俱盛是也。

癫之为证，多因郁抑不遂，侘傺无聊所致。精神恍惚，语言错乱，或歌或笑，或悲或泣，如醉如狂，言语有头无尾，秽洁不知，经年不愈，皆由郁痰鼓塞心包，神不守舍，俗名痰迷心窍。安神豁痰为主，先以控涎丹涌出痰涎，后用安神之剂。怒动肝火，风痰上盛而发癫狂，导痰汤加芩、连、菖、远，煎成入朱砂、沉香磨汁调服。言

语失伦，常常戏笑，不发狂者，心虚也，定志汤加姜汁、竹沥；膈间微痛者，兼有瘀血，加琥珀、郁金。如无郁金，蓬术代之。因思虑而得者，先与稀涎散，后用归脾汤加辰砂末调补之。心经蓄热，或时发躁，眼鼻觉热者，定志丸加芩、连、麦冬、牛黄；实者，凉膈散加川连、麦冬、菖蒲。癫病语言错乱，神气昏惑者，千金防己地黄汤。因思虑妄想不遂，致神不守舍而妄言妄见，若神祟所凭，初起用半夏茯神散，数服自愈；若日久为汤药所泪，神出舍空，非大剂独参加姜汁、竹沥填补其神，不能克应。有病癫人，专服四七汤而愈，盖气结为痰，痰饮郁闭其神识也。癫疾既久，动辄生疑，面色萎黄，或时吐沫，默默欲眠，此虫积为患，妙功丸。若癫哭呻吟，为邪所凭，非狂也，烧蚕纸酒水下方寸匙。

狂

经云：狂始生，先自悲也。喜忘苦怒善恐者，得之忧饥。狂始发，少卧不饥，自高贤也，自辩智也，自尊贵也，善骂詈，日夜不休，狂言，惊善笑，好歌乐，妄行不休者，得之大恐。狂，目妄见，耳妄闻，善呼者，少气之所生也。狂者，多食善见鬼神。善笑而不发于外者，得之有所大喜。足阳明之脉病，恶人与火，闻木音则惕然而惊，病甚则弃衣而走，登高而歌，甚至不食数日，逾垣上屋。四肢者诸阳之本也，阳盛则四脚实，实则能登高也。热盛于身，故弃衣欲走也。阳盛则妄言，骂詈不避亲疏，而不欲食，不欲食故妄走也。有怒狂者，生于阳也，阳者因暴折而难决，故善怒也，病名阳厥。阳明者常动，巨阳少阳不动，不动而动大疾，此其候也。夺其食则已，夫食入于阴，长气于阳，故夺其食则已；使之服以生铁落为饮，夫生铁落者，下气疾也。

此阳气怫郁，不得疏越，少阳胆木挟三焦相火，太阳阴火上逆，故使人易怒如狂。夺其食者，不使火助邪也。饮以生铁落者，金以制木，木平则火降，故曰下气疾也。

狂之为病，皆由阻物过极，故猖狂刚暴，若有邪附，妄为不避水火，骂詈不避亲疏，或言未尝见之事，非力所能，病反能也。上焦实者，从高抑之，生铁落饮。阳明实则脉伏，大承气汤去厚朴加当归、铁落饮，以大利为度。在上者，因而越之，来苏膏，或戴人三圣散涌吐，其病立安，后用洗心散、凉膈散调之。形证脉气俱实，当涌吐兼利，胜金丹一服神效，虽数年狂痴，无不克应，但不可误施于癫痫之证。经云：悲哀动中，则伤魂，魂伤则狂妄不精，不精则不正，当以喜胜之，以温药补魂之阳，龙齿清魂散。经云：喜乐无极则伤魄，魄伤则狂，狂者意不存，当以恐胜之。以凉药补魄之阴，清神汤；肺虚喘乏，加沙参；胃虚少食，加人参；肝虚惊恐，加羚羊角。热入血室，发狂不识人，小柴胡加犀角、生地黄；挟血如见祟状，当归活血汤加酒大黄微下之；肝盛多怒狂亡者，针大敦，在足大指上，屡验。

一妇人狂言叫骂，歌笑非常，似祟凭依，一边眼与口角吊起，或作痫治，成作心风治，皆不效。乃是旧有头风之疾，风痰作之使然，用芎辛汤加防风，数服顿愈。

妇科郑青山，因治病不顺，沉思辄夜，兼受他医讽言，心甚怀愤，天明病者霍然，愤喜交集，病家设酌酬之，而讽者已遁，愤无从泄，忽然大叫发狂，同道诸名家治之罔效。一日，目科王道来往候，索已服未服等方视之，一并毁弃。曰：此神不中舍之虚证，岂豁痰理气清火药所能克效哉？遂令觅上好人参二两，一味煎汤服之顿安。三啜而病如失，更与归脾汤调理而康。

入魔走火

人天境内，三教同源，人圣超凡，趋舍各异。医司苍生之命，体法王之心，凡三教九流，疾厄之苦，如萃一身，皆当贯彻其旨，庶无自欺之弊。尝闻师尼寡妇之治，与常人有别，岂衲子参堂打七之入魔，炼士坐功运气之走火，与常人无异耶？余虽不敏，业尝究心斯道，遍考方书，从无及此，每见呆修行人见性不真，往往入于魔境，或丧志如木偶，或笑啼癫妄，若神崇所凭，良由役心太甚，神必舍空，痰火乘凌所致。详推治例，与不得志人郁悒侘傺之候，不甚相远，但其间多挟五志之火，虽有虚证虚脉，一切温补助阳涩精药，概不可施。多有涤痰安神不应，服大剂独参汤而愈者；有安神补气不应，服六味地黄兼滋肾丸而愈者，有涤痰降火不应，后服天王补心丹经岁不辍而愈者。然此皆下根人，执迷不省，随其所著而流入识神矣。更有业种魔根，诡遇名师，为藏身悔过之地，始焉非不勇猛，善知识见其略有见地，稍加策厉，安知其进锐者其退速，未几本性炽然，恣行贪著，集成异端，嗔痴暴戾，淫杀盗妄，靡所不至。此宿世定业，虽诸佛不能化导，岂药石能治乎？至于修真炼气之士，不求自然之旨，刻以吐纳为务，乃至气乱于中，火炽于外，而为怔忡痞逆、躁扰不宁等患，慎不可妄行耗气散表之药，为害莫测。况有不能秘精啬神，真气不能外廓内充，为风寒所侵，水谷所犯，惟黄芪建中、枳实理中为正治。

其余七情六气，以意逆之。或有过剂伤中、虚火为患者，大剂独参汤以敛之。即有得其术者，真气初调之时，一身阴气赶散，腹痛肠鸣不已，虫垢悉从魄门而出，自后真气方得内守，可以结胎，可以辟谷，当此切勿误认为病而饵汤药以耗真气，不特前功尽废，且有性命之虑。亦有居处失宜，不能调制其火，胎息不安者，独参汤送养正丹，取丹砂、铅汞之同气相求，自然胎息安和。医师不谙，见其灼热燔蒸，误认客邪散表，势必昆仑飞焰、玉石俱焚矣。不特发表当禁，一切辛散走气、苦寒伤阳、沉降助阴药，咸宜远之。大抵炼气之道，以阳为宝，纯阳为仙，纯阴则鬼，此理之最显者，用药不可不知。近世医术浅陋，药石无功，多有沿袭坐功却病之法，不过欲断除妄念，勘破关头，昧者不能果决，每致壮火飞胜，头面赤热，膈塞心忡，喘逆蒸汗而成上脱之候。亦有阴气消亡，强阳不制，精髓不固，二便引急而成下脱之候。急乘欲脱未脱时，峻投保元汤下灵砂丹，以救上脱；数进生料六味下黑锡丹，以固下脱，屡奏奇功于反掌间。当知精津血液，总借神气之统摄也。曷观世俗三教所习，趋舍虽异，而致病之由，皆不离于色相，苟能静究其理，妄希图治，而曰无贼于人，吾未敢信以为然。

（《张氏医通》）

陈士铎

扶土开瘀，宁心化痰

陈士铎（1627~1707），号远公，清初医家

癫　证

人有素常发癫，久而不效，口中喃喃不已，时时忽忽不知，时而叫骂，时而歌唱，吐痰如蜒蚰之涎，人皆谓痰病也，然以消痰化涎之药与之，多不效。盖此证乃胃中少有微热而气又甚衰，故症有似于狂而非狂，有似于痫而非痫也。治法宜补胃气，而微用消火之药，可以奏功。然而胃土之衰，由于心火之弱，胃火之盛，由于心火之微，未可徒补胃土而清胃火也。方用助心平胃汤。

人参五钱　茯神一两　贝母三钱　神曲一钱　肉桂三分　甘草一钱　甘菊三钱　生枣仁五钱

水煎服。一剂而癫止半，再剂而癫尽除也。此方补胃气以生心气，助心火而平胃火。

故心既无伤，而胃又有益，不必治癫而癫自止矣。此证用天半神丹亦神效。

巴戟天三两　半夏三钱

水煎服。一剂即止癫，十剂不再发。

174

狂 病

人有极热发狂，登高而呼，弃衣而走，气喘发汗如雨，此阳明胃经之火也（狂病多火，但宜分旺极与不旺极耳）。夫阳明之火，何以能使人登高而呼乎？盖火性炎上，内火炽腾，则身自飞扬矣；热郁于胸，得呼则气泄矣；衣所以蔽体者也，内热既盛，衣之复体，不啻如焚，弃之则快，又何顾焉；火刑肺金，自然大喘；喘急而肺金受伤，不能自卫夫皮毛，腠理开泄，阴不摄阳，逼其汗而外出，有不可止遏之势；汗既尽出，心无血养，神将飞越，安得而不发狂乎。方用加味白虎汤救之。

人参二两　石膏三两　知母五钱　茯苓五钱　麦冬三两　甘草一钱
半夏三钱　竹叶二百片　糯米一撮

水煎服。

一剂而狂定，再剂而热止矣，不可用三剂也。此证非用白虎汤以急救胃火，则肾水立时熬干，身成黑炭矣。然而火势燎原，非杯水可救，必得滂沱大雨，则满山遍野之焰，始能尽行扑灭也。此证用坎水汤亦效。

石膏一两　玄参二两　甘草一钱　天花粉三钱　炒栀子三钱　车前
子二钱

水煎服。

一剂狂定，再剂痊愈。

人有火起发狂，腹满不得卧，面赤心热，妄见妄言，如见鬼状，此亦阳明胃火之盛也。然胃火是阳证，而妄见妄言如见鬼状，又是阴证，何也？阳明之火盛，由于心包之火盛也，阳明属阳，而心包属阴，心包与阳明之火，一齐并动，故腹满而不得卧。倘仅有胃火之动而心包之火不动，虽口渴腹满，而尚可卧也，惟心包助胃火而齐发，遂至心神外越，而阴气乘之，若有所见，因而妄有所言，如见鬼而实非真有鬼也。治法仍宜泻胃之火，而不必泻心包之火。盖胃为心包之子，心包为胃之母也，母盛而子始旺，然子衰而母亦弱耳，泻胃火非即泻心包之火乎？方用泻子汤。

玄参三两　甘菊花一两　知母三钱　天花粉三钱

水煎服。

一剂而胃火平，二剂而心包火亦平矣。二火既平，而狂病自愈。论理此证可用白虎汤，予嫌白虎汤过于峻削，故改用泻子汤（泻子汤终不及白虎汤之迅速，然能多用，其功效又胜于白虎。余试之而极验，故特表出之）。以此证心包属阴，用白虎汤以泻阳，毕竟有伤阴气，不若泻子汤，既泻其阳而又无损其阴之为愈也。或曰：母盛而子始狂，泻心包之火可也，何以泻胃子之火耶？不知五脏六腑之火，最烈者胃火也，胃火一炽，将肾水立时烁干，故必须先救胃火，胃火息而心包之火亦息也。倘先泻心包之火，而寒凉之药，不能先入心包，必由胃而后入，假道灭虢，不反动胃火之怒乎！不若直泻胃火，既能制阳，又能制阴，两有所得也。此证用二石汤亦神。

人参五钱　石膏五钱　寒水石二钱　茯苓三钱　半夏二钱　丹皮五钱

水煎服。

一剂狂定，二剂痊愈。

人有易喜易笑，狂言谵语，心神散乱，目有所见，人疑为胃火之热也，不知此病非胃热，乃心热耳。心热发狂，膻中之外卫谓何？亦因心过于酷热，则包络膻中，何敢代心以司令？听心中之自主，而喜笑不节矣，譬如君王恣肆以擅威，宰辅大臣不敢轻谏，则近侍左右，无非佞佞之流，自然声色可以娱心，言语可以博趣，此偏喜偏笑之所必至也。于是所发之令，无非乱政，及至令不可行，而涣散之景象有同鬼域矣。人心之发热，何独不然。然而心中发狂，以至神越，宜立时暴亡矣，何以仍能苟延日月耶？不知心热之发狂，不同于胃热之发狂，胃之发狂乃外热而犯心，心之发狂乃内热而自乱。故胃狂有遽亡之祸，而心狂有苟延之幸也。治法必以清心为主，心清而狂自定矣。方用清心丹。

黄连三钱　茯神五钱　生枣仁五钱　人参三钱　麦冬一两　玄参一两丹参三钱

水煎服。

一剂而神定，再剂而狂定，不必用三剂也。黄连所以清心火，然徒用黄连则心火正燥，恐黄连性燥，反动其燥，所以又益人参、丹参、麦冬之类润以济之。盖火有余，自然气不足，补气以泻火，则心君无伤，可静而不可动矣。此证用解妄汤亦效。

人参一两　黄连　茯神　柏子仁　玄参　丹参各三钱　生枣仁五钱甘草一钱　肉桂二分

水煎服。

一剂狂定，二剂痊愈。

人有身热发狂，所言者无非淫乱之语，所喜者无非欢愉之事，一拂其言，一违其事，则狂妄猝发，见神见鬼，人以为心热之极也，谁知是心包之热乎！夫心包为心君之副，心中安静，胡为任包络之拂乱乖张至此！盖君弱臣强，心中寒极不能自主耳。譬如庸懦之主，朝纲解散，乃寄其权于相，而相臣植党营私，生杀予夺，悉出其手，奉命者立即称扬，违命者辄加苛斥，闻顺情之辞则喜，听逆耳之言则怒，颠倒是非，违背礼法，心自生疑，若有所见，心包狂热，正复相似。治法自应泻心包之火。然而徒治心包，而心中内寒，愈有震惊之嫌，必补卫其心宫，使心气不弱，而后呼召外人，可清震主之贼矣。苟单泻心包之火，则心包且有犯逆之危，非治法之善也。方用卫主汤。

人参一两　茯苓五钱　玄参一两　天花粉三钱　麦冬五钱　生地五钱

丹皮三钱

水煎服。

一剂而身热止，二剂而狂妄定，四剂而喜怒得其正矣。

方中止玄参、生地、丹皮乃清心包之药，其人参、茯苓、麦冬仍是补心之品，心强而心包之火自弱矣。况玄参、生地、丹皮虽泻心包而亦是补心之剂，自然拨乱为安，化奸为忠也。或为心中虚寒，用人参以补虚是也，然用玄参、丹皮、生地之类，虽凉心包，独不益心之寒乎？似乎宜加热药以济之也。嗟呼！心寒用热药，理也。然而心包火旺，而助火药以益心，必由心包而后能入，火性炎蒸，心未必得益，而转助心包之焰矣。故不若用人参以助心之为得。盖人参亦能助心包，非心包所恶；用玄参之类共入之，自然拥卫其心，指挥群药以扫荡炎氛，将心气自旺，寒变为温，何必用热药以生变哉！此证用正心汤亦神效。

人参　熟地各一两　玄参　麦冬各二两　菖蒲一钱　白芥子三钱

水煎服。

一剂轻，二剂愈。

人有为强横者所折辱，愤懑不平，遂病心狂，时而持刀，时而逾屋，披头大叫，人以为阳明胃火之盛也，谁知是阳明胃土之衰乎。夫阳明火盛，必由于心火之大旺也。心火旺而胃火盛，是火生夫土也；心火衰而胃火盛，是土败于火也。火生土而胃安，土败火而胃变，虽所变有似于真火之盛，而中已无根，欲土崩瓦解而不可救矣。夫狂证皆是热，而余以此为虚热，而非实热（土衰亦能发狂，此从古无人道及），孰肯信之？不知脏腑实热可以凉折，而虚热必须温引。然而阳明胃经之虚热，又不可全用温引也。于温中而佐之微寒之品，实治法之善者。盖阳明虚热，乃内伤而非外感也。因愤懑而生热，不同于邪入而生热也明甚。以邪热为实热，而正热为虚热耳。方用平热汤。

人参五钱　黄芪一两　甘草一钱　麦冬一两　黄芩一钱　青皮五分

竹沥一合　白芍五钱　茯苓三钱　枣仁三钱　炒栀子五分　天花粉三钱
柴胡五分

　　水煎服。

　　二剂而狂轻，四剂而狂定，服一月而安然熟卧矣。

　　此方变竹叶石膏汤，以治阳明之虚热也。甘温以退大热，复佐之以甘寒，使阳明之火相顺而不逆，转能健土于火宅之中，消烟于余氛之内。土既有根，火亦有息，何狂之不去乎！倘以为实热而用竹叶石膏也，去生自远矣。此证用舒愤汤亦神效。

　　白芍二两　炒栀子五钱　玄参一两　天花粉三钱　柴胡一钱
　　水煎服。

　　一剂狂定，再剂愈，三剂痊愈。

　　人有忍饥过劳，忽然发狂，披发裸形，罔知羞恶，人以为失心之病也，谁知是伤胃而动火乎（伤胃动火，亦是胃土之衰）。夫胃属阳明，阳明火动，多一发而不可止。世皆谓胃火宜泻，而不宜补，然而胃实可泻，而胃虚不可泻也。经云：二阳之病发心脾。二阳者正言胃也。胃为水谷之海，最能容物，物入胃而消，胃亦得物而养，物养胃而火静，胃失物而火动矣。及至火动，而胃土将崩，必求救于心脾，心见胃火之沸腾，而心神有切肤之痛，自扰乱而不宁；脾见胃火之焚烧，而脾之意有震邻之恐，亦纷纷而无定，失其归依，安得而不发狂哉！治法不必安心之神，尊脾之意也。仍救其胃气之存，而狂自可定也。虽然救胃气者，必救胃土矣；欲救胃土，而不少杀胃火，则胃气亦未能独存耳。方用救焚疗胃汤。

　　人参一两　玄参一两　竹沥一合　陈皮二分　神曲五分　山药五钱
百合五钱

　　水煎服。

　　一剂而狂定，再剂而狂止，三剂痊愈。此方大用人参以救胃土，而兼用玄参以杀胃火，又益之群药以调停于心肺脾肾之间，使肝不敢来伤胃土，则胃气尤易转也。胃气一转，胃伤可补，胃既无伤，而心之神、脾之意，又宁有扰乱纷纭之患乎！此狂之所以易定耳。此证用遏火汤亦神效。

人参　白术　生地各五钱　玄参一两　甘草一钱　知母一钱　天花粉二钱　陈皮五分　神曲一钱　丹皮五钱

水煎服。

一剂狂定。再剂痊愈。

（《辨证录》）

李用粹

癫狂证治汇补

李用粹（1662~1722），字修之，号惺庵，清代医家

内因狂由痰火胶固，心胸阳邪充极，故猖狂刚暴，若有神灵所附。癫由心血不足，求望高远，抑郁不遂而成。虽有轻重之分，然皆心神耗散，不能制其痰火而然也。

癫因心火有心经蓄热，发作不常，或时烦躁，鼻眼觉有热气，不能自由。有类心风，稍定复作。宜清心汤加菖蒲、芩、连、花粉、茯神、麦冬、丹参、远志、牛黄之类。

癫狂似祟有视听言动俱妄，甚则能见平生未见闻事及五色神鬼。此乃气血虚极，神光不足，或挟痰火，壅闭神明。非真有祟也，宜随症治之。

用　　药

狂主二陈汤加黄连、枳实、瓜蒌、胆星、黄芩等。如便实火盛加大黄下之，痰迷心窍控涎丹吐之。癫亦主二陈汤加当归、生地、茯神、远志、枣仁、黄连、胆星、天麻等。风痰加全蝎、白附子，心经蓄热用牛黄清心丸，因惊而得者抱胆丸，思虑伤心者归脾汤，兼用酒服天地膏。因七情郁痰为热者用郁金七两、明矾三两为末，薄荷汤

泛丸。

每服二钱，菖蒲姜汤下。

选　方

降龙丹　抑肝镇心。

黑铅熔开，投水银一两，不住手妙至成粉为变，名曰银粉，一两　蛇含石火煅，五钱　金箔　银箔各五十片

细丸如芡实大。每服三丸。茯神汤磨化下。

（《证治汇补》）

尤 怡

癫狂方治，羽翼金匮

尤怡（1650~1749），字在泾，清代医学家

狂病多火而属阳，或以谋为失志，或以思虑郁结，屈无所伸，怒无所泄，以致肝胆气逆，木火合邪，乘于心则为神魂不守，乘于胃则为暴横刚强，故治此者以治火为先，或痰或气，察其甚而兼治之。

生铁落饮 治痰火热狂，坠痰镇心。

生铁四十斤入火烧赤，砧上捶之，有花出如兰如蛾，纷纷落地者，是名铁落。用水二斗，煮取一斗，用以煎药 石膏三两 龙齿煅，研 茯苓 防风各一两半 元参 秦艽各一两 竹沥一升

上㕮咀，入铁汁中，煮取五升，去渣，入竹沥和匀，温服二合，日五服。

按：此以重下气，以寒抑热之法。易老治一人病阳厥，怒狂骂詈，或歌或哭，六脉无力，身表如冰，发则叫呼高声。因夺其食，又以大承气汤下之，五七行泻渣秽数斗，身温脉生而愈。盖铁落饮，以抑无形上怒之火，承气汤所以下有形内结之热也。

真珠丸（《本事》） 治肝经因虚，内受风邪，卧则魂散而不守，状若惊悸。

真珠另研，三分 极细干地黄 当归各一两半 人参 枣仁 柏仁 犀角 茯神 沉香 龙齿各一两

为细末，蜜丸梧子大，辰砂为衣，每服四五十丸，金银薄荷汤下，日午夜卧各一服。

许学士云：肝藏魂者也，游魂为变，平人肝不受邪，故卧则魂归于肝，神静而得寐。今肝有邪，魂不得归，是以卧则魂扬若离体也。此方以真珠母为君，龙齿佐之，真珠母入肝为第一，龙齿与肝同类故也。龙齿、虎睛，今人例以为镇心药，不知龙齿安魂，虎睛定魄，盖言类也。东方苍龙木也，属肝而藏魂；西方白虎金也，属肺而藏魄。龙能变化，故魂游而不定，虎能专精，故魄止而有守。予谓治魄不宁者宜以虎睛，治魂飞扬者宜以龙齿，万物有成理而不失，亦在夫人达之而已。

宁志膏（《本事》）

人参　枣仁各一两　辰砂五钱　乳香二钱半

蜜丸弹子大，每服一丸，薄荷汤下。一方有琥珀、茯神、石菖蒲、远志，名人参琥珀丸。一方无人参，用酒调服，名灵苑辰砂散。

一僧忽患癫疾，不得眠卧，诸药不效。孙兆曰：今夜睡着，明后日便愈也。但有咸物，任与师吃，待渴却来道。至夜僧果渴，孙以温酒一角，调药一服与之。

有顷再索酒，与之半角，其僧便睡，两日夜乃觉，人事如故。人问其故，孙曰：人能安神矣，而不能使神昏得睡，此乃灵苑中辰砂散也，人不能用之耳。

许学士云：予族弟缘兵火失心，制宁志膏与之，服二十粒愈。亲旧传去，服之皆验。《灵苑》云：服辰砂散讫，便令安卧，不可惊觉，待其自醒，即神魂定矣。万一惊寤，不可复活。吴正甫少时，心病服此一刻，五日方寤，遂瘥。

安神丸　治癫痫、惊狂、痰火之症，能镇心安神。

人参　茯苓　枣仁炒　当归　生地酒炒　黄连酒炒　橘红　南星姜制，各一两　天竺黄五钱　雄黄　牛黄各二钱　琥珀　真珠各二钱为末，蜜丸桐子大，朱砂为衣，米饮下五十丸。忌动风辛热之物。

惊气丸（《本事》） 治惊忧积气，心受风邪，发则牙关紧急，痰涎昏塞，醒则精神若痴。

附子 橘红 天麻 南木香 僵蚕 白花蛇 麻黄各五钱 苏子一两 干蝎一分 南星洗浸，薄切，姜汁浸一夕，半两 朱砂一分

为末，入龙脑、麝香少许，同研极匀，蜜丸如龙眼大，每服一丸，金银薄荷汤化下。

许叔微云：此予家秘方也。戊午年，军中有一人犯法，褫衣将受刃而得释，神如痴。余与一粒，服讫而寐，及觉，病已失矣。山东提辖张载扬妻，因避寇失心已数年，余授此方，不终剂而愈。又黄山沃巡检彦妻，狂厥者逾年，更十余医不验，予授此方去附子加铁粉，亦不终剂而愈。铁粉非但化涎镇心，至如推抑肝邪特异，若多恚怒，肝邪大甚，铁粉能制伏之。《素问》云：厥阳怒狂，治以铁落饮，制木金之义也。

茯苓丸

辰砂 石菖蒲 人参 远志 茯苓 茯神 铁粉 半夏曲 胆星

各等份为细末，生姜四两取汁，和水煮和丸，如桐子大，别用朱砂为衣，每服十粒，加至二十粒，夜卧生姜汤下。此医官都君方，余尝用以疗心疾良验。

镇心丸 治心风，狂言多惊，迷闷恍惚。

人参 茯神 犀角各一两 牛黄 铅粉各七钱半 朱砂水飞 龙齿研 胆草 天竺黄研 远志 生地各半两 金箔五十片 铁粉七钱半

研为细末，蜜丸桐子大，每服七丸，竹叶汤送下，无时。

温胆汤（《三因》） 治心虚胆怯，触事易惊，或梦寐不祥，短气悸乏，或自汗，谵妄不寐，合目则惊，此气郁生涎，涎与气搏，故变生诸症。

半夏 枳实 竹茹各一两 橘红一两五钱 炙草四钱

每服四钱，水一盏半，生姜七片，枣一枚，煎七分。

十味温胆汤 治症如前而挟虚者宜之。

半夏　枳实　陈皮去白，各二钱　枣仁炒　远志肉甘草汤制　熟地酒焙　竹茹　人参各一钱　茯苓一钱五分　炙草五分

水二盘，生姜五片，红枣一枚，煎一盅服。

滚痰丸王隐君　方见痰门。

按：癫狂之病属痰热相结，多在肝胆胞络之间，余遇此证，辄投礞石滚痰丸二三钱，下胶痰如桃胶、蚬肉者五升许即愈。若痰少热多、阳明内实者，当如罗谦甫之治丑斯兀阑，发狂热渴，用大承气一两半，加黄连二钱，以下其热，俾便通汗出乃愈。

丑宝丸　治一切癫痫怔忡、搐搦难治之疾，祛风清火，豁痰调气，开心定志，安神镇惊。

妙香丸　治惊痫百病，亦治伤寒潮热积热，结胸发黄，狂走燥热，大小便不通。

巴豆三百十五粒，去皮心膜，炒熟，研如面　牛黄研　腻粉研　龙脑研　麝香研，各三两　辰砂飞，九两　金箔研匀，九十片　炼黄蜡六两

入白蜜三分，同炼令匀为丸，每两作三十丸，白汤下二丸，日二服。

通涎散　治忽患癫狂不止。或风涎暴作，气塞倒仆。

瓜蒂五钱

为末，每服一钱，井花水调下，涎出即愈。如未出，含砂糖一块，下咽涎即出。

鹤年予治昆山清水湾一人发狂，先为刺百会、神庭、人中三穴，后以蜀漆水拌炒熟、一钱，龙骨（煅）、牡蛎（煅），各三钱，黄连五分，生大黄三钱，水煎服，一剂即安。

（《金匮翼》）

何梦瑶

狂癫证治大要

何梦瑶（1693~1764），字报之，号西池，清代医家

狂者，猖狂刚暴，裸体詈骂，不避亲疏，甚则持刀杀人，逾垣上屋，飞奔疾走，不问水陆，多怒不卧，目直叫呼，时或高歌大笑，妄自尊贵，妄自贤智者是也。

癫者，如醉如呓，或悲或泣，或笑或歌，言语有头无尾，秽洁不知，左顾右盼，如见鬼神，有时正性复明，深自愧沮，少顷状态复露者是也。

《内经》论狂为阳证，其词不一而足，病为火邪无疑。观伤寒热入胃府，往往发狂可见。然伤寒乃暴病，不过一时火热乘心，心神狂越，热除则已。若经年累月病狂不省者，则岂徒火之为哉！必有痰涎迷留心窍，乃成痼疾也。盖火气乘心则心血必虚，兼之心神浮越，不守其舍，以故痰涎得乘虚入踞耳。癫亦同此而痰火不甚，不似狂之火盛而暴也。痫病亦属痰热，而有发有止，则痰未入心，不过伏于心下，气动则发而上乘，气平则止而下退，与癫狂之痰常迷心窍者异矣。三证各别，皆属于热，而《难经》以痫为癫，有重阳者狂、重阴者癫之说，于是后人以痫为阴寒之证，亦有分痫为阴阳二证，以阴痫为寒者。

治狂，《内经》谓宜夺食，以食入于阴，长气于阳也。生铁落饮、

抱胆丸。阳明实则下之，当归承气汤，后用黄连解毒汤。吐痰瓜蒂散，下痰清心滚痰丸。病久不愈者，宁志膏、一醉膏、灵苑辰砂散。盖此病少卧，卫气不行于阴，故阳盛阴虚，今昏其神使得睡，则卫气得入于阴，阳不偏盛，阴不偏虚，阴阳均平矣。经谓悲哀动中则伤魂（魂属阳，主动主升，悲哀则敛抑，远其性故为伤），故狂当以喜胜之；又谓喜乐无节则伤魄（魄主静主降，喜则气浮越，故伤），故狂当以恐胜之。按此系举七情之致狂者言耳，夫致狂亦多端矣。

治癫，星香散加石菖蒲、人参和竹沥、姜汁，下寿星丸，或涌去痰涎后服宁神之剂。因惊而得者，抱胆丸。思虑所致者，酒调天门冬地黄膏，多服取效。郁金七两、明矾三两，为末，薄荷汁丸，桐子大，每服五六十丸，汤水任下，最能去心窍郁痰。孙兆治一僧，令食咸物使渴，与药调酒饮之愈。问其治法，曰：医能安神矣，而不能使神昏得睡，此乃灵苑辰砂散也，人不能用耳。若脉乍大乍小，乍有乍无，忽而如平人，忽而如雀啄、屋漏、虾游、鱼翔，此鬼祟也，秦承祖灸鬼法及针鬼宫等十三穴。

痫者，发则昏不知人，卒倒无知，口噤牙紧，将醒时吐痰涎，甚则手足抽搐，口眼相引，目睛上视，口作六畜之声，醒后起居饮食皆若平人，心地明白，亦有久而神呆者，然终不似癫狂者常时迷惑也（诸中卒仆似之，而仆时无声，醒时无涎沫）。

（《医碥》）

沈金鳌

癫狂源流证治

沈金鳌（1717~1776），字芊绿，清代医家

癫狂，心与肝胃病也，而必挟痰挟火。癫由心气虚有热；狂由心家邪热，此癫狂之由。癫属腑，痰在包络，故时发时止；狂属脏，痰聚心主，故发而不止，此癫狂之属。癫之患虽本于心，大约肝病居多；狂之患固根于心，而亦因乎胃与肾，此癫狂兼致之故。经曰：癫疾始生……盖不乐者，肝乘心也；头重痛，肝气上癫也；视举，肝之目系急也；目赤，肝火上炎于窍也；啼呼喘悸，肝满乘心而惑志失神也；反僵，急在筋也；及骨与筋脉皆满，则与痫瘛同，但无止时也；脉大滑，久自已，阳搏于阴而脉滑，阴犹盛也；小坚急，死不治，肝之真脏见也。惟及骨与筋脉皆满，故骨、筋、脉皆能患癫，而症状各异。故经曰：骨癫疾者，颐齿诸腧分肉皆满而骨居，汗出烦冤。筋癫疾者，身蜷挛急。脉癫疾者，暴仆，四肢之脉皆胀纵，脉满。若呕多、沃沫、气下泄者，不治。盖骨、筋、脉之癫，皆癫病之所统，而及呕，多沃沫，气下泄，总承诸癫言之。凡患癫者，皆以如此而不治也。呕多，胃气逆，沃沫，脾运已弛；气下泄，神关不宁，且二者俱无胃气，故不治也。经曰：狂之为病，……此言心疾，或由于有所大恐大喜，大忧大惊，以致失神之为患也。然而邪并于阳明，亦能发狂。上屋，登高呼，弃衣走，骂詈不避亲疏。盖邪者，热邪也。阳明

189

之部,心君所居,其部热势必及心,是以亦失神也,此言热病也。若夫心肾不交,二阴二阳两伤;气交至则肾水空而龙火逆,上与阳明之热交并,亦能惑志失神而癫狂骂詈,所谓肾精不守,不能主理,使心火自焚,此言虚病也。又有所谓怒狂者,阳气因暴折而难决,少阳胆木,挟三焦相火,太阳阴火而小升也。古人治法,先夺其食,使不长气于阳,饮以生铁落饮使金以制木,木平则火降也,此言阳厥病也。此癫狂之证候。王叔和云:阴属阳则狂,腰以上至头热,腰以下寒也。盖阴气不能治于内,则附阳而上升,阳无承而不下降,故上热而下寒;阳属阴则癫,腰以下至足热,腰以上寒也,盖阳气虚,不能卫于外,则附阴而下陷,故下热而上寒,此癫狂阴阳相附之异。癫因谋望失志,抑郁无聊而成;狂因阳气遏抑,不能疏越而得,要必由心神耗散,气虚不能胜敌,故痰与火得猖狂犯上,而为是二疾,此癫狂之原本相同。癫为久病,狂为暴病;癫病多喜,狂病多怒,癫有时人不知觉,是癫之轻者,狂有时人不及防,是狂之骤者,癫病痰火一时忽动,阴阳相急,亦若狂之状;狂病痰火经久煎熬,神魂迷瞀,亦兼癫之状,此癫狂之形势宜辨。治癫先以吐剂涌去痰涎,宜控涎丹,次进安神之剂,宜琥珀散;治狂先夺其食,次下其痰泻其火,下痰宜山楂丸,泻火宜生铁落饮,此治癫狂之大要。而癫之病,有因惊得者,宜抱胆丸;有因怒得者,宜宁神导痰汤;有因心脏虚损,气血不足者,宜清心温胆汤;有因痰迷心窍者,宜金箔镇心丸;有因痰火俱盛者,宜甘遂散吐下之;有因思虑过度者,宜归脾汤;有因心经蓄热,或时烦躁,眼鼻觉热者,宜芩连清心丸;有因阴亏,不时晕倒,痰壅搐搦者,宜滋阴宁神汤;有因心气不足,神不守舍者,宜归神丹;有因大病后心虚神散,元气羸弱者,宜归神丹;有因痰火骤壅,发为怪异状者,宜清心滚痰丸;有因久年癫疾,气血俱耗者,宜活虎丹;有癫疾愈而复发,作止无常者,宜断痫丹;若妇人而患癫,皆由血分调，宜加味逍遥散；或心风血迷之故，宜甘遂散。狂之病，有因上焦实者，宜生铁落饮；有因阳明实者，宜承气汤；有因热入血室，狂不知人者，宜牛黄解热丸；有因火盛而为祥狂奔走者，宜当归承气汤；有因心经邪热狂乱，而精神不爽者，宜牛黄泻心汤、黄连泻心汤；有因惊忧得之，痰涎久留于心窍，宜郁金丸；有因风涎暴作，气塞倒仆者，宜通泄散；有因失魄，状若神灵所凭者，宜镇心丹；有因失心失志，或思虑过多，积成痰涎，留在心包者，宜叶氏雄朱丸；有因劳神太过，致伤心血，惊悸不宁，若有人捕，渐成心疾癫狂者，宜辰砂宁志丸；有因悲哀动中而伤魂，魂伤则狂妄不精，不精则不正，当以喜胜之，以温药补魂之阳者，宜惊气丸；有因喜乐无极而伤魄，魄伤则狂，狂者意不存人，当以恐胜之，以凉药补魄之阴者，宜郁金丸、苦参丸。有癫狂初起者，宜宁志化痰汤；癫狂久不愈者，宜郁金丸。此治癫狂之详法。或缘痰火郁结而癫狂，宜清心滚痰丸、牛黄清心丸。或缘风痰迷心窍而癫狂，宜铁粉散、郁金丸。或缘癫狂而不得睡卧，宜辰砂散。其或癫或狂，均可审其原而以方治之。此治癫狂之通略。

（《杂病源流犀烛》）

癫狂辨难

张必禄，清代医家

生人唯此心之运用无穷难。心之所以善用，以有肝胆之神以傅之，有脾肺之气以壮之，更有肾家之水以润之。故人之神清气盛水足者，何癫与狂之为病哉！乃人之论癫者，非谓有痰以闭其清阳，即谓有热以乱其心志；非谓忧思伤其脾胃而神明以郁结而多昏，即谓谋为失其志意而心君以屈抑而不畅。此治癫者，除清火、降热、攻痰、散滞之外，无它谬巧也。人之论狂者，非谓邪热传聚于阳明，即谓燥火炎烈于太阴，非谓盛怒伤其肝木而语言因以放荡，即谓大欲伤其心脾而色笑因以失真。此治狂者，除攻下、清利、疏肝、醒脾之余，无别营为也。然则执是之论癫狂，不惟以癫狂混而为一途。执是之治癫狂，亦且以癫狂相悬若万里矣。不知癫证之神昏志乱，非若狂证之心清气实，神旺力强，故癫之取义，有取于颠覆颠危，颠沛颠倒字义，皆有独力难支之象。其不得尽以火名之也。亦明矣。况癫病初发，即有卒倒扑地，眼翻口沫，则又知癫即为痫，而非痫之外更有癫也。至狂证之言妄心躁，非若癫病之性迷志乱，斜视直卧，故狂之为名，有类于狂笑狂荡狂言狂童字理，有连类处及之义，其不得纯以热当之也。更悉矣，即狂病始起，本有扬手掷足，登高临深，则愈知狂即为躁，而非躁之外更有狂也。观此当知，人有当幼稚而病癫，一由先天

192

之气虚，一由乳哺之多惊，一由肺损之痰瘀，治多宜补也。人有无邪忽变而为狂，有邪渐转而为狂，治必兼清补也。凡此癫狂，要在临证视其所作所为、所言所行，而默审其病在何经，药用何品，则无不中病矣，若夫癫而齿尽见黑，狂而时将汗出，则又有不治，有不必治之分焉。肆医者其揣之。

第一问：狂证有由脾肺热盛所致者何治

人之神明自清，而无昏浊之相扰。人之志气自畅，而无抑郁致灾。则本神明以著其运用，固觉有条而不紊。本志气以发为语言，亦觉有序而不乱。藉非然者，神之明有所为蔽之，则神必昧而不明，志之气有所为乱之，则志必浊而不清，神不明，故动作营为失其正。志不清故出语应对反其常。

而病有旋生、证有难名者，即如人之病狂在外感之邪热，扰乱于阳明，令人变而为热，发而为狂。是集前伤寒阳明篇中已详举无遗。名列问辨，临证能知，参阅则自得所宗矣。惟内伤证中，尤有脾肺之阴太亏，脾肺之阳多扰，阴既无由涵育其清阳，阳复伤其陷溺于浊阴。阴阳过耗，则无以养其神，而神渐惯。阴阳多紊，则无以畅其志，而志渐昏。于是阳因阴衰，而亢阳得假浊阴以为用，阴因阳旺，而真阴不得清，阳以为主。症见语言错谬，运用颠倒，甚则歌呼叫骂，甚则步履妄作。此皆证之有所必至也。窃为申明治法。凡病狂证属脾肺热盛所致，如上论者。扶神定志煎主之。马兜铃、枳实煎汁炒五钱，大沙参五钱（清肺热即以滋肺阴），庄黄五钱（当归煎汁煮，荡热即以固脾阴），枳实三钱（米泔炒，助药力即以除热壅），辰砂三钱，代赭石二钱（火煅，坠浊热即以清神志）。水煎温服，或加石膏以解热，或加芒硝以驱热。加减随宜，不可执一。

第二问：狂证有所欲不遂者何法

人生固不可令心之冥顽不灵，置此心于不用，人生究不可令心之纷过甚，置此心于徒劳。盖心之力有限，而必欲强其力以赴之。心之血无多，而必欲耗其血以从之，则心以日扰而日乱，心以愈劳而愈败。病安得不旋生于莫测哉。即如人有所欲不遂，或驰逐于富贵名利之场，而毫无得意之时，或穷思夫身家妻子之图，而绝无称心之事。心之气以屈而不伸，脾之气因郁而不解。证成语言错乱，色笑失真。狂病生于难名，变迁不知所极，遍阅人情，病此者往往难也。然则人事之纷纭，本非人力所能尽造其成。人事之幻渺，本非人生所能尽造其实。心之所欲，遂之何加，不遂何损。心之欲起制之有道，防之有闲，惟彼世宙之逐逐者，抑何不思保性命于太和，则自能攻身事于祥顺。而乃因欲为病，病甚为狂，其不消孰甚耶。窃为申明治法。凡狂病因所欲不遂如上论者，急宜初服阴寒汤三剂，继服忘忧散郁煎，终服范思养中煎。庶可痊瘳，用者宜知。

第三问：狂病有因痰热所致者何治

人身气与血贯通，而融化交济之无间，则生津生液。其脏腑官骸，皆觉顺正之无害。人身血与气相含容，而洽浃和畅之无他，则长精长神，其身心志虑，皆觉清明之如常，不宁惟是气血酝酿而成津液，本无凝滞之致灾，气血氤氲而益精神，本无昏愦之致乱。人果气血调畅则津液精神各足，昏蒙何有。乃自人多丧败，不知调护，津液反变而合痰。精神衰颓而渐愦，于是病生莫名，证有难测。如人病狂，有因痰热迷其心志而成者，夫痰之治乱无定，热之发者无端。痰既上乘而蔽其灵明，热必痰不从正以为化，而从热以生变也。且热既上攻而助其熏蒸，势必热先助浊以相干，而合痰以为灾也。痰病如是，是可知证之语言妄诞，动作颠倒者，皆无非痰热有以壮其势，无非痰热有以乘其威也。特制扫痰定狂煎。凡病狂因痰致如上论者，是方主也。青礞石（火煅）一两、海石（火煅）一两（坠痰热即以化痰涎），枳实（姜汁炒）七钱，文蛤一两（破痰核即以聚痰散）。共细捣，米糊为丸，辰砂为衣如梧桐子大。空心食远服。每服二十一粒。服后置病者于静室，勿令言语，每服如此，神效不可尽述。用者宜识之。

第四问：狂病有由过怒所致者脉证何主

人生之气宜调之以和，不可稍有暴戾以伤之。人生之气贵出之以顺，不可稍有逆滞以耗之。盖气和则脏腑官骸无不得其和，气顺则身心志虑无不得其顺。非第此也。气和则心安，气和则志定，气顺则腑清，气顺则脏调。且气和则精神日见其充足，而无毫无扰乱之虞。气顺则作为共睹其爽朗，而无片刻颠倒之患。然则人顾可令气有所伤，气有所伤，而致病证叠出哉。乃人竟有病见为狂，实由怒生。或以盛怒，或以久怒，或以暴怒，或以大怒。因怒伤气，而气不清，因气多浊，而浊上干。初则气结而不解，继则气壅而不散，终则气昏而不明。症见色笑失真，语言无伦。甚则怒骂不避亲疏，甚则履步胥多错乱。由怒致病，即由怒成狂，此亦势理之有可逆料者。临证可弗溯其由来，审所由出，而顾冒昧以从事欤，特为申明治法。凡狂因怒致脉证可据，急宜以夺怒解哕煎，加青礞石、朱辰砂，坠气定神主之。加减随宜，不可株守。

第五问：狂证果有邪祟为害否

人生之阳气冲举，则阴气自无憧忧虞。人生之阴气消除，则阳气自无陷害之虑。盖阳以生神，要必元阳充足，而本其清气之飞腾。动与天合，斯与神迎。阴以生鬼，要必元阴衰残，而本其浊气之昏迷，暗与鬼接，斯与鬼亲。所以然者，以神属在天之灵爽，鬼属在地之精英，人必无愧乎天地，则鬼神自然为呵护，而共致其恭敬。人苟有玷乎天地，则鬼神自显为灾害，而共生其横祸。所谓积善有余庆，不善有余灾也。然则人果心共光明而磊落，则即谓乾坤无鬼神焉，可也。人如心事邪曲而僻淫，则即谓触处皆鬼神焉，亦无不可也。第鬼神本自相安于祭祀，而未尝有害人世，每自招其祸患，而反咎鬼神。以故人之为病遂有神鬼之说起矣。即如狂证，有属邪祟为害者，或神志颠越，或语言妖巫，或动作戏舞之莫禁，或手足敕咒之未停。甚则判祸福于言动之间，甚或决吉凶于指顾之下，种种鬼邪之情状，诚有莫可名状之态。藉令临证之际，无由识其致病之由，而有不为所眩惑也者几希。窃为显指端倪，以定主治之所宗。凡病狂之疑神疑鬼者，无非人之元阴飞越，元阳败坏也。凡病狂之谓神谓鬼者，无非人之元阳为殃，元阴降灾也。良以人之阳即神之灵，人之阴即鬼之灵。二气虽出乎万变，二元自合乎一本。慎不可以人病之情状，测人病之根蒂，而诱斯人于邪淫僻遁之行可也。特为揭明治法。凡病狂证有类鬼神之为害者，宜以脉证之虚实，形体之强弱为主。虚弱者，阴阳汤去石膏，加上桂、制附片，壮其元阳主之。强实者，阴寒汤加青礞石火煅、代赭石火煅。镇气安魂主之。

第六问：狂证有由气之太耗所致者何治

人身之气，本所以封固其官骸，而不使有毫厘漏泄之患。人身之气，即所以流贯于肢体，而未可有片刻凝滞之虞。盖气固则发扬滋长于无穷，气贯则顺养保合于靡尽，人亦何幸气无所扰，气无或败哉。是知气以化精，而气日固者精日盈，气以化神，而气弥贯者神弥畅。精之既盈，而水火自得相济之乐，又非第见气之发扬已也。神之既畅，而阴阳愈深氤氲之妙，更非第欣气之顺养已也。人固可不思调养，不深笃祐，而令气之既改，病生莫测欤。即如病狂之辈，有因气逆、气滞、气陷、气郁，症见气不清而神昏，气不顺而志乱，气不舒畅而语言谬妄，气不顺应而动作颠越。狂病之见证如是，是知气之所由致狂者，固由暴戾之为伤较多，而实由扰耗之致败不少也。由暴戾者，前篇已列。狂由怒致，临证合观自得所宗。窃为揭明狂病由气之太耗如上篇者，急以独参汤加桂圆肉、当归以养血，赭石、青礞石火煅以重坠，广皮、青皮以散逸，上桂、制附以壮阳。临是证其识之。

第七问：癫病有神气亏败发则怪证百出者何治

人生之神宜清明，而无昏浊之害。人生之气宜顺适，而无逆滞之虞。且神能化气，神既清明，斯气愈觉其充足。气能生神，气既顺适，斯神愈觉其爽明。人当先天受气之初，举阴阳水火之胎息，无不借此元神以维系。人当后天成形之际，举脏腑官骸之长养，无不借此元气以充周。故神有气以为丽，而神乃不虑其飞越。气有神以为驭，而气乃不患其散逸。此固势有必至，理有可凭者。丽附也，驭统也。

第神虽以气为丽，而不可有杂气之相干。气虽喜神为驭，而不可有阴神之相闭，无他。以气杂则神扰而不宁，神阴则气乱而无归，病将旋生，证必叠出矣。即如癫之为病，症见发于卒然，僵卧昏迷，口流涎沫。甚或口眼㖞斜，甚或腰脊强直，甚或目直面青，甚或痰如巨曳。千情万状，莫可名言。而究其所由，致此之原，总无非神之多杂，气之多扰。神杂则昏愦，气扰则倾覆。但气之旋扰而旋静者，以气之节度有愆也；神之旋杂而旋纯者，以神之运量有乖也。是以癫病发于一旦，而愈于一旦。皆知属神气之为殃也。否则不见病癫之辈，多在小儿气血未足之先，与在小儿大患初愈之后。而年至壮盛，卒鲜有病此之人。观此当益信癫证出自先天者众，而出之后天者寡也。窃为申明治法：凡病癫证无分怪证百出，悉宜以扶阳快中散，加牛黄磨汁入药，代赭石火煅醋淬。取其化痰镇气。琥珀、朱砂，取其安魂定魄。如制内服，外再先用雌黄、蕲艾，寸香、山甲炮成泡，细捣成艾状。以生姜片贴百会穴，安置艾状于上灸之，以苏为度。意在百会穴为气血之总关。雌黄、蕲艾为助阳之圣药，而复得山甲以夺隘，寸香以通窍。且更借火力之迅速，姜性之通明，则灸之有不立苏，久灸有不痊瘳乎。临证者其识之。

第八问：癫证有因风痰火热而成者何治

癫之为病，本属先天受气之不清，而令气多扰乱。气因度数之失真，癫之见证即见元气之为害，而令气不升举，气因顺应之有差，何世人论癫，徒即其处著之变态，而易其名曰痫，且指其证为疯。于是癫病之义既晦，而癫证之治失治。几致百家聚，千古长夜矣。即如癫病有谓属风属痰者，有谓癫病属热属火者。夫风虽善变，必不能使人之卒倒昏迷若是也。痰虽多灾，必不能使人之手足颠覆如斯也。热即乘心以相扰，不过语言表诞之为狂。火即实燥以为殃，不守神志昏乱之变狂。究何有一旦卒发，即令人之身体无主，口眼反常，并昏卧不苏似兹之极耶。况即以癫之见证，本有类风类痰类火类热之态。癫之外著，亦有见风见痰见热见火之形。然以癫之有风，则无非气之不固所致也。癫之有痰，亦无非气之失化所生也。且癫之为热，无非阴虚而虚热迭生。癫之有火，无非水衰而虚火妄动。借非然者，几见癫证之有弃衣而走，登高而呼，并汗蒸燥渴，结痰壅塞乎。是知癫可概以气虚曰之也明矣。窃为申明治法。凡癫证无分风痰火热，悉宜以扶阳快中散主之。加减外治法，俱宜如前。或因气虚而兼有风痰诸证，则或加庄黄以下火，或加黄连、黄柏以清热，或加桂枝、制川乌以祛风，或加海石、贝母以化痰，临证主裁，贵乎圆通。不可执滞。

第九问：痫病有声如牛羊音似猪鸡者何治（略）

第十问：癫狂有属风寒后见之证兼生食百物何治

人生能辨五味之正，而得其食中之味。人生能别可食之端，而得其味中之精。胥莫不资五脏精华之气，各知所承受，即莫不赖五气消融之妙，各善所含蓄也。若夫不辨可否，而任所相投无不受，不别正变，而任其所食皆相容。

此非五脏失其容贮之常，五气反其生化之道呼？第五脏非自失其常，必有令其失者；五气非自反其道，必有致其反者。其中之本原宜索，其中之变幻宜思也。即如人有病风寒之后，症见不知择食，不惟五谷不识其味而妄食，即百物皆任所投而能食。甚或默默无言，甚或忽忽喜笑，甚或诸生冷腥羶之味，皆食之而不别。甚或诸臭秽浊滞之物，皆食之而不禁一。风寒之为害，遂令人之败坏若斯，斯可知人生脾胃之地，非有瘀浊凝滞其清阳，心神之明，非有浊气上犯其灵机，必不能致人之昏昧如是也。溯所由来，势必其人阳明积有瘀血，而清下失其治，或在妇女月经积于血室，而和解失其法。故瘀血遏绝其清升浊降之道，瘀血扰乱其天君灵明之用。而证转莫名，变久不宜也。窃为申明治法。凡病癫狂属风寒所致，如上论者，阴寒汤加百合七枚劈。洗䗪虫、虻虫各三钱，去毒化瘀，治无不协，临证宜知。

第十一问：癫病有见于小儿之辈者何分

生人之所由强立不衰，清明不敝者，莫不赖先天受气之盈，后天培植之笃厚也。第后天之肌肉形骸，虽借饮食以为生化之帮，而究由先天之气血阴阳，斯为胎息以著氤氲之妙，故先天之所涵育，即为后天所长养之端倪，先天之所保合，即为后天所发荣之根基。人顾可令先天有或亏，而致后天之多见病哉。即如小儿之病癫证，在小儿之为质，则五官既无人欲之戕贼，而六德胥本天性之流露。而乃病见卒倒昏迷，僵卧不省，甚则痰涌气促，甚则肢冷爪青。种种险怪之证，莫可名言如是。是知小儿之病此者，非由先天禀赋之中，多昏浊之扰其神明乎，非由先天成形之始，多秽邪之乱其脏腑乎。夫固知小儿之病癫，犹是气虚神昏之所致也，明矣。他如乳哺多惊，久亦渐病。夫昏迷气血有耗，后必渐成夫愦乱。小儿之癫病，固自不一其途，然即其委而溯其原，因其病而穷其隐，则终无非病见于后天，而祸伏于先天也。后著幼科专门，临证合观，自得主治，兹不预著以淆人目。

第十二问：癫狂各有坏证脉证何分

癫与狂之所由判，即阴阳之所由分。是篇既展各列问辨无复混淆。但狂之所由致病，与癫之所由见证，虽治法之无遗，而癫狂究各有坏证之著，临证尤不可不知。如癫之为病，多属阴寒，狂之为证多属阳热。阴寒之脉宜沉细，而乃反见洪大数急，阳热之脉宜实大，而乃反见虚涩短数。

癫狂之脉如是，是知脉可诊人脏腑气血之盛衰，脉即可征人水火阴阳之强弱。兹之癫病，反得脉实，必其阴将脱离，阳将飞越。兹之狂病，反得脉涩，必其血太消耗，气愈亢害也。阳飞则亢阴无以为生化之源，阳亢则孤阴将立致竭绝之危。癫狂至斯，斯谓不治。故古今医流，皆莫不以是脉是证听之彼苍而束手无策也。夫岂知医既操活人之术，顾可无活人之法欤？用是揭明治法。凡癫病脉大如上论者，阳寒汤去石膏，加赭石、青礞石主之。盖以阴盛阳衰则益阳而损其阴，阳盛阴衰则益阴而损其阳，补泻兼施活人，非浅用者宜知。

（《医方辨难大成》）

刘 默

癫 狂 问 对

刘默，清代医家

或曰：本来无病，如何卒然而癫，陡然而狂？何因而感？亦有愈者，亦有愈而复发者，亦有终身不愈者，何也？

答曰：此情志之所感，亦有阴阳之分也。病属五脏为癫，癫为阴证，阴证难愈；病属六腑为狂，狂属阳证，阳证易愈。凡有所触，故易发也。

或曰：癫狂固有阴阳之分，论致病之因，不过痰心窍而神明变化，既为心病，如何有脏腑之分？幸明悉之。

答曰：癫呆不语，语则惑乱，前后无叙，或清或乱，或正或邪，或立或坐，或睡如醉如醒，宛若无病，惟叹息愁闷，快快失志，恐怖畏惧，随五脏受病而见症不一，虽曰痰迷心窍，心中自明白。忽忽惑乱不清，初起只宜静养调摄，若泥于攻痰泻火、安神静心，及以冰石珠珀之药早服，则终身不愈，何也？癫病本志意不畅，狐疑自怯，思虑妄想，作为差误而自悔，心虚胆怯而多疑，肾虚失志而自愧，脾虚失意而不乐，肺虚多忧而善悲，肝虚抑郁而善怒，此皆五脏之神志先虚，神明受病，虽有痰有火，实不足之虚病，宜补不宜泻，只以后方主治可也。

通治癫证主方

生枣仁三钱　　当归一钱五分　　天麻一钱五分　　茯神一钱　　远志一钱

菖蒲五分　柏子仁五分　甘草二分

　　清水煎服不时。心虚神困，以生枣仁宁之，菖蒲醒之；肝虚血少，以当归补之，天麻平之；肾之神为志，远志温之；脾之神为意，茯神益之，甘草和之；肺之神为魄，柏子仁润之。上方补五脏之神也，补中有泻，何虑痰火之不清邪？如火盛加羚羊角、黄连各五分。如郁痰郁气为根，加郁金三钱，贝母二钱，橘红一钱。如元气虚极、久远不愈，加人参二钱，去菖蒲。如血虚加川芎一钱。

　　狂者狂妄骂詈，一刻不宁，登高上屋，步走如飞，平素不能者而能之。此《内经》阳明篇所悉也。正谓六腑之痰气火有余之症，有泻无补，火清则愈，易为治也。只宜夺食，以汗吐下三法治之，使胃与大肠之火一清，肢体虚惫而愈，何也？狂妄之病，起于暴怒、郁怒损伤肝木，肝木生火，火乘于胃，胃火与肝木并发。故发则令人心神躁妄，狂言失志，不避亲疏，而骂詈裸形，不畏寒冷。夺食不知饥饿。正因阳明多气多血之腑，两阳合明而亢极也。忌用补药及安神金石之剂，只宜后法主治也。

通治狂病主方

枳实三钱　黄芩一钱五分　荆芥一钱五分　生山栀　黄连　薄荷各一钱　甘草五分

　　煎十分加铁锈二钱，泡酒浸大黄五钱、朴硝三钱。热服，服后听其吐泻自定。不愈并服一帖自倦，倦时听其自睡，只与粥汤，三日方可吃粥。如吃粥早，必复发而难愈也。亢阳之火，虽曰阳明胃与大肠，六腑未必不病，病可致狂，其热毒之盛可知矣。况病久致狂，胆横肝逆而不知人事，何况六腑之病邪！故用大承气合三黄解毒，加铁锈者，各有所制也。如胸中痰涎壅闭者，先用瓜蒂散吐尽膈上之痰，继服前方下宿垢。如狂甚不能服药者，以好甘遂三钱，量虚实增减研细，不拘饮食中置之，任其自吃，吃后吐泻兼之。轻者即愈，重者前方一二剂必愈。如人事已省，心境不惑，以滚痰丸临睡服二三钱自愈。如怒气伤肝者，以龙荟丸三钱泻之。如产后血虚，兼有瘀血凝于冲脉而狂者，加归尾、红花各一钱五分，桃仁三钱，去山栀、黄芩，煎好加入铁锈水一钱五分，泡酒大黄三钱服。如产后气血两虚为癫病，照前癫证方加减主治。

（《证治百问》）

郭楚贤

虚实深浅，条辨癫狂

郭楚贤，晚清医家

或有问于予曰：癫狂胡为而作也？予应之曰：人受天地之中以生，不外阴阳气化，阴阳和则百病不生，阴阳乖则邪气入，故人感之即发为异病。癫狂者，病之异也，感之浅则治之易，感之深则治之难。惟治之有要，斯亦易而无难矣。曰：然则治之奈何？曰：是必有专方，乃能对症下药。吾得师指授，则虚实不明，阴阳莫辨，何从措手哉曰：其本源若何？曰：是症不外忧思郁结，痰火夹攻，延及五脏，因有阐笑歌泣等症。须知癫狂，专责乎痰。痰火夹攻则狂也。盖火属阳而常动，故有传经之变。痰属阴而常静，故有结聚之坚。痰本不动，其动者火逼之也。狂虽有传变，又与伤寒传经异，伤寒自外而入，狂则自内而出。

伤寒始于太阳膀胱，一日一传。狂则始于厥阴肝，次传心，次传脾，次传肺，次传肾，至肾不愈，则又反而传肝。要之心为君主之官，神明出焉，邪不入心，天君泰然，百体从令焉。能为患，盖忧思则伤脾，郁久而怒则伤肝，土郁而木复克之，此痰所由生也。痰迷心窍而昏愦作矣。岚瘴戾气伏入于里，积久成热，此火所由生也。火灼心君而妄念作矣。内乱既生，外侮因而乘之，痰火触逼，两相夹攻，心神亦因之扰乱，而谵狂作矣。其或弃衣逃匿，逾墙上屋，风热相争也；呼神叫鬼，昼夜不寐，神不守舍也；采青摘叶，肝风动也；擢土破物，风热入脾也；时而收物藏匿，邪入于阴也；时而抛物弃外，邪出于阳也；不拒水火，不拘生热，阴阳混杂也。更可奇者，前之所为言之了了，目今所为，毫不省着，盖痰在里而热在表也。治是症者，须察证候起于何经，虚实贵乎明辨，岂得以痰火概治之，以硝黄、陈半统治之哉？分辨数条缕列于后。

审脉以辨虚实

经曰：癫之始发意不乐，直视僵仆，其脉三部俱阴。

又曰狂之始发，少卧而不饥，自高贤也，自辨智也，自贵倨也，妄笑乐歌舞，行走不休，其脉三部俱阳。故痴迷而知畏惧者，阴也，不足也，癫也；忿怒而莫可制者，阳也，有余也，狂也，而尤宜辨者。人虽知虚实之治不同，而不知癫证少而狂证多。患斯病者，癫证不过百中之一二。故脉每多实强，善治者不得忽视乎脉，亦不得徒泥乎脉，脉症参观斯为尽善。

审色以辨浅深

欲知症之真伪，须察耳后穴经系青紫，目斜视而白珠色红者决无疑焉。其穴在耳后，系三焦经之颅息穴，观《铜人图》便知。初起之时，穴上有纹二条，上冲发际，当察以辨其病在何经。在肝色青，在心色赤，在脾色淡黄，在肺色淡白，在肾色黑。病退则散，若纹渐收缩，凝而成珠，形如豆粒，则难治矣。

审症以辨经络

癫之始发，不过痴迷昏愦而已，无他症也。狂之始发，身无寒热，心神昏迷，狂妄相乘，谵语叠作，似有邪祟依附，以故喜怒哀乐失其正，爱恶情欲反其常，言则无非神祇见则无非妖怪，或祉坛礼拜，几呼天誓地，甚至裸体忘羞，远方逃匿，种种异状，难以枚举。其见症大要有五：一曰悲泣也，热在胆，痰在肝，肝与胆相通，则热炎于肝而气不畅，故悲而泣也；二曰喜笑也，热在小肠，痰在心，心与小肠相通，则热炎于心，心血上升，故喜而笑也；三曰歌乐也，热在大肠，痰在肺，肺与大肠相通，则热炎于肺，肺窍气塞，则气逼热邪而散于脾，子入母怀，故乐而歌也；四曰詈恶也，热在胃，痰在脾，脾与胃相通，则热炎于脾，脾土燥极，故詈而恶也；五曰阐怒也，热在膀胱，痰在肾，肾与膀胱相通，则热蓄下焦，水不生木而肝燥，故怒而阐也。此狂证之常也。时而弃衣而走，逾墙上屋，行窄径如行平地，或侧退，或弃履，或言语不伦，此五行混杂，五脏合病也；时而仰观为火有余，时而俯视为水有余，时而左顾右盼，如见五色精兵，天仙往来，神鬼相攻，此则五行相克，病愈深而治愈难矣。世俗每见前症，疑有魔鬼相攻，辄以巫师治之。实非鬼也，乃狂证之变也。总之，不离乎痰者近是。然五脏见症间与《内经》不合，大抵病为怪病，而理亦相反，谨导师授，亦要我用我法云尔。

审方以辨先后

或病之初起，或初接他人手审症未的，俱宜以独活汤升发之，次则依各条主方治之。或随症变通，或随方增减，神而明之，则存乎其人。但不可先用补药剂，阻塞经络，以致不可救药。亦不可遽用硝黄，致痰为寒凉所陷，凝结不散。总以理痰为先，清火次之。若血蓄下焦及病已传胃，即宜急以硝黄下之；既下之后，又当救阴，或以金水六君煎主之。若直中癫证，则又以温中升阳为主，寒凉断不可用。

独活汤

独活　羌活　川芎　当归　细辛　桂枝　人参　石菖蒲　云神　远志肉　法夏　陈皮　白薇　甘草

升阳散火汤

柴胡　北风　葛根　升麻　羌活　独活　人参　白芍　甘草　生姜　大枣

金水六君煎

熟地　当归　陈皮　法夏　茯苓　甘草

五脏分治法

邪传肝经则泣，以清风饮子主之。或羚羊角散、犀角地黄汤加柴芩亦可。

清风饮子

青黛　防风　胆星　栀子　香附

邪传心经则血旺，故多言多笑，以天黄散主之。或导赤散亦可。

天黄散

花粉　黄连

邪传于脾，气不能舒则噎，以柴陈汤主之。或二石滚痰丸、涤痰汤、越鞠丸亦可。

柴陈汤

红柴　法夏　陈皮　茯苓　黄芩　甘草

二石滚痰丸

法夏　陈皮　茯苓　香附　石菖蒲　郁金　礞石　海石　胆草　甘草

越鞠丸

法夏　砂仁　苍术　川芎　陈皮　茯苓　栀子　香附　甘草

邪传于肺则壅塞肺窍，必歌必喊叫，以润肺饮主之。

润肺饮

知母　贝母　花粉　桔梗　陈皮　麦冬　茯苓　甘草

邪传于胃则血蓄下焦，欲阐怒，以桃仁承气汤主之。

邪传于胃则病将愈，急宜下之，以导痰承气汤主之。

导痰承气汤

知母　厚朴　海石　陈皮　法夏　茯苓　郁金　枳实　粉葛　大黄　甘草

五脏合病治法

凡翻坛打庙、逾墙上屋、弃衣弃履、狂走倒退、行径拜揖等症，皆五脏合病，五行混杂，宜调和营卫、清热化痰，以五脏饮主之，或八味逍遥散亦可。若仰观俯视，左顾右盼，而面色又相克，此亦五行混杂，病必纠缠，亦以五脏饮加减可也。

五脏饮

法夏　陈皮　茯苓　知母　贝母　香附　胆草　花粉　黄连　栀子　甘草

患延日久，伏火上炎，则邪着于肾，故好淫，男女皆同，用知柏地黄汤主之。

知柏地黄汤

知母　黄柏　干地　丹皮　泽泻　山茱　茯苓　怀药

狂转癫证治法

狂证转癫，皆因泄热太早，痰为寒凉所凝，痰陷诸窍，则癫也，以回阳升麻汤主之。

回阳升麻汤

熟地　人参　附块　干姜　当归　升麻　甘草

直中癫证治法

直中癫证，因郁邪内积，抑郁难伸。故不语不乐，默默如醉，目光直视，无时癫仆，三部之脉俱虚，宜回阳升麻汤主之，或附桂理阴煎、胡椒理中汤亦妙。

附桂理阴煎

熟地　当归　肉桂　北姜　附子　炙甘草

胡椒理中汤

川椒　荜茇　北姜　细辛　附子　白术　陈皮　款冬　炙草

风热邪痰相攻、心神不安，宜五福饮主之。

五福饮

竹叶一钱　侧柏叶钱半　陈壁土一两

共煎水一碗。用秤砣烧红，药水淬之，温服。

将 愈 吉 兆

症见扫屋拂尘最佳，脏腑痰除热退，指日清顺矣，以气功荡涤丸主之。

家传气功荡涤丸

礞石　海石　陈皮　法夏　西庄　枳实　香附　钩藤　天麻　知母　川朴　葶苈　芒硝　人参　茯苓　沉香　麝香　甘草

研末，饭丸。孕妇去麝香，加竺黄。

愈后宜调理

是症有一治而愈者，有久治而后愈者。有愈后略欠调理，数月复发者最难治。故治此病者，宜拔其根，劫其巢穴，宽之以岁月，养之以优游，方保无反复之忧，或用天王补心丹，或金水六君煎主之。

天王补心丹

地黄　人参　丹参　玄参　桔梗　五味　当归　远志　天冬　麦冬　柏仁　枣仁　茯神

（《癫狂条辨》）

俞 震

癫狂医案按

俞震（1709~1799），字东扶，清代医家

汪石山治一人　年逾三十，形肥色白，酒中为人所折辱，遂病心恙，或持刀，或逾垣，披头大叫。诊其脉濡缓而虚，按之不足，此阳明虚也。宜变例以实之，庶几可免。先有医者，已用二陈汤加紫苏、枳壳等物，进二三帖矣。闻汪言，即厉声曰：吾治将痊，谁敢夺吾功乎！汪告归。医投牛黄清心丸如弹丸者三枚，初服颇快，再服燥甚，三服狂病倍发。抚膺号曰：吾热奈何！急呼水救命。家人守医戒，禁不与。趋楼见神前供水一盆，一呷而尽，犹未快也，复趋厨下，得水一桶，满意饮之，狂势减半，其不死幸耳。

复请汪治之，以参、芪、甘草甘温之药为君，麦冬、片黄芩甘寒之剂为臣，青皮疏肝为佐，竹沥清痰为使，芍药、茯苓随其兼证而加减之，酸枣仁、山栀子因其时令而出入，服之月余，病遂轻。然或目系渐急，即瞀昧不知人，良久复苏。汪曰：无妨，此气血未复，神志昏乱而然。令其确守前方，夜服安神丸，朝服虎潜丸年余，熟寝一月而安。

震按：此人酒中受折辱，必然肝火郁勃，狂至持刀上屋，大渴恣饮，则痰火实证无疑。大胆者将用戴人吐法，小心者亦必以黄连、石膏、羚羊、胆星、菖蒲、竺黄等药正治之。其人狂必愈甚，狂愈甚则

元气脱，奄然以死，未死仍狂，死乃狂止，而医犹未悟也。幸遇石山之能识脉，用参、芪月余治愈，医可轻言哉！变例以实之句，云非常法也，亦当着眼。

叶天士治嘉善朱怀音兄 患癫狂，用消痰清火药而愈。越三年复发，消痰清火不应，用天王补心丹而愈。越二年又发，进以前二法皆不应，用归脾汤而愈。越一年又发时，发时口中哼哼叫号，手足牵掣搐掉，如线提傀儡，卧则跳起如鱼跃，或角弓反张，其喊声闻于屋外，而心却明白，但以颤掉之故，口欲语时，已将唇舌嚼坏，如此光景，半刻即止，止则神识昏愦，语言谬妄，又半刻而发如前矣。一吴姓名医，用人参、鹿茸、肉桂、熟地、龙齿、青铅、远志、茯苓药，服之甚相安。然匝月不见效，乃就正于叶天翁。叶笑曰：渠用贵重之药，必自信为名医，但多费病家之财，与病毫无干涉，即庸医也。吾以轻淡药，二十剂当减半，四十剂当痊瘳耳。因叩其掣掉作则心明，掣掉止则神昏之故，曰：操持太过，谋虑不决，肝阴胆汁两耗，阳跷阴跷脉空风动，非虚耳也。用白芍、萸肉各一钱五分、白石英、淮小麦、南枣肉各三钱，炙草五分。病人见其方，殊不信，旁人亦以药太轻淡，并两帖为一帖，服十帖，病减半，二十帖病痊瘳矣。

(《古今医案按》)

俞根初

伤 寒 发 狂

俞根初（1734~1799），清代医家

　　胃热蒸心，阳盛发狂，其主因也。伤寒少，温热病多，温热病夹斑毒、夹痰火者尤多。其先夹醉饱、夹惊、夹怒者亦多，此皆谓之阳狂。他如作汗发狂、蓄血发狂、阴躁发狂、心风发狂，此皆谓之发狂。病源既异，病状自殊。故治病必求其受病之源。

　　伤寒化热传里，及温热病，里热亢盛，症皆目赤唇焦，齿燥舌干，大渴饮水，始得少卧，不安，妄语悲欢，继即弃衣狂奔，骂詈叫喊，不避亲疏，甚则逾垣上屋，登高而歌。舌苔深黄厚腻，甚则老黄焦黄，或夹灰黑，多起芒刺，夹斑毒者，胸闷心烦，起卧无定，静躁不常，斑点隐隐，壮热无汗，舌苔纯黄边黑，中见红点；夹痰火者，痰壅气逆，胸闷呕吐，静则迷蒙昏厥，躁则狂妄舞蹈，舌苔黄厚而滑，或黄白相兼，或夹灰腻，扪之湿润；夹醉饱者，或歌或骂，或笑或哭，嗳腐难闻，酒气喷人，舌色深紫而黯，扪之湿润，或中见黄腻，或后根黄厚；夹受惊者，痰涎壅塞，牙关紧急，躁则狂言多惊，卧起不安，静则短气心惊，神识如痴，舌苔多黄而滑，或夹红星；夹触怒者，两目斜视，势欲杀人，见人欲啮，咬牙龂齿，发则怒狂骂詈，醒则歌哭吁叹，舌多焦紫，或鲜红起刺，此皆阳狂之本证，夹证有实无虚。若作汗发狂，其人欲食，大便自调，溺反不利，骨节作痛，翕然发热，奄然发狂，漐然汗出而解，舌苔薄白微黄。蓄血发狂，太阳病不解，热在下焦，少腹硬满而痛，小便自利，大便反黑，瘀热在里，其人发狂，舌色多紫而黯，扪之滑润。阳躁发狂，初起无头痛，不烦闷，但手足逆冷，阴极发躁，欲坐卧于泥水井中，或欲阴凉处坐，或烦渴而不能饮水，躁乱不安，如发狂状，舌多灰而淡白，或灰黑而嫩滑。心风发狂，发则牙关紧急，痰涎上塞，口吐白沫，迷闷恍惚，醒则狂言多惊，喜怒不常，甚则或歌或哭。舌色纯绛鲜泽，略有垢浊薄苔，或红而上罩黏腻；似苔非苔。此皆如狂之阴阳错杂证，虚实皆有。

发狂无汗者，新加白虎汤加葱豉，凉泄郁热以出汗，汗仍不出，而热甚狂乱者，三黄石膏汤大发其汗以泄热；热泄汗出，其狂自止。发狂便结者，白虎承气汤加芦笋、竹叶心凉泻实火以通便；便仍不畅，而热闭狂昏者，大黄泻心汤两清心胃以得火，火泄热清，其狂自愈。阳毒发狂，解毒承气汤加紫雪丹八分，药汤调下活水芦笋二两、大青叶八钱，与方中绿豆煎汤代水，峻逐毒火以泻阳；阳毒虽解，而斑发未透、神识昏迷者，犀地清络饮加三黄泻心丸（川连三钱，青子芩、煨甘遂各二钱，西牛黄、广郁金各钱半，猪心血一枚为丸，重一钱，朱砂为衣，药汤调下）开窍透斑以清神，神清斑透，其病自瘥。痰火发狂，轻则陷胸承气汤，重则加味凉膈煎调下安神滚痰丸（煅礞石、风化硝、辰砂各一两，沉香、珠粉各五钱，细研，竹沥姜汁皂荚膏为丸，如芡实大，每服三丸）峻下痰火以除狂；狂除而神识迷蒙者，玳瑁郁金汤去紫金片，调下局方妙香丸清凉芳烈以开窍，肃清痰火以醒神，神识清醒，其根自除。醉饱发，先以炒盐汤调下瓜蒂末一钱，吐之；继以枳实导滞汤加槟榔三钱、枳椇子五钱下之；终以葛花解醒汤加减（鲜葛花一钱，枳椇子四钱，青皮八分，广皮钱半，生於术一钱，赤苓、猪苓、泽泻各钱半，六神曲三钱，广木香、春砂仁各六分，鲜青果二枚）解其酒毒，调其脾胃以善后。解惊发狂，先与蒿芩清胆汤，调下许氏惊气丸（铁粉、橘红、姜南星、南木香、白僵蚕、白花蛇、麻黄、天麻各五钱，苏子一两，全蝎、辰砂各一钱，龙脑、麝香各一厘，同研极匀，蜜丸如龙眼大，每服一丸）镇肝清胆以定狂；终与十味温胆汤（潞党参、辰茯神、淡竹茹、熟地、枳实各钱半，姜半夏、广皮各二钱，炒枣仁、远志肉各一钱，炙甘草五分，生姜一片，红枣一枚）补虚壮胆以善后。大怒发狂，便通而痰气上逆者，生铁落饮加减（生石膏八钱，天竺黄、青龙齿、辰茯神各三钱，制香附、玄参心各二钱，淡竹沥两瓢，石菖蒲汁二匙，同冲，先用生铁落一两，同生石膏煎汤代水）坠痰镇肝以定狂；便闭而火势大盛者，白虎承气汤去粳米，加川连一钱、铁粉三钱，同石膏先煎清汤代水，泻火解结以除狂。欲汗发狂，只与葱豉荷米煎和中解肌以助汗，或但饮沸水以发汗，汗出则狂自止。蓄血如狂，轻则犀角地黄汤加味，重则抵当汤加减搜逐瘀积以消之，瘀消血行，如狂自止，终与四物绛复汤养血活络以善后。阴躁如狂，脉沉细而肢冷烦躁者，真武汤加辰砂一钱冲，冷服，回阳摄阴以除之；脉数大而空，阴盛格阳而躁者，通脉四逆汤去葱白，加别直参三钱，冷服，破阴回阳以救之。

若仍躁不得眠、脉伏不出者，回阳急救汤生脉回阳以固其脱。心风如狂，参珀茯神汤（西洋参、炒枣仁各钱半，茯神四钱，石菖蒲、远志肉各一钱，乳香六分，琥珀、辰砂各五分，二味和匀同冲，调下金箔镇心丸：金箔五片，人参、茯神、犀角各一钱，西牛黄、天竺黄、青龙齿、龙胆草、生地、远志、朱砂、铁粉各七分。为细末，蜜丸如梧桐子大，每服七丸）镇心宣窍以安神，神安则如狂自止。总之发狂一证，虽有虚实寒热之不同，毕竟实证多，虚证少。

治此者，总以泻火为先，参以消痰、理气、凉血、通络，察其孰轻孰重而兼治之，此为治狂之要诀。若夫似狂非狂，则求其病源而分治之。若误作阳狂实热，骤用凉泻，反速其死。临证者务详审而明辨之。

（《重订通俗伤寒论》）

吴鞠通

泻心凉肝迳折火势，化痰宁神大补心脾

吴鞠通（1758~1839），名瑭，清代医家

陀（五十九岁） 病由情志而伤，中年下焦精气不固，上年露痹中之萌。近因情志重伤，又届相火主令，君火司天，君火客气，内与本身君相火相应，以致肝风鸱张，初起如狂。医者仍然攻风劫痰，大用辛温刚燥，复以苦寒直下，是助贼为虐也。现在左脉实大坚牢，大非佳兆，勉以紫雪丹定瘛疭肢厥而泄有余之客热，再以定风珠济不足之真阴而息内风之震动。如果病有回机，神色稍清，再以后法。

紫雪丹二两（每服二钱，二时一服，以神清为度。牙关紧闭用乌梅蘸醋擦牙关，其牙即开） 大生地一两 左牡蛎八钱 麦冬不去心，八钱 生白芍一两 真阿胶四钱 麻仁四钱 生鳖甲一两 炙甘草六钱 水蚌生开，冲入半酒杯 鸡子黄二枚（药煮成去渣后和入）

上火一二沸。煮成三碗，渣再煮两碗，共五碗。四刻服半碗，尽剂再作服。

左脉仍然牢固，较昨日诸症俱减，舌苔黄黑，尺肤热，阳明络现。昨谓不止本身虚热，且有客气加临，非虚语也。汤药仍照前方，再以清宫汤化牛黄丸、紫雪丹辈。二时一次（二十日）。

连翘心三钱 连心麦冬五钱 元参心五钱 竹叶卷心三钱 莲子心一钱五分

煮一大碗。服牛黄丸、紫雪丹时，即以此汤化服（待汤已凉，化入丹、丸）。

瘛疭肢厥虽止，其狂如故，会厌不利，脉仍牢固数大。按阳并于上则狂，的系阳火有余，非极苦之药，直折其上盛之威，其势未必得减，况小肠火腑，非苦不通，火降痰亦因之而降，其会厌庶可得利矣。

洋芦荟三钱　犀角八钱　元参五钱　龙胆草三钱　麦冬不去心，八钱　知母六钱　真雅连三钱　丹皮八钱　白芍六钱　细生地六钱

头煎三碗，今日服。二煎两碗，明早服（二帖半）。

脉气大减，但阳升阻络，机窍不灵，议兼清会厌胆络之热（廿四日）。

羚羊角三钱　麦冬不去心，三钱　洋芦荟一钱五分　生地三钱　知母三钱　龙胆草一钱五分　钩藤二钱　连翘一钱五分　冬桑叶一钱五分

煮成三杯，外：米醋杯半，每药一茶杯，冲入半酒杯。今晚一帖，明早一帖。

于前方内加石膏二两（廿五日）。

稍进糜粥，觉勇力倍常。舌红黑，脉较昨日实大，犹为阳火有余（廿六日）。

犀角六钱　细生地四钱　雅连四钱　麦冬不去心，五钱　洋芦荟四钱　丹皮五钱　知母五钱　龙胆草三钱

米醋每药一杯冲入半杯。浓煎三杯，分三次服，渣再煮二杯，明早服。于前方内加铁落煎汤代水（铁落即铁铺中打铁时所落铁皮片）。

诸证与脉皆减，然未能尽，苦药犹不能减也，颊肿系客气，议加辛凉（初二日）。

犀角五钱　洋芦荟三钱　雅连三钱　麦冬不去心，六钱　龙胆草三钱

知母四钱　连翘三钱　羚羊角三钱　丹皮五钱　银花三钱　钩藤三钱

铁落水煎。头煎三碗，二煎三碗，分六次服，明日午前令尽。间服牛黄丸、紫雪丹，日三次。

于前方内加生地八钱（初三日）。

齐（四十二岁） 脉弦数而劲，初因肝郁，久升无降，以致阳并于上则狂。心体之虚，以用胜而更虚，心用之强，因体虚而更强。间日举发，气伏最深，已难调治。今岁又系风木司命，有木火相煽之象。勉以补心体、泻心用两法（己巳二月初三日）。

洋参三钱　大生地二两　丹参三钱　白芍六钱　生龟甲一两　黄柏三钱　麦冬不去心，六钱　莲子心一钱　山连三钱　丹皮四钱

煮三碗，分三次服。

操持太过，致伤心气之狂疾。前用补心体、泻心用、摄心神，已见大效，脉势也减。经谓脉小则病退是也（初六日）。

洋参三钱　女贞子四钱　丹皮五钱　龟甲二两　龙胆草一钱　山连三钱　白芍六钱　黄柏炭二钱　莲子五钱　麦冬不去心，六钱

铁落水煎。煎三杯，分三次服，外以米醋黄酒一杯冲。

某 左脉弦劲，经谓单弦饮癖。五日前因观剧，后做噩梦，遂病狂肢厥。经谓阳并于上则狂，两阴交尽则厥。《灵枢》有淫邪发梦一卷，大意以五脏偏胜，非因梦而后病也。前人有诸般怪症，皆属于痰之论，虽不尽然，然此证现在咳嗽块痰，右脉单弦，应作痰治（廿七日）。

石菖蒲二钱　半夏五钱　茯神块五钱　天竺黄二钱　丹皮三钱　白附子二钱

煮三杯，分三次服。先服陈李济牛黄清心丸一二丸，温开水调服。

狂而厥，左脉单弦，咳嗽块痰，昨议应作痰治，今日左脉渐有和平之象，证现于外者亦效，但形貌怯弱，色白而嫩，脉亦不壮。此证之痰，究因惊起，凡神气壮者不惊，况惊后噩梦，梦后大汗，其为阳虚神怯显然。此证将来必归大补而后收功，现在不得以攻痰见效，而忘其虚怯。与化痰之中，微加益气（廿八日）。

半夏五钱　茯神块五钱　秋小麦八钱　麦冬不去心，五钱　石菖蒲一钱大枣去核，二枚

煮三杯，分三次服。

体虚有痰之症，不能纯治一边。今日脉微滑数，于昨日方法中少加逐痰（廿九日）。

茯神块五钱　半夏五钱　陈胆星一钱　白附子二钱　麦冬不去心，三钱　秋小麦一合　石菖蒲一钱五分

煮三杯，分三次服。先服牛黄清心丸半丸。

昨日稍加逐痰，痰出如许，大势安静，但多怒耳。右脉仍滑，痰未净也（初一日）。

茯神块三钱　半夏六钱　石菖蒲一钱　代赭石煅飞，一钱　白附子二钱　秋小麦八钱　旋覆花包，三钱　炙甘草一钱

煮三杯，分三次服。

其后痰去，以大补心脾而安。

鲍（三十二岁） 大狂七年。先因功名不遂而病，本京先医、市医、儒医已历不少，既而徽州医、杭州医、苏州医、湖北医，所阅之医不下数十百矣，大概补虚者多，攻实者少间而已，时不旋踵而即发。余初诊时，见其蓬首垢面，下体俱赤，衣不遮身，随作随毁，门窗粉碎，随钉随拆，镣铐手足，外有铁索锢锁大石磨盘上，言语之乱，形体之羸，更不待言。细询其情，每日非见妇人不可，妇人不愿见，彼竟闹不可言，叫号声嘶，哀鸣令人不忍闻，只得令伊姬妆强侍

之，然后少安。次日仍然，无一日之空。诊其脉六部弦长而劲。余曰：此实证，非虚证也。于是用极苦以泻心胆二经之火。泻心者必泻小肠，病在脏，治其腑也；胆无出路，借小肠以为出路，亦必泻小肠也（十月初）。

龙胆草三钱　胡黄连三钱　天门冬三钱　细生地三钱　麦冬不去心，三钱　粉丹皮三钱

煮三杯，分三次服。

服二帖大效，妄言少而举动安静。见其效也，以为久病体虚，恐过刚则折，用病减者减其制例，于原方减苦药，加补阴之甘润（初三日）。

病家来告云：昨服改方二帖，病势大重，较前之叫哮妄语加数倍之多，无一刻之静。此症想不能治，谅其必死，先生可不必再诊矣。余曰：不然，初用重剂而大效，续用轻剂加补阴而大重，吾知进退矣。复诊其脉，弦长而数。于是重用苦药（初五日）。

龙胆草六钱　天冬五钱　真雅连五钱　洋芦荟六钱　麦冬不去心，二钱　乌梅肉五钱　胡黄连五钱　秋石二钱

煮三碗，分三次服。服此方一气六帖，一日较一日大效，至十一日大为明白。于是将得病之由，因伊念头之差，因未识文章至高之境，即能至高，尚有命在，非人力所能强为，何怒之有！人生以体亲心为孝，痛乎责之，俯首无辞。以后渐减苦药，加补阴。半月以后，去刑具，着衣冠，同跪拜，神识与好人无异，服专翁大生膏而壮。下科竟中矣。

富（二十岁）　阳并于上则狂。先以极苦折其上盛之威。左脉洪大，胆无出路，泻胆者，必泻小肠。心主言，多言者必泻心。泻心者亦必泻小肠。小肠火腑，非苦不通（丁亥三月十七日）。

龙胆草四钱　天冬三钱　生牡蛎打碎，五钱　洋芦荟三钱　麦冬不去

心，四钱　胡黄连三钱　细生地五钱　丹皮三钱

铁落水煎，煮三杯，分三次服。二帖。

狂病与极苦泻小肠已效，仍宗前法，少加收摄阴气。余有原案，以前人误下，大便太稀故也（十九日）。

龙胆草三钱　天冬三钱　生鳖甲打，五钱　洋芦荟二钱　麦冬不去心，三钱　生牡蛎五钱　胡黄连三钱　丹皮五钱　五味子一钱　细生地五钱

铁落水煮成，去渣，加陈米醋半酒杯，分三次服。

狂病与育阴兼泻小肠，病退其半，脉之洪大者亦渐小。

经谓脉小则病退，守其法而减其制（二十一日）。

龙胆草二钱　天冬二钱　牡蛎五钱　洋芦荟一钱　麦冬不去心，三钱　白芍三钱　胡黄连二钱　丹皮三钱　秋石一钱　细生地五钱

铁落水煮三杯，分三次服。四帖。

狂病左关洪大有力，得苦药反大于前。议进法，余有原案（廿六日）。

龙胆草五钱　知母四钱　天门冬四钱　洋芦荟五钱　丹皮二钱　细生地二钱　胡黄连五钱　秋石一钱

铁落水煮成三杯，加陈米醋一酒杯，分三次服，其碧云丹仍服。

章氏（四十六岁）　先是二月间病，神识恍惚，误服肉桂、熟地等补药，因而大狂。余于三月间，用极苦以折其上盛之威，间服芳香开心包。医治三十日而愈。但脉仍洪数，余嘱其戒酒肉，服专翁大生膏，补阴配阳，彼不惟不服丸药，至午节大开酒肉，于是狂不可当，足臭远闻至邻，不时脱净衣裤上大街，一二男子不能搏之使回。五月十四日，又延余诊视，余再用前法随效，二三日仍然如故。

盖少阳相火旺极，挟制君主行令，药虽暂开其闭，暂折其威，相火一动，而仍然如故。延至六月十六日午刻，复自撕碎其裤，不及防而出大门矣。余坐视不忍，复自惭无术以已其病。因谓其胞弟曰：此

证非打之使极痛，令其自着裤也不可。盖羞恶之心，亦统于仁，能仁则不忍，忍则不仁，不仁之至，羞恶全丧，打之极痛则不能忍，不忍而仁心复，而羞恶之心亦复矣。此先圣王扑作教刑之义也。伊弟见其乃姊如是景况，羞而成怒，以保父母体面为义，于是以小竹板责其腿，令着裤，彼知痛后而自着衣，着后稍明。次日十七日立秋，余与大剂苦药一帖而痊愈。盖打之功，与天时秋金之气、药之力相须而成功也。后以专翁大生膏而收全功。

专翁大生膏

人参　茯苓　鲍鱼　海参　白芍药　莲子　阿胶各二斤　龟甲另熬胶鳖甲另熬胶　牡蛎　沙苑蒺藜　白蜜　猪脊髓　枸杞子炒黑，各一斤五味子　山茱萸肉各半斤　羊腰子八对　鸡子黄二十枚　乌骨鸡一对芡实　熟地黄各三斤

以上将动物药、植物药分置四铜锅内，文火细炼三昼夜，去渣再熬六昼夜，陆续合为一锅，煎炼成膏，后下三胶，炼蜜和匀，以方中茯苓、白芍药、莲子、芡实为细末，合膏为丸，每服二至三钱，日三次。

（《吴鞠通医案》）

蒋宝素

狂 癫 方 治

蒋宝素（1795~1873），字问斋，清代医家

重阴者癫，癫沛留连沉迷，渊默如痴如醉，乃痰火重叠在太阴所致。川黄连、制半夏、制南星、瓜蒌仁、琥珀、黄郁金、白枯矾、生铁落。早服灵犀通圣丸三钱。

灵犀通圣丸

灵犀角　桃花瓣　白苦参　天门冬　蚕蜕纸　牙皂角　生大黄　川黄连　元明粉　生石膏　白知母　龙胆草　芦荟　制南星　琥珀　枯矾　青礞石　雷丸

为末，生铁落煎水，和竹沥叠丸，朱砂、雄黄为衣。早晚各服二钱，淡盐汤下。

人心如鉴，为痰所扰，照物模糊，妄见妄言，是非颠倒，高贤贵倨，意不存人，自服商陆根，吐痰盈盆，无效。非大承气汤不可，流水煎送医话五行丹三钱。七进大承气送五行丹，大下黑粪瘀血汁沫共三十余次。诸症悉退，脉亦调平。但火起于妄，变幻不测，尚宜静补。真阴交心肾而行清肃之令，清痰之本和智意，不容痰火上扰心君，更益以镇重之品，定其气血，各守其乡，庶无反复之虑。大熟地、元武甲、川黄柏、白知母、犀角、羚羊、牛黄、蚌珠、磁石、朱砂。为末，神曲糊丸。早晚各服三钱。淡盐汤下。

医话五行丹方

青礞石一两（色青入肝，主春，属东方之木），青黛一两（副之），大块朱砂一两（色赤入心 / 主属南方火），丹皮一两（副之），鸡冠雄黄一两（色黄入脾，主长夏，属中央土），生大黄一两，生地黄一两，西牛黄五钱，黄芩一两（副之），白枯矾一两（色白入肺，主秋，属西方金），白芍药一两（副之），活磁石一两（醋煅七次。色黑入肾，主冬，属北方水），犀角一两（副之）。

上十三味，为细末，炼川白蜜和丸，每丸重一钱五分，蜡壳外护备用。

（《问斋医案》）

马培之

养阴柔肝，息风清神治疗癫狂案

马培之（1820~1903），名文植，晚清医家

某 思劳过度，心荣受亏，肾水下耗，神志少藏，木火之气上升，虚痰借以上扰，神明为之蒙蔽，如痴如狂，语无伦次，彻夜不寐，溺少便难，两目上视，风火交煽，脉象虚细，左关较弦。宜养阴柔肝，兼清神明，以定神志。

朱麦冬　丹参　蒌仁　石决明　川贝　西珀冲，二分　生草　丹皮　沙参　竹茹　濂珠二分　青果　黑山栀

二诊：药后二便已通，阳明痰热稍降。脉亦较静，左关弦象未退。肝阳不平，相火内寄于肝，风火内煽，神不守舍，狂妄无知，时多喜怒。还宜养阴柔肝，以清神志。

原方去山栀，加羚羊角、龙齿、钩藤、麦冬（用青黛拌）。

三诊：二十七日改方，已能安睡，神志较安。

原方去珠粉，加茯苓、灯草。

四诊：叠进柔肝息风，兼通神明之剂，已能熟睡，神识较清，痰火已降。当进清心育肾，佐以柔肝。

北沙参　柏子仁　龙齿　丹参　川贝母　马料豆　大麦冬　茯神　甘草　法半夏　生地蛤粉炒　炒竹茹　青果

（《马培之医案》）

郑钦安

癫狂指要

郑钦安（1824~1911），字钦安，清代名医

按癫狂一证，名异而源同（同者同在心经也）。癫虚而狂实，癫为心阳之不足，神识昏迷者（癫者、言语重复，喜笑无常，做事无绪，皆由心阳不足，神识不清，寒痰易生，上闭心窍，亦能使人颠颠倒倒。然专于治痰，便是舍本逐末，不可为法，交通上下，是为治本握要法，宜细心体会之）。狂乃邪火之横行，神无定主（狂者、本由邪火乘心，乱其神明，神无所主，故大叫狂妄，登高弃衣，亲疏不避，治之专以下夺清热为主）。治癫贵于养正，兼以行痰；治狂务于祛邪，灭火为要。白通、栀豉，主于交通，阴癫阳癫可疗；大、小承气，专行攻下，狂妄能医。其中尚有夙孽冤凭，尤当急作善功忏悔。近来市习，治癫专以祛痰安魂定魄，治狂每以清火降痰，亦多获效，终不若握定金针，临证有据也。

余听鸿

涌吐痰涎治疗癫狂案

余听鸿（1847~1907），名景和，清代医家

余见吾师治一痰痫 终日喜笑怒骂，高歌狂喊，力能逾垣走游街市，已有八九月。或时吐痰，神识稍清。吾师曰：痰久则坚而难出，虽消痰化热徒然，当用吐法以倾其痰窠，作痫疾治之。将鲜桃叶一二斤捣汁，和水灌之，用鸡羽探吐，吐出坚痰。连吐四五次，吐出黏痰数碗，又吐出痰块三枚，坚凝如卵，色青光亮。病人吐后，觉胸膈烦热，进以甘凉清热，化痰潜阳二十余剂，神识大清，调理半月而愈。余患三疟，将近四月，服蜀漆及槟榔，亦吐出黏涎两三碗而愈。吾师用吐法最多，并不执于瓜蒂、栀子，虽吐法一例，而随证施治，巧夺天工。今人于吐法废而不用，仲景六法中已少一法矣。

（《余听鸿医案》）

丁甘仁

水不涵木，厥阳独亢，中焦痰浊上蒙案

丁甘仁（1865~1926），名泽周，晚清民国医家

倪　左诊脉左尺沉濡，寸关弦滑而数，右寸郁涩，右关软滑，舌质红、苔淡白，此乃少阴水亏，水不涵木。厥阳独亢，引动中焦素蕴之痰浊，上蒙清窍，堵塞神明出入之路，上焦清旷之所，遂成云雾之乡，是以神机不灵，或不语而类癫，或多言而类狂。经所谓重阴则癫，重阳则狂是也。重阳者乃风乘火势，火借风威，则痰悉变为火，故云重阳。重阴者乃火渐衰而痰浊弥漫，类乎阴象。究非真阴可比。据述大便通则神识稍清，胃络通于心包，胃浊下降，痰亦随之而下也。小溲短少而黄，气化不及州都也。恙久根深，非易速功，拙拟滋肺胃以柔肝木，涤痰浊而清神志，冀水升火降，阴平阳秘，则肺金有输布之权，痰浊有下降之路，伏匿虽深，可望其肃清耳。

北沙参三钱　全瓜蒌切，四钱　朱茯神三钱　鲜竹茹枳壳一钱同炒，钱半　川贝母八钱　珍珠母八钱　酒炒川连三分　生甘草四分　仙半夏三钱　青龙齿三钱　酒炒木通七分　远志一钱　鲜石菖蒲七分　保心丹开水吞服，三分

二诊：心为君主之官，神明出焉。肝为将军之官，谋虑出焉。脾为谏议之官，思想出焉。曲运神机，劳伤乎心，谋虑过度，劳伤乎肝，持筹握算，劳伤乎脾。心肝之阴已伤，暗汲肾阴，水不涵木，厥

阳独亢，脾弱不能为胃行其津液，水谷之湿生痰，阳升于上，痰浊随之，蒙蔽清窍，堵塞神机。神呆不语，类乎癫也，时或多言，类乎狂也。前哲云：阴并于阳则狂，阳并于阴则癫。癫则如醉如痴，皆由顽痰积热，郁于上中二焦，神明无出入之路。夫痰为火之标，火为痰之本。痰得热而色因黄，今反白而黏腻者何也？盖肺津不能输布，聚液为痰。津液之痰，与湿浊之痰，互结为援，肺色属白，故痰色白而黏也。腑气五日不行，痰浊不得下达也。小溲短少而黄，肺为水之上源，源不清则流不洁也。脉尺部沉濡，左寸关弦滑而数，依然如昨，右部寸涩关滑，舌质红苔薄黄，本虚标实，显然可见。况素有麻腿足无力等症，非本虚之明证乎？今脉数便秘，非表之明证乎？治本宜补，治表宜攻，颇有顾此失彼之虑，进药后尚属平平。兹拟七分攻三分补，涤其顽痰，存其津液，俾腑气通则顽痰可以下降，阴液存则浮火不致上扰，窃恐根株已深，难图近功耳。

北沙参四钱　生甘草五分　陈胆星八分　生石决八钱　玄参钱半　小生地四钱　仙半夏三钱　天竺黄钱半　川贝母八钱　炙远志一钱　鲜竹茹枳壳一钱同捣，钱半　保心丹三分　礞石滚痰丸包煎，三钱　九节菖蒲八分　淡竹油一两　生姜汁二味同冲，一二滴

三诊：昨进祛痰浊、养津液，系养正攻邪、增水行舟之意，脉寸略小，右关脉流利，余部平平。腑气得通，痰浊虽有下行之势，惟顽痰郁闭心包，依然不化。痰而白顽，是梗而不化也。譬如盗贼焉，伏匿深藏，扰乱莫测，搜逐甚艰，苟欲直捣巢穴，绝其种类。当初病时，正气尚充，不妨出偏师以制胜，荡然肃清。尊恙之来，由乎谋虑过度，深思气结，心神过用，暗吸肾阴，坎水亏于下，坤土困于中，脾不能为胃行其津液，致所入水谷，不能化生精液，悉变为痰。涎渍于肺则咳嗽，沃于心包则神呆，蔽障神明，灵机堵塞，始而语无次序，继则默默不言。其来也渐，其去也不易。夫寇不除，则党类日

众，病不去，则枝节横生。张石顽先生曰：癫证既久，面色萎黄，时多疑虑，或吐白沫，默默不言，虫积为患。审色辨证，有类乎是。为今之计，拟十味温胆汤扶正涤痰为君，以妙功丸杀其虫积为佐，以秘方甘遂丸搜内窜之痰涎，祛痰下降为使。犹兵家深沟高垒，先立于不败之地，而后出奇兵以制敌也。然乎否乎，请质高明。

北沙参四钱　姜半夏三钱　川贝母八钱　炙远志五分　小生地四钱枳实炭五分　陈胆星八分　竹油冲，一两　生甘草六分　炒竹茹五钱　天竺黄三钱　生姜汁冲，一二滴

（《丁甘仁医案》）

贺季衡

痰蒙机窍，总宜清化
泻火开郁，潜息风阳

贺季衡（1866~1934），名钧，号寄痕。江浙名医

癫、狂、痫三种病证，症状虽异，但均以"痰"为患。临床常见者，癫证以痰气郁结为主，狂证以痰火炽盛为主，痫证以痰聚风动为主。一般初病属实，病久夹虚。癫证与狂证也可以相互转化。

先祖治疗癫狂痫证，多重用化痰药，如胆星、竹沥半夏、天竺黄之属，或用礞石滚痰丸、清气化痰丸、白金丸等以加强化痰之功。凡气郁者，理气解郁，如青皮、枳壳、白蒺藜等。火盛者，苦以折之，如龙胆草、黄连之属；狂惊甚者，加重镇之品，如龙齿、灵磁、铁落之属。动风者，潜息风阳，如石决、天麻、钩藤、全蝎之属。昏迷者，加菖蒲、远志、郁金，或抱龙丸开窍豁痰。

丁男 始而神志狂乱，骂詈掷物，继则不言不语，或明或昧，饮食不知饥饱，或呛咳多痰，脉不应指，舌苔腐白。此火为痰盖，由狂入癫之象。收效殊难，先当化痰清窍。

大麦冬二钱　竹沥半夏一钱五分　云神四钱　煅龙齿五钱　天竺黄一钱五分　远志肉一钱五分　川郁金矾水炒，二钱　川贝母一钱五分　净橘络一钱　九节菖蒲八分　铁落先煎，一两

改方：加陈胆星一钱。

二诊：冠年猝然狂癫两月不退，善笑善哭，多食不知饥饱，掷物不分贵贱，入夜二便无知，呛咳痰鸣，脉来乍大乍小，舌红中白。痰火久羁肺胃，神明为之蒙蔽也。仍难速效。

上川连水炒焦，四分　大麦冬朱染，二钱　煅龙齿先煎，五钱　云神四钱 瓜蒌皮四钱　陈胆星一钱五分　竹沥半夏一钱五分　远志肉一钱五分 大丹参二钱　川贝母一钱五分　九节菖蒲八分　灯心十茎

另：菩提丸十四粒，分两次服。

三诊：二便甫有知觉，而神志又复狂乱，叫嚣唱骂，不避亲疏，呛咳多痰，脉来乍大乍小。痰将化而火更上升见象。速效难图，姑从苦以折之立法。

龙胆草二钱　上川连五分　陈胆星一钱五分　大麦冬二钱　天竺黄一钱五分　远志肉一钱五分　煅龙齿先煎，五钱　云神四钱　竹沥半夏一钱五分　黑山栀二钱　石菖蒲一钱　灯心十茎

另：痰迷心窍丸方：白砒二分，辰砂二分，巴豆二分，犀黄三分。如法蜜丸二十粒，每服一粒，开水下。

四诊：从《内经》苦以折之立法，大便迭通数次，色黑兼带黏浊，吐出厚痰一口，其质且坚，神志于是清了，狂叫化为柔和，咳亦折，舌之后半渐起黄苔，脉转小滑细数。此火象初平，顽痰未尽之候。当再降化。

上川连五分　陈胆星二钱　大麦冬二钱　远志肉一钱五分　煅龙齿先煎，五钱　天竺黄一钱五分　云神四钱　竹沥半夏一钱五分　炒枳实一钱五分 瓜蒌皮四钱　九节菖蒲八分　青果三枚

五诊：迭为苦折，始而大便畅通，继之呕吐黏痰，成条成块，狂乱之势日平，渐能安枕，而茎管红赤，溲时作痛，脉弦数，舌质红绛。其火虽从下泄，其痰尚留机络之象。

大麦冬二钱　陈胆星一钱五分　净连翘朱染，二钱　云苓神各二钱

益元散包，四钱　炒枳实一钱五分　煅龙齿先煎，四钱　远志肉一钱五分　黑山栀二钱　木通一钱五分　石菖蒲八分　灯心朱染，十茎

六诊：迭进苦折一法，大腑迭通，痰火得由下泄，神志遂清，狂叫随退，溲痛及茎肿亦减，胃纳亦复，惟右脉尚数，舌红苔黄。可见顽痰积热未尽。当守原意减其制，搜剔余气。

大麦冬二钱　远志肉一钱五分　川贝母一钱五分　青龙齿先煎，五钱　炒枳实一钱五分　云神四钱　天竺黄一钱五分　九节菖蒲八分　炒竹茹一钱五分　清气化痰丸杵，包入煎，五钱

七诊：日来神志已清，溲痛茎肿亦退，胃纳亦复，惟入夜尚少寐，右脉尚数，舌根浮黄。余痰未清，心肾尚乏交通之妙用也。当再化痰安神。

大麦冬二钱　竹沥半夏一钱五分　炒枳实一钱五分　瓜蒌皮四钱　云神四钱　天竺黄一钱五分　橘络八分　川贝母一钱五分　煅龙齿先煎，五钱　远志肉一钱五分　九节菖蒲八分　灯心朱染，十茎

八诊：昨晚神志又复不清，骂詈掷物，狂悖无伦，入夜不寐，舌苔复形黄腻，脉滑数。可见宿痰未尽，邪火暴升也。当再泄降，以启神明。

上川连水炒焦，八分　大麦冬二钱　生石膏先煎，一两　陈胆星二钱　远志肉一钱五分　云神朱染，四钱　炒枳实二钱　川郁金矾水炒，三钱　天竺黄一钱五分　煅龙齿先煎，五钱　菖蒲一钱　青果打，三个

改方：加连翘心二钱（朱染）。

又改方：去麦冬，加竹沥半夏一钱五分。

九诊：迭为下夺，此次得下痰浊甚多，吐出者亦不少，其狂惊无伦之势虽减，而神志仍欠清明，两目斜视，不得安寐，脉数已减，舌苔腐白。可见邪火暂平，宿痰仍重，机窍为蒙也。

生石决先煎，一两五钱　陈胆星二钱　炒枳实二钱　细木通八分　川

郁金矾水炒，二钱　竹沥半夏一钱五分　天竺黄一钱五分　青龙齿五钱云神四钱　九节菖蒲一钱　炒竹茹一钱五分　牛黄七宝丸（化于药内服）一粒

改方：木通加为一钱五分，牛黄七宝丸再服半粒。

十诊：日来神志复清，狂悖化为柔和，夜分亦复安寐，脉之数象亦减，独舌苔仍形厚腻满布，黏涎上泛。足征宿痰尚重，非再泄化不可。

生石决先煎，一两五钱　大麦冬二钱　陈胆星二钱　竹沥半夏二钱云神四钱　川郁金矾水炒，二钱　天竺黄一钱五分　炒枳实一钱五分　薄橘红一钱　煅龙齿先煎，五钱　细木通一钱五分　菖蒲八分

十一诊：日来神志已清，狂悖之势尽退，夜分亦能安枕，舌苔满布亦化，惟口舌破碎作痛，清涎上泛。胃中痰火未清，当再化痰清神，以涤余热。

上川连酒炒，四分　大麦冬二钱　陈胆星二钱　细木通一钱五分　川郁金矾水炒，二钱　云苓神各二钱　竹沥半夏一钱五分　炒竹茹一钱五分煅龙齿先煎，五钱　天竺黄一钱五分　菖蒲八分　灯心十茎

十二诊：经治来，癫狂已退，神志了然，口舌破碎亦退；惟睾丸又忽坠痛，上焦邪火下移可知。当再分泄，以清余焰。

小生地五钱　大麦冬二钱　云苓神各三钱　川楝子一钱五分　泽泻一钱五分　大白芍吴萸二分拌炒，二钱　青木香五分　竹沥半夏二钱　细木通一钱五分　天竺黄二钱　丝瓜络连子炙，二钱　枸橘梨一个

按：本例经治疗后，康复如常，未曾复发。

王男　癫狂数年，刻受惊骇复发。骂詈掷物，不避亲疏贵贱，脉弦数，舌苔腻黄。此痰火内蕴窍络，神无所依故也。速效难求。

上川连酒炒，八分　陈胆星二钱　炒枳实二钱　天竺黄二钱　煅龙齿先煎，五钱　远志肉一钱五分　生石决先煎，一两　川郁金矾水炒，二钱

九节菖蒲八分

另：礞石滚痰丸二钱，开水送服。

钱男 惊从外来，恐从内起。惊则气火上升，神不守舍，舍空则痰火居之，于是多言狂乱，目视乏力，脉沉细。势尚未定。

川黄连水炒焦，八分 陈胆星二钱 川郁金二钱 大丹参二钱 大麦冬二钱 煅龙齿先煎，五钱 远志肉二钱 炒枳实二钱 生石决先煎，一两 朱茯神四钱 生铁落先煎代水，一两

白男 肝家气火与宿痰相搏，猝然神迷不语，逾时甫解，或怒泣，或自笑，溲后沥浊，脉弦细，舌黄。当此春令发生，有狂悖之害。

生石决先煎，一两 煅龙齿先煎，五钱 远志肉一钱五分 川贝母二钱 川郁金二钱 云神四钱 大丹参一钱五分 白蒺藜四钱 香白薇四钱 大白芍二钱 炒竹茹一钱五分 灵磁石先煎，四钱 白金丸开水另服，二钱

（《贺季衡医案》）

范中林

少阳证癫狂

范中林（1895~1989），蜀中现代名医

吴某某　女，43岁。四川省郭县团结乡小学，教员。

长期失眠多梦，易动怒，多气郁，偶有神志恍惚之象。某某医院曾诊断为："神经功能症"。1979年9月，因工作与同志争吵，一怒之下，突然昏倒。苏醒后，神志不清，语言错乱，亲疏不分，见人詈骂不休。急来求诊，按少阳证癫狂论治，两诊而愈。

初诊：刚进诊室，就将医生和病人大骂一通，语无伦次。胸满，阵阵呃气，眼神微呆滞，面赤，唇红，便秘。脉弦数，舌质红、苔微黄而腻。此为少阳证癫狂，法宜和解泻热、重镇安神，以柴胡加龙骨牡蛎汤加减主之。

柴胡 12g　龙骨先煎，60g　黄芩 12g　党参 12g　桂枝 6g　茯苓 12g
法夏 12g　生大黄后下，10g　牡蛎先煎，60g　大枣 15g　赭石先煎，60g

患者初起清轻，仅有失眠易怒，心神浮越，微现癫病之象。由于失治而病情加重：肝气郁结，热久化火；偶遇感情激动，胆火上冲；心气不镇，神智顿为之昏乱，遂发为癫狂。其面赤、舌红、脉弦数，参之上述诸证，可确诊无疑。《伤寒论》柴胡加龙骨牡蛎汤，本用治太阳伤寒因误下后，胸满惊烦、谵语等症。后世常以此方，治狂病诸病，今验之临床，确有效验。

二诊：服两剂，夜可安睡，神志渐清，呃逆亦止。守原法加减续服。

柴胡 10g　龙骨 先煎，30g　黄芩 10g　党参 10g　夜苓 12g　法夏 12g 牡蛎 先煎，30g　赭石 先煎，30g　钩藤 12g　枯花 12g　甘草 3g

上方服三剂，病愈。1979 年 7 月 24 日追访：从病愈以来，再未复发。

《素问·通评虚实论》云："癫疾、厥狂，久逆之所生也。"《素问·宣明五气》云："邪入于阳则狂……搏阳则为癫疾。"以柴胡加龙骨牡蛎汤，治癫痫狂证，历史久矣！过去有人认为：本方既有龙骨、牡蛎之收涩，复有大黄、茯苓之通利；复有大黄之攻，兼有人参之补；以其方意杂揉，疑其不可用，或谓系他方加龙牡之误。经临床实践检验，上说均不可信。

（《范中林六经辨证医案选》）

方鼎如

泄热开结，每宜重剂

方鼎如（1881~1972），浙江名中医

先生治癫狂，能得心应手。曾记沪上一病家邀诊，至时见患者手脚被缚，问其家人，言能执刀杀人。方老医师疏方，亲至药铺购之，喂以药，即得睡。

醒后先生嘱家人卸其缚，家人不敢，先生笑称无妨，果见患者颇知礼貌，疾若失矣。兹整理医案 2 则，以见一斑。

林某　女，27 岁，已婚。

惊恐成疾年余，左脉弦紧，右脉浮大，神昏，言语无序，口渴，舌绛，少苔，便结，彻夜不眠。《难经》云：重阴者癫，重阳者狂。

药用：

生铁落 60g　宣白散 30g，上 2 味先煎　青州白丸子吞，30g　竹沥冲，30g　石菖蒲 6g　生远志 6g　胆星 6g　黄连 6g　朱麦冬 9g　生黄芪 9g　知母 9g　朱茯神 9g　制大黄 12g

复诊：服 2 剂后，便通睡宁；知饥欲纳，妄言减少，夜息未静。

拟方：

苏合香丸吞，1 粒　宣白散 60g　琥珀粉 3g　竹沥冲，30g　生铁落先煎，60g　胆星 6g　炒远志 6g　朱茯神 9g　生枣仁 9g

服此方 3 剂后，病情霍然而除。

仇某 男，19岁，未婚。1963年7月中旬来诊。

病已4个月余，左寸关脉弦数，右关脉洪大，语无伦次，怒骂无常，甚至登高赴水，动手打人，口渴，喜食，便结，不眠。

拟方：

铁落 120g　宣白散 90g，上2味先煎代水　竹沥冲，30g　苏合香丸吞，2粒　石菖蒲 9g　枣仁 9g　生远志 6g　合欢花 6g　川朴 6g　炒山栀朱砂拌，12g

复诊：服上方1剂后，言语狂减，喜睡；便未通，口微渴，舌绛，头晕，眼轮发红，按脉两手渐趋和平。阳明火盛，实热不下，仍需急治。

拟方：

局方至宝丹吞，1粒　青州白丸子吞，3.5g　紫雪丹 3g　竹沥上2味同冲，30g　制大黄 12g　元明粉 12g　生黄芩 12g　黄连 6g　铁落 9g　宣白散上2味先煎代水，6g

三诊：服上方2剂后，便通神清，病情已减其半；脉转正常；惟神倦体弱，胸痞多痰。

拟方：

胆星 4.5g　合欢花 6g　炒远志 6g　朱茯神 9g　枣仁 9g　秫米 9g　朱麦冬 9g　玳瑁另煎冲，9g　夜交藤 12g　生磁石 3.5g　宣白散 30g　人参至宝丹吞，1粒

上方服4剂后，病除复原。

方老医师谓癫狂乃一病两型，躁者为狂，静者为癫。审证时先分癫、狂，以定阴阳。癫者能食可治，不食难治；狂者，须夺食，宗《内经》也。上列二案：林女惊恐成疾，神昏，言语无序，口渴少食，系由大惊而动火，属阴。仇男为情志不遂、忿郁所致，语无序次，怒骂无常，甚至登高涉水，口渴喜食，系由大怒而动肝火，属阳。然而

心肝二经，火气有余之地，五志郁而化火，痰随火升，壅塞心窍，神明混乱，不得出入，主宰失其号令则一也。治之之法，应先以重剂镇心、安神、化痰、泻火以折其上逆之势；若治以轻剂，每难见效。至于窍闭者，开其窍；神倦者，扶其正，此又法外之法耳。以上两案左脉皆弦（一为弦数，一为弦紧），多系肝火旺，而口渴便结，右脉洪大，又系阳明热盛之征。所以两方皆重用铁落以坠热、开结，下气以除狂怒，取金气以制木也，宣白散清阳明之热而除烦，先剪其羽翼；远志、菖蒲、竹沥、枣仁、茯神、朱砂等，开胸豁痰，宁神定志，为两案共同之处，亦即癫狂证的主要治疗方法。至如口渴舌绛，加知母、麦冬以生津止渴；便结不眠，加黄芩、黄连、制大黄，泻心火兼以通便；紫雪丹通神明而清心火，则又随症加减，灵机活法，存在于其人矣。此外，如加青州白丸子或苏合香丸，虽则二证非寒痰、风痰、客忤、中恶，但在重用寒凉的时候，可起到反佐的作用，能使痰去窍开，神清志定，胃暖脾醒，气机舒畅，不致于因石膏、铁落过重，寒凉碍胃之弊。用以治疗癫疾，能左右逢源也。

宣白散（生石膏 30g，青黛 3g）为清末瑞安利济医院陈志三先生所创制。因当时瓯俗忌药，畏石膏如蛇蝎，药虽对症，每多见弃。志三先生见习俗难返，不得已以青黛少入，以掩盖石膏之本色，使病家不易辨，定名为宣白散。后人复加射干为青黛之一倍，用意不得而知。

（任侠民整理）

王文鼎

治重肝胃狂需泄，恒求心脾癫宜疏

王文鼎（1894~1979），中国中医科学院研究员

治狂当清泄痰火，治癫当疏化痰结

狂证初期，多为痰火蒙蔽清窍，多动少静，《难经》"重阳者狂"，是对这一病机的概括，此时，痰火为主要矛盾。盖火为阳邪，与痰互结，上扰最速，故起病急骤，狂妄躁越。患者大多面红耳赤，气粗渴饮，舌绛苔黄，脉弦大滑数。当正盛邪实、痰火内炽之时，每用自拟的狂证方，对顿挫病势，确有良效。

狂证方的药物及制作、服法为：

白砒石 3g　雄黄 3g　雌黄 3g　绿豆 360g　栀子 40 枚　急性子 9g

将绿豆泡去皮，晾干，与砒石同研为极细面；栀子不见火烘干；急性子与雄、雌黄均分别研成细粉；再将各药混合研匀。服时取上药 2g，加牛黄、冰片各 0.1g，调适量白糖和面粉，烙成饼服下，服后必大吐泻。若不吐，用鸡毛引吐。患者此时困倦思睡，切勿惊动；醒后呼渴，可给铁锈煎水饮之。若无效，次日再用药 1 次。

病症较前稍轻，痰火郁滞中焦者，用生铁落饮加减。

贝母　南星　远志　石菖蒲　茯神　玄参　丹参　橘红　黄

连　大黄

生铁屑或铁锈水，煎汤代水。

或用礞石滚痰丸；若热入营血，蒙闭心包，用安宫牛黄丸；若肝胆火盛，轻则龙胆泻肝汤，重则当归龙荟丸。

至于癫证，则属痰气纠结，迷阻心窍。盖气滞则痰聚，气行则痰化，所以治痰与调气，诚如朱丹溪所说："善治痰者，不治痰而治气，气顺则一身之津液亦随气而顺矣。"又湿为痰源，治痰亦须化湿。治癫证，常以温胆汤为基本方，随症加减，屡获显效。如兼见虚烦不得眠，苔白腻，脉弦滑，为痰湿内盛、肝胆热结之象，当加炒枣仁，先取竹茹，煎汤纳诸药；若肝气不舒，则变温胆汤为导痰汤，合四逆散化裁；若痰气郁而热，上扰心神，则用黄连温胆汤；若神志昏蒙错乱，久久不解，则用涤痰汤合朱砂安神丸加减。

琥珀　朱砂　远志　太子参　炒枣仁　茯神　石菖蒲　甘草　龙齿　赭石　沉香

癫狂早期，狂证多实，早攻痰火易愈；癫证属半虚半实，病程缠绵，取效较慢，故当发现患者轻度精神异常，即应积极防治，以遏止病情发展。肝郁气滞者，当用逍遥散疏肝解郁；痰浊内阻，彻夜不寐者，当用半夏秫米汤；惊怒烦扰不安者，用生铁落或生锈铁板磨水煎服；痰盛火亢者，以礞石滚痰丸小剂量服用，生铁落煎水送服。

治狂重在肝胃，治癫重在心脾

狂证多由痰火触发，同时肝、胃功能亦必失调。治痰火不宜攻伐太过，致使肝不条达，胃不受纳。若痰火已消，更应该养肝、胃之阴。凡症见多言善惊，时而躁狂，唇燥，舌干、少苔，脉细数，为阴液已伤。当用麦门冬汤加味：麦冬、半夏、沙参、甘草、粳米、大枣、石斛、僵蚕、远志。若余痰犹恋，上方合二陈汤化裁；若相火妄动、失眠、梦遗，治以封髓丹：黄柏、砂仁、甘草。若因忧郁血随气滞，肝血瘀阻，冲任不调，致停经腹痛，其人发狂，舌有瘀紫斑，脉涩。宜疏肝活血，方用：生地、怀牛膝、桃仁、乳香、生赭石、生龙骨、生牡蛎、苏子、青皮、茯神、夜交藤、生麦芽。若瘀积甚者，可用桃仁承气汤。

癫证之发，气郁挟痰是其标，心脾虚损是其本，为半阴半阳、半虚半实之证。始发当以理气化痰为主，后期则着重调补心脾。凡症见神思不清，失眠，心悸，悲伤欲哭，体倦，食减，舌淡，脉细。宜用甘麦大枣汤、四君子汤、二陈汤等化裁，方用：炙甘草、小麦、大麦、人参、茯苓、半夏、橘红、僵蚕，并以合欢皮煎汤代茶。若胃虚痰浊内阻，烦躁，不寐，心下痞满，呃逆，脉细弦，舌苔腻，可用旋覆代赭石汤加减。

在辨证分型上，除癫、狂而外，尚有呆证。癫呆证多属阳虚，类似西医学的躁狂忧郁症，为脑器质性精神病，具有起病缓慢、病程长的特点。按《难经》"重阴者癫"，以及《伤寒论》"少阴之为病，脉微细，但欲寐也"，是对本病病机症状的概括。仿《金匮》"见于阴者，以阳法救之"，故益气壮阳，实有必要。凡症见表情淡漠，思维迟钝，目赤，发呆，语言沉默，终日嗜卧，脉细，舌淡，此阳气虚衰、心脾不足。治宜灵方辰砂散、参附汤、定智丸化裁，方用：人参、茯神、枣仁、附子、肉桂、琥珀、远志、石菖蒲。亦有肾阳不足，水不涵木，宜滋肾养肝宁心，用百合地黄汤合甘麦大枣汤加味，药用：百合、生地、知母、炙甘草、小麦、大枣、茯苓、远志、琥珀、丹参、郁金、枣仁。

（李兴培整理）

张继有

治从痰着手，更审气火瘀

张继有（1907~1990），吉林省中医研究院研究员

癫病初起，责之痰气

癫之为病，每见精神恍惚，目光呆滞，表情淡漠，语无伦次，静而少动等症。癫病初起，以其痰气内郁为主。盖因情志不遂，木郁土伤，运化失常，聚液成痰，痰气内郁，蒙蔽心窍，而为癫病；或忧愁思虑，劳伤心脾，心虚不宁，心神失养，加之脾虚痰生，气凝痰阻，癫病始成。治以行气开郁、豁痰开窍为主，侧重心肝脾，兼顾虚实，常用温胆汤（《备急千金要方》）合柴胡疏肝散（《景岳全书》）化裁。

侯某 男，19岁。1983年3月21日初诊。

缘于去年高考未中，致精神抑郁，语无伦次，时有悲啼，久立不移，纳呆，少寐，舌质淡红、苔白腻，脉弦细而滑。辨属思虑过度，损及心脾，痰气内郁，蒙蔽心窍，乃虚实夹杂之证。拟疏肝理脾、豁痰开窍、养心安神之剂。

柴胡 15g　陈皮 10g　枳壳 10g　清夏 10g　茯苓 25g　竹茹 15g　礞石 15g　炒枣仁 20g　夜交藤 30g　甘草 10g

复诊：4月7日。服12剂，痰邪渐去，神志稍安，然肝郁未解，时有悲哭不休，心烦不宁，脉弦细。拟疏肝解郁为主。

处方：

柴胡 15g　香附 15g　郁金 15g　当归 15g　清夏 10g　茯苓 25g　竹茹 15g　枳实 15g　远志 15g　合欢花 15g　夜交藤 30g　黄连 10g　甘草 10g

三诊：4月24日。连服10剂，神志如常，但见心慌，气短，乏力，汗出，脉沉细，此乃心脾两虚使然。拟补养心脾之剂。

党参 20g　当归 20g　清夏 10g　茯苓 15g　陈皮 15g　炒枣仁 15g　浮小麦 30g　菖蒲 15g　甘草 10g

服近20剂，精神转好。1年后随访，已如常人。

狂病始发，归之痰火

狂病始发，归之于痰火，而多见躁扰不宁、多言善辩、骂詈不休、动而多怒等症。因肝属风木，内寄相火，伤于情志，则肝木之风气逆，而诸气皆逆，气有余便是火，气逆而火发，木火风气相搏，伤及脾土，脾失健运，痰浊内生，痰火胶结，并归于心，心神逆乱，病发为狂。临证之中，用黄连温胆汤合龙胆泻肝汤（《兰室秘藏》）加减，以达涤痰泻火之效。

杨某　男，24岁，农民。1987年7月16日初诊。

年前因情志不遂，致哭笑无常，言语错乱，渐至骂詈叫号，毁物伤人，彻夜不眠，大便数日不行，舌质红、苔褐厚腻，脉弦数。此痰火扰心之狂证，拟涤痰泻火、清心安神之剂。

制胆星 10g　清夏 10g　陈皮 15g　茯苓 25g　郁金 15g　竹茹 15g　枳实 10g　黄连 15g　龙胆草 15g　制大黄 7.5g　炒枣仁 15g　木香 10g

甘草 10g

配牛黄 1.5g、琥珀 3g、朱砂 3g、麝香 0.3g，为细末等份 3 包，每晚 1 包。

2 剂后已能入睡，但多梦，心烦，苔转薄，脉弦细，效不更方。服 15 剂（略出入），狂证大减，再进 5 剂，神安脉静。拟逍遥丸合甘麦大枣汤善其后。半年后随访未复发。

癫狂久作，治之痰瘀

癫狂之疾，反复发作，此痰瘀为病。盖癫狂多属情志；为患，以郁为先，伤在气血津液，而为气滞、血瘀、痰凝，三者互为因果。瘀血内伏，气机阻滞，升降失常，而聚液成痰，且气滞痰凝，影响血运，又致痰瘀胶结。从痰瘀关系而言，痰为瘀之基，而瘀亦能变生痰浊，形成因果循环，痰夹瘀血，形成"宿疾"，潜伏脏腑经络之中，每因触动而发，遂成灵机逆乱、神志失常之癫狂。从临床上看，久病癫狂，从痰瘀论治，每起沉疴。情志为病，伤在气血，非调气血，则痰、气、火、血郁不除，故常将调气和血之品掺入治癫狂诸法之中，以求血气冲和。习用温胆汤合癫狂梦醒汤（《医林改错》）临证变通。

陆某 男，26 岁，工人。1986 年 9 月 3 日初诊。

4 年来反复出现精神异常。现症：情绪躁扰不安，哭笑无常，多言善怒，头痛，失眠，目有妄见，耳有妄闻，面色晦暗，舌质黯红、边有瘀斑、苔黄腻，脉弦滑略数。证属痰瘀内结，拟行气活血、豁痰开窍、清心安神剂。

桃仁 15g　川芎 15g　柴胡 15g　香附 15g　清夏 10g　陈皮 15g　茯苓 25g　枳实 15g　竹茹 15g　黄连 10g　丹皮 10g　夜交藤 30g　甘草 10g

服 3 剂不效，反见头重胀、呕恶、胸闷之症，此痰瘀阻滞气机、病重药轻之故，前方加礞石 20g、红花 10g、郁金 15g，略出入服 40 剂余，而见神安志和脉缓，嘱服逍遥丸善后。半年后随访未复发。

总之，癫狂多因情志为病，临床常见虚实夹杂之证，治疗侧重从痰气、痰火、痰瘀入手，以求平秘阴阳，调和气血，通达脏腑，病除证安。

（王庆文　邓悦　整理）

刘炳凡

漫云癫狂多心病，从脑辨治亦有功

刘炳凡（1910~2000），湖南省中医药研究院研究员

厥狂古为一证。《素问·病能论》"阳厥怒狂"治以铁落。后世分厥、狂为二证，"厥"指昏厥，"血之与气并走于上，则为大厥，气复反则生，不复反则死"（《素问·调经论》）。"狂"指躁狂，"妄言骂詈，不避亲疏"。两者的病因多由七情（喜、怒、忧、思、悲、恐、惊）所伤，导致精神障碍，意识错乱，表现为静态的厥和动态的狂两种不同的病情变化，其病机与痰阻、血瘀、阳亢等有关。

临证察机则厥有二义：一为昏厥不省人事，一为手足厥逆则"阴阳气不相顺接"。然而，昏厥多兼手足逆冷，而手足逆冷者，除"热深厥深"之热邪犯脑外，很少见到神志昏迷。治法"必伏其所主，而先其所因"。金元时代张子和首创"痰迷心窍"之说，后人多宗此理，采用涤痰、导痰、稀涎等方法。

明·李时珍指出："脑为元神之府"；清·王清任进一步认识到"记性灵机在脑"；沈尧封治痰迷制"六神汤"重在醒脑清神，可谓先获我心。至于狂证亦有二义：一是"诸躁狂越，皆属于火"（《素问·至真要大论》）。火性炎上，热盛于身，故"登高而歌，弃衣而走"。前人治从阳明，以"食入于阴，长气于阳"，宜折其锐气，故刘完素、张洁古均用《内经》"夺其食即已"的治则，即夺其食不使胃火复助阳邪，

特别是釜底抽薪，此治法之常也。二是虚狂，《病机》云："有者求之，无者求之，盛者责之，虚者责之。"这是临证察机的灵活性，"五志过极皆从火化"，这种火导致的精神状态不是实火，治宜养阴以配阳，故狂也有虚证。

谌某 女，12岁。

因黑夜外出受惊，卒不能言，静卧2日夜不醒，不言，不食。服药无效，远程请诊。见患者呆若木鸡，侧卧不动，手冷握拳，脉息微弱，呼之不应，口噤不开，急取陈艾，做成艾炷，隔姜灸两鬼哭穴（在两手大拇指，去爪甲角如韭叶，两指并起，用线缚之，当两指歧缝中是穴）。灸2壮，患者皱眉伸手，灸3壮，张目出声，呼痛，灸4壮，出汗坐起，口已开，喊要稀饭吃，神色已和，给沈氏六神汤加减。

朱砂 0.3g，拌茯苓 10g　法夏 5g　橘红 5g　胆星 3g　旋覆花包煎，10g　远志炙，3g　鲜石菖蒲叶 5g

5剂而愈。

大惊卒恐则神无所归而气乱，高度抑制，故昏迷不省如"尸厥"。《千金翼方》云："鬼哭穴治卒中邪魅，恍惚振噤。"因取此穴以开窍醒脑、宣通经络，乃急则治标的有效措施。六神汤中加远志一味合菖蒲、茯苓开窍醒脑以宁神，余用之治此证屡验。此女醒后，即告以致惊受吓之由，是山坳上掉下一块泥土，以释其"杯弓蛇影"之疑。随访而知疗效巩固。

王某 女，28岁。

患者情绪素郁，多愁善怒，月事愆期，忽然发狂，时笑时哭，妄言妄语，呶呶不休，身矫捷，目直视，动作有力，发则颇难制止。脉弦滑有力，舌尖紫赤，边有赤瘰，上罩薄苔。二便不畅。此系子宫蓄血，血毒犯脑。治宜凉血祛瘀，平其上部充血亢奋。

方用：

犀角先煎2小时，5g　生地30g　丹皮10g　赤芍12g　丹参15g　灵脂10g　蒲黄10g　水蛭3g　地鳖虫10g　血珀5g　磁石10g　朱砂兑服，0.5g

以锈铁烧红入黄连2g，淬水兑服。

每2小时服1次。日夜服2剂，病如故，原方加锦纹大黄10g，4剂后腹痛排经，量多色黑而有凝块，次日狂止神清。

此属热入血室，蓄血发狂之证，证虽见于上，病根在于下。《伤寒论·太阳篇》有桃仁承气、抵当汤例，冉雪峰认为："发狂乃脑神经受其熏灼，从前以为谵妄是心脏，今乃知是脑部。"（《冉注伤寒论》）故以犀角地黄汤合抵当汤加减。先给2剂，服之病如故，第三、四剂加大黄，釜底抽薪通地道以平充血，瘀去热解而病自除。可见治从阳明，大黄仍是关键。

赵某　男，40岁。临湘县（现为临湘市）人。

因受刺激患精神病，虚性兴奋，语言失常，目不交睫，脑性兴奋，烦躁不眠。当地医院诊为"精神病"，服氯丙嗪等药，始效终不效，乃专程监护来长就诊。虽呆视而目光炯炯，食少便结，舌红无苔而干，脉弦细而数。属思虑过度、阴虚阳亢所致，治用滋阴潜阳。

药用：

制首乌24g　丹参20g　生地30g　白芍15g　山药15g　女贞18g　旱莲12g　龟甲15g　龙齿15g　生牡蛎15g　甘草6g　桂圆肉15g　大枣5个　炙远志3g　节菖蒲3g

服上方7剂，夜能入睡3小时，便通思食。原方继服20剂，症状逐渐消失，能睡7小时，语言对应不误，食纳增加，握手称谢，带药回县。即原方以生地易熟地，再服10剂，已举止正常，因思眠食获安则病不反复，乃与叶氏养胃汤善后。休息1月即已上班工作。

患者劳神焦虑已损其阴，情绪激动而亢其阳，"阴不胜其阳，则脉流薄急，并乃狂"，"阳盛不能入阴，阴气虚故目不瞑"。证虽见于实，病本属于虚。故用甘凉滋润、镇静潜阳之剂治之。方中重用生地，实原于《金匮要略》"治病如狂状，妄行独语不休"之防己地黄汤方意，加以语言开导，不易方而收显效。其关键在于用药及时，阻断了精神病的条件反射。

衣震寰

涌吐顽痰，治狂捷径

衣震寰（1913~？），黑龙江省鸡西市中医院主任医师

癫狂虽有阴阳之分，无非顽痰作祟。多因忧思菀结、恼怒惊恐等七情所伤。火郁气结生痰，日久痰涎胶结，聚于胸膈，复因忧怒等因，引动伏痰，蒙蔽机窍，扰乱神明，则癫狂作矣。当其痰升神乱之时，涤痰开窍、重镇安神诸法，有鞭长莫及之憾，惟涌吐一法，力能透达胸膈，使痰去而神识自清，堪称治狂捷径。

孙某 女，37岁。

因家庭多事，精神屡受刺激，患癫狂之病10年余。屡因忧怒引发，发则目直、幻视、妄语，或号哭喜笑骂詈，或妄行不休，或毁坏衣物，或默处无言，或昏睡神呆，证候百端，连年频频发作。1971年我曾以三圣散吐之，得2年未发之效。1973年3月，妊娠5个月，又因愠怒复发，诊脉沉滑。证属素有伏痰，未能肃清，妊娠后气机壅滞，痰涎复聚，加以怒气攻发，痰升神蒙，宜涌去其痰。予瓜蒂7枚，研末服之。药后不到1小时，呕吐黏痰甚多，神识即清。约6小时后，又泻下一行，皆黏痰秽物，夹有燥屎坚硬。后以温胆汤加天竺黄、远志、菖蒲和之，到期足月顺产，母子无恙，后癫狂一直未复发。

吐药种类繁多，藜芦吐风痰，胆矾吐热痰，参芦吐虚痰（必助以探吐），常山吐疟痰，升麻合郁金吐蛊毒，食苦吐食毒。瓜蒂则痰食

毒物皆能吐之，乃吐药中最切实用者。其味极苦，具上涌下泄之性，故服后病在膈上者吐，膈下者泻。我临床应用此药几十年，无一不泻者。后世本草及诸医家但称其能吐，而无述及其泻下作用者，似属缺憾。其用量应根据体质强弱，病势轻重，斟酌而用。一般为3.5g，研末，先服三分之二，约半小时后觉恶心欲吐，将其余服下，即得快吐。新病正气未耗及体壮病重者量可稍大，久病正气已虚及体弱病轻者必小其量，一吐不彻可间隔数日再吐。初治宜从小量开始，得吐即止，不吐再增，切忌贸然多量使用。如曾治一癫狂患者，得病7年，一吐病减，三吐治愈。其亲属为药店营业员，目睹此药之效著，竟擅用此药转治某患，用瓜蒂过量，吐血致危。

此法应用适当，并不伤人，且寓有"郁者达之"之义，《丹溪心法》说"吐法中就有发散之义焉"，故本法用于郁怒而发者尤效。吐后一般气舒、神怡、纳香，《儒门事亲》备述吐法之利，确然可信。必须注意的是，吐后不可骤进滋补，宜服清利之剂。如药后呕吐一时瞑眩，或吐不止，得香药即解，可用麝香嗅之，或服下少许，余如冰片之类亦可。又王叔和说"大法春宜吐"，后人多不以为然，其实此说很重要。春气升发故宜于吐，《内经》所谓"因时之序"也，故此法又宜用于晴暖日，清晨空腹时，治久病不可忽视此义，急证则随宜而用，不必拘泥。

吴圣农

标实逐痰火，培本脾肾肝

吴圣农（1914~2006），上海中医药大学附属龙华医院主任医师

积数十年临床之经验，认为癫狂是本虚标实的病证，从痰论治只是抓住了疾病的表象，只有从肝脾肾三脏着手才是抓住了疾病的本质。

予非常推崇《诸证辨疑》一书对癫狂论治的看法："古方治法，风火癫狂皆谓有余，每以祛风泻火金石之剂从而治之，效者有之，因而绵延者亦有之。予考其疾，未有不因脏神先虚，风邪得入，实者邪气实，虚者正气虚，不可偏执一见。但当审人虚实冷热，然后清痰降火，安神养心，获效者多矣。"狂躁不宁、语无伦次、跌仆抽搐这类癫狂证，表面上看，是由于痰浊痰火蒙蔽清窍，导致神志逆乱的结果。然而，究其痰浊痰火的产生，则无不由脾土虚弱所致。脾运不健则饮食水谷不能化生精微，反而聚湿为痰。而脾的运化功能又与肝肾密切有关。肾阳不足必然会使脾失温煦，脾阳衰微健运失职，则湿痰内生，肝气郁结，木不疏土，不仅可使脾运失常，而且肝郁化火而动风。所以痰浊痰火不过是肝、脾、肾三脏功能发生病变的一种病理性产物，只是产生癫狂痫的一个标象。

其实这是因病而后生痰，因痰而后加重病情和变生其他病症。因而主张对癫狂痫的治疗应当重视肝脾肾三脏的调补，只有顾及根本，

才能杜绝痰浊痰火产生的根源，才能不仅取效于一时。当然在痰火痰浊这些病理性产物成为疾病的主要矛盾时，必须采用"急则治其标"，以化痰涤痰为先的方法。但必须强调的是，当矛盾缓解以后，千万不能忽视对于肝脾肾三脏调治的这一根本原则。

黄某 男，58岁。1963年11月4日初诊。

去年春节后，家属发现患者神识呆滞，经常无意识地东张西望，喃喃自语，内容重复而荒谬，有时久久面壁而立，不言不动，有时则傻笑不能自制，饮食不知饥饱。原会弹琵琶，现在连"上海"二字也不知其意，并出现向人讨债等荒谬行为。诊见患者面部表情淡漠，行动语言迟钝，偶吐少量涎沫，面颊虚浮无华，脉濡缓，舌淡胖、苔薄白腻。经云："重阴者癫。"忧愁思虑损伤心脾，心脾不足则气血生化无源，心失所养，而神明之机不健，虽有略吐涎沫，痰湿决非主因。治病求本，当予解郁理气，斡旋中焦气机以生气血。

处方：

炙黄芪 12g　当归 9g　陈皮 6g　白术 9g　茯苓 9g　佛手花 6g　厚朴花 6g　广木香 9g　淡干姜 3g　丹参 12g　石菖蒲 9g　越鞠丸包煎，9g　姜竹茹 9g

服7剂无效。追问病史，患者多年来，怕冷，且有多尿、滑精等症。此为肾阳不足，脾失温煦，湿从内生。法当温肾以健脾，所谓"离照当空而阴霾自散也"。

处方：

炙黄芪 12g　党参 12g　黑附块 12g　淡干姜 3g　白术 9g　石菖蒲 9g　陈皮 6g　姜半夏 9g　益智仁 12g　怀山药 12g　越鞠丸包煎，12g

连服10剂，诸症明显好转，家属要求以丸代汤。即用附桂八味丸、人参健脾丸、越鞠丸等交替服用，每日12g，都用丹参、石菖蒲代茶吞服。半年后语言行动一如常人，未再复发。

本例属老年性痴呆。初用解郁理气法效不佳，后因抓住怕冷、遗精、多尿等肾阳虚衰的本质，改用温肾健脾法，则诸症自除，一如常人。

尤某　女，73岁。1963年10月10日初诊。

发病1周，日夜不眠，骂詈不休。主诉：在她周围有各种奇形怪物与已故公婆父母，耳边常有人对她诽谤谩骂，因而大吵大闹，昼夜不停。随地小便，秽洁不知，大便2周未解。脉弦劲，舌红起刺、苔干黄厚腻。高年之体，肝脾肾之阴不足而肝阳肝火亢盛，阳升火动，神明被扰而不能自主，阳之盛实由阴之虚耳！拟滋阴泻火、镇肝宁神。

处方：

朱黄连 3g　知母 12g　生地 30g　珍珠母先煎, 30g　朱远志 4.5g　炒枳实 9g　鲜首乌 30g　生大黄后下, 6g　生铁落煎汤代水, 120g

另朱砂安神丸9g，药汁冲服，1日2次。

初服5剂大便通畅，狂躁大减，口渴喜凉饮。舌红绛，脉弦细。原方去生大黄，加玄参12g。服7剂，症状基本消失，偶有怒目视人或语无伦次。脉苔如前。是方又服5剂，诸恙皆瘥。以后狂病未再复发。

本例为老年性精神病狂躁型。一般多以重阳者狂，心肝火旺，痰热壅盛论治。但根据患者年逾古稀，其肝肾之阴必虚。阴不足于下，则亢阳越于上，形成动风化火，劫灼津液，因而心神被扰、狂躁不宁、大便干结等诸症出现。采用滋阴泻火、镇肝宁神之法，故获良效。

李培生

阳虚亦狂，温补潜镇

李培生（1914~2009），湖北中医药大学教授

阳 虚 亦 狂

狂之症状，《内经》谓"狂始发，少卧不饥，自高贤也，自辨智也，自尊贵也，善骂詈日夜不休"；或"先自悲也，喜忘，喜怒"；或"狂言，惊，善笑，如歌乐，妄行不休"；或"狂，目妄听，耳妄闻"；或"多食，善见鬼神，善笑而不发于外"（《灵枢·癫狂》）。对狂病之具体状态，已描绘尽致，惟妙惟肖。至于狂病病机，《内经》病机十九条，概括为"诸躁狂越，皆属于火"（《素问·至真要大论》）。或谓"阳盛"（《素问·阳明脉解》）；或云"阳厥"（《素问·病能论》）。是狂之病机，实属阳，主动，主躁。然狂有阳盛阳虚之分，兹结合临床症状与病例，借以说明于次。

《内经》论狂较详，而侧重在阳盛火狂这一方面。惟仲景治狂，有用桃核承气、抵当汤方，以治热盛血结者；若桂甘龙牡汤、救逆汤所治烦躁发狂，则是心阳不足，心神外越之阳虚发狂。《金匮要略》谓"阳气衰者为狂"（《五脏风寒积聚病脉证并治第十一》），可谓已发其端倪。考后世医籍，如张石顽云："妇科郑青山，因治病不顺，沉思

辄夜，兼受他医讽言，心甚怀愤。天明病者霍然，愤喜交集。病家设酌酬之，因讽者已遁，愤无从泄，忽然大叫发狂，同道治之罔效。一日口科王道来往候，索已服未服等方观之，一并毁弃。曰：此神不守舍之虚证，岂豁痰理气清火药所能克效哉，遂令觅上好人参一两，一味煎汤，服之顿安，三啜而病如失，更与归脾汤调理而康。"（《张氏医通》卷六）

又王孟英治"江某，年三十余，忽面目发赤，牙龈肿痛，渐至狂妄奔走，其父惶惶求孟英诊焉。脉大而数，重按虚散。与东洋参、熟地黄、辰砂、龙齿、磁石、菖蒲、枣仁、琥珀、肉桂、金箔、龙眼肉为剂，投匕而安"。张柳吟云："昔余友彭香秋患此证，医虽知其虚而治不如法，竟以不起，今读此案，弥增惋叹。"（以上均见《王氏医案续编》卷一）

因忆抗战前，族人李某 住汉口观音阁，其妻年三十许，患狂病，当时武汉诸前辈，叠用牛黄清心丸、礞石滚痰丸、当归龙荟丸等方均无效。后经武昌杨寿丰药店一杨姓老医，与养心汤（黄芪、炙草、人参、茯苓、茯神、当归、川芎、柏子仁、远志、半夏、肉桂、五味子）重加龙骨、牡蛎，数剂而病愈。此是用温补重镇法治狂而有效者，给我深刻印象。愚后避难回乡应诊，诊一朱姓少妇，因避难受惊发狂，杂治无效。诊时见其神情时作惊恐之状，间作躁动发狂，面色时赤时白，脉虚细无力，舌淡白少华，断为阳虚而寒，心神浮越之狂。急投养心汤重加龙骨、牡蛎，而病告愈。盖此方实具有桂甘龙牡汤、桂枝救逆汤之遗意也。

又如治一李姓男子 年五十余，因迭受惊恐刺激，发而为狂。用泻火化痰安神治狂诸套药无效。愚审其脉微细无力，舌质淡白，神情疲惫，时而喃喃独语，时而惊作发狂，尿频汗多。作心肾阴阳两虚神气外越之证治之。用芍药甘草附子汤加红参、磁石、五味子、龙骨、牡蛎、茯神数剂而病愈。是知狂病，有属于阳盛者，亦有属于阳虚者。

若一见狂病，即用治狂套方无效，更不从此多方探索，以为中医学术，不过尔尔，可为浩叹。因临证中目睹有此现象，故不惮词费，书此以告来者。

阳盛发狂从四法

针对阳盛发狂病候特点，愚据临床实践，总结为 4 种治法，而分别论治。

一、泻火降逆法

泻火降逆法有二。

1. 治阳明火热内盛上扰神明而为狂者

李姓壮年 因家境素丰，某年完婚前后，饮以参茸补酒，衣以新绵重裘，因受感发热后发狂。邀诊：遇视其面色通红，口臭唇焦，间见鼻衄，善怒喜躁，有时问答尚清，有时狂言谵语，大便数日未行，小便短赤，舌苔黄厚，脉象滑数，证属阳明热盛显然。拟清泻阳明、安定神明法。药用酒炒大黄 10g，酒炒川连 5g，酒炒黄芩 10g，以泻亢盛之火；生地 15g，白芍 15g，炙草 6g，以护其真阴；用生铁落 30g（布包），以平其逆气。煎服。连服 5 剂，热势始平，狂谵始止，继用养血清火安神法以善后而愈。

2. 治肝胆气郁相火内发而为狂者

王姓青年 病狂。家人偕来就诊，代诉：因生活问题与人争吵后，遂胸痞不舒，发而为狂。愚视其目赤善怒，时作太息声，间有呃逆，神识有时比较安静，有时发狂奔走，舌苔黄，脉弦数。治法拟予平肝泻火，解郁降逆，安神定狂。予大柴胡汤加龙骨、牡蛎、代赭石、茯神等药。再诊：服药3剂后热势遂减，狂象渐轻，仍予前方5剂，并劝其家人设法解决其实际问题，后恢复如常人。

　　阳明热盛而至悍热上冲于脑，引起神志失常而发狂者，有气分热盛而用白虎者，有胃实热结而用承气者，亦有石膏大黄并用之法。愚从临证中体会到，用苦寒直折之法，能使热势顿挫，狂躁自平，故用途较辛甘寒药物为广。仲景谓"若胃气不和，谵语者，少与调胃承气汤"，似可为此说一证。

　　肝胆气郁化火而发狂之证，有用龙胆泻肝汤加生大黄、生铁落而效者；亦有用龙胆泻肝汤间吞服当归龙荟丸；亦有用大柴胡汤加龙、牡、赭石而愈者，如上述病例，用此方治狂实较柴胡加龙骨牡蛎汤为良。因方中有枳实开泄行气，白芍缓肝和营，而无人参壅补滞气，桂枝辛温助火之虑也。

二、化痰开郁法

　　肝气郁结，情怀不畅，多能化痰生火，影响神明，发而为狂。

　　愚治一刘姓妇女　年二十余，婚后因家境贫苦，抑郁于胸，遂发而为狂。诊时不知羞愧，袒胸露怀，有时发剧而出走。自谓胸中痞闷不舒，唾痰甚多，饮食、二便尚可，月经如常。惟情志略受刺激，则发频而剧。苔白厚，脉滑数。遂予黄连温胆汤加郁金、胆星、石菖蒲、旋覆花、制香附等，以化痰清火、开郁散结。3剂后狂势大减，后以此方略为加减，又服3剂，而病竟愈。

　　情志郁结，化痰生火而发为狂者，此证在妇科中尤为多见。愚治此证，一般采用黄连温胆汤。痰火旺盛，可予礞石滚痰丸、白金丸合用；病久正虚，可加参、术，如涤痰汤。妇人月经不调，兼情怀抑郁而为狂者，亦可用沈氏蠲饮六神汤（陈胆星、石菖蒲、旋覆花、半夏、茯苓、橘红）。

三、活血化瘀法

《伤寒论》治蓄血，如桃核承气、抵当汤方，皆有如狂、发狂之证。实则血热内蕴，结而不甚，血热上扰神明，亦可出现狂证。此证以妇女为多见。曾治一程姓少女，婚后因家庭发生口角，又因农事太忙，致每次经来，腹痛量少，渐至每月经期来时，即发狂谵语，越数日神识始渐恢复，后又发而增剧。适当伏天，来诊，愚审其面色不华，舌质紫黯，询其月事，则经来量少而色紫暗，少腹拘急不舒，小溲短黄，大便不畅，脉形带涩，是血热内结冲任不调之证显然。拟用活血消瘀、清热调经之法，予牛膝、蒲黄、五灵脂、琥珀、益元散、益母草、丹皮、丹参、当归、赤芍、桃仁等药，服后浊热下行，狂即少定。后每次经来，即服上方数剂，以后未发，而身体逐渐康复。愚用上法治妇女发狂病案较多，血结甚者，并可合下瘀血汤（大黄、桃仁、蟅虫）同服。

四、养血安神法

狂病，亦有因阴血不足、心火太旺而发者。

吴姓青年　因读书用脑过度，导致心火旺盛，发而为狂。诊时症有心中烦不得眠，并见舌红、口干，舌上有溃疡，小溲短赤，脉细数。治法拟泻火滋阴、养血安神，并寓心热从小肠分泄之意。

药用：

炒黄连 5g　生地 15g　竹叶 10g　木通 6g　甘草 6g　辰砂染茯神 15g
白芍 10g　当归 6g　煅磁石 10g　五味子 6g

此方连服 5 剂，热势减轻，狂已不发。续诊：去黄连、木通，加酸枣仁、丹参、夜交藤等药调理而病愈。

又愚用此法治疗血虚火旺狂病者，亦甚有效验，如无舌疮、赤溲，可以不用木通。此法亦可用于泻火化痰之后，以作为善后治法。临床使用本方时，诸如朱砂安神丸、酸枣仁汤、百合知母地黄汤、补心丹等，皆可参入合用。

（李家庚　整理）

钟明远

白金散治疗抑郁型精神病

钟明远（1915~？），广东省名老中医

白金散药味组成：白矾 9g、郁金 21g、九节菖蒲 6g、朱砂 4g、人造牛黄 1.5g。

加减法：便秘脉实者加大黄 6g（醋炒），久病气虚者加西洋参 10g，痰多者加蛇胆川贝末 2~3 支。

适应证：症见精神抑郁，表情淡漠或喃喃自语，出言无序，或时悲时喜，哭笑无时，不知秽洁，饭食少思，舌苔薄白黄腻，脉弦细或弦滑。

制法及服法：将上药研末，分为 21 包。体壮者 1 日 3 次服，体弱者日 1 次服，小儿酌减，温开水送服。纳呆者用粳米粉调白糖少量蒸糕服。7 天为 1 个疗程，连服 6~8 个疗程。一般无副作用。

白矾性味酸寒，清热豁痰，燥湿为君；郁金辛苦寒，行气解郁清心为臣；川菖蒲开窍，朱砂安神为佐；人造牛黄清热化痰开窍为使。共奏清热、豁痰开窍、安神之功。

陈某 女，19 岁，1981 年 3 月 17 日因患精神病 4 个月入院治疗。

其父代诉：因看电影人多挤拥，突被狂徒拦腰紧抱，大声呼救，力争获释，奔走回家。自此之后，出现神志失常，百问不答，低头不语，有时泼药掷物，瞑目而视，有 1 天竟欲吞服乐果，意图自戕，家

264

人见状莫可奈何。即于同年 6 月 23 日送某军队医院治疗。住院 24 天，病仍如故。且时有冷笑、暗泣之状，故要求出院回家，请钟老治疗。除上述见症外，患者食少纳呆，舌苔薄白而腻，脉弦滑。钟老据证诊为痰而兼郁之"癫疾"。

处方：

白矾 5g　郁金 10g　川菖蒲 6g　川贝母 6g　法半夏 6g　朱砂 4g

共为细末，分 12 包，冲米汤服，饭后每次服 1 包，每日 3 次，4天为 1 个疗程。服至第 4 个疗程后，原方去川贝母、法半夏，加入人造牛黄 1.5g，继续服用。至同年 9 月上旬共服药 11 剂后，诸症悉除，要求上班工作，追踪至今一如常人。

钟老认为悲怒气逆则伤肝，肝属木，喜条达，肝伤则郁而不疏，故瞑目而视。心藏神，神有余则多笑，神不足则多悲，心神被伤，故俯首不语。本例因惊恐太过，气机逆乱，肝气受郁，痰气郁结，蒙蔽神识而致。以白金散清热泻火、祛痰解郁、宁神定志而收功。

本方曾治多例此类患者，均获满意疗效。

（黄淼松　整理）

周炳文

当归龙荟丸治疗周期性精神病

周炳文（1916~2008），江西吉安地区医院主任医师

本文所指之周期性精神病，是按月周期发病，有明显的间歇期，常重复发作的精神病。具有作止有时，持续 1~2 周便歇止等特征；发前并有失眠、头昏、五心烦热、食欲不振前驱症。歇止后极少留有残余精神缺损症，皆由情志所伤而起病。

1. 阳狂证

龚某 女，18 岁，1991 年 4 月 15 日门诊。

缘于 1 年前，因惊恐忧愤过甚，发病前半月开始，彻夜难寐，纳少，便秘，然后便出现精神错乱，日夜躁动不宁，怒目喧闹，狂乱无知，毁物打人，弃衣赤体不羞，即送某精神病医院。治疗 2 周，突然清醒与发作时判若两人，仍留院服药观察，不到 10 天月经来潮，病又发作，骤然狂乱无知，用谷维素、安定、氯丙嗪等治疗不能控制病势。持续 10 天后，即自行苏醒，且能回忆发时行为，承认不由自主。继续留住至第 3 个月，仍然如期发作，狂乱如前，西药不能控制乃出院，辗转诸医，仍照发无异，遂来求治。

症见：五心烦热，夜难熟睡，大便不通，小便深黄，发作周期将临，脉弦大滑数，舌苔腻滑带黄，一派腑实火盛、肝阳暴张之象。嘱停服西药，而投当归龙荟丸加减（当归 15g，龙胆草、栀子、黄芩、

芦荟、大黄各 9g，丹参 10g，黄柏、柴胡各 8g，黄连、青黛、木香各 6g），通腑泻实，直折肝火，以安神志。服后即烦除静睡，平安度过周期未发病，大便日 3 次，小便浓茶色，连服 45 剂未更方，竟未再发，而原服西药之毒副反应呆钝现象亦消失，转为精灵活泼与常人无异。

2. 阴癫证

杨某　女，28 岁。1985 年 8 月 5 日门诊。

患者因月事不舒，加之家庭不睦，忧愤抑郁不解，化火伤肝，每月将届经期，肝胆火升，病即发作。发病之前失眠烦躁，兴奋多言，猜疑多虑，无故吵闹，渐至语言错乱，行为不正，乱走忘归，或沉默不语，但无毁物殴人狂妄行为；拒住医院。用氯丙嗪、安定、阿普唑仑片之类，初可暂时缓解，但久用之后渐失效，反增呆钝目瞪、颈强步态蹒跚等毒副作用表现。每月发作症状及作止时间基本相同，脉弦滑，舌红苔少，阳脉阴证，肝郁火动之候。初用当归龙荟丸加减（当归、龙胆草、芦荟、青黛、栀子、黄芩、黄连、大黄、黄柏、丹参、木香、百合），直折肝胆之火，服后神思安定，言行有序，癫证得到控制。守服 20 剂余，仅夜寐不宁，余烦未清，系久病阴伤有宿热，宜滋阴敛神清心，继以二阴煎加味（生地、枣仁、甘草、川连、麦冬、玄参、茯苓、木通、百合）。诸症悉愈，未再复发。

2 例周期性精神病，临床表现为癫狂之不同类型。亦以七情所伤为主因，恼怒忧愤郁而不泄，内生肝火；肝胆之火一动，即带动五脏之火相恃为害，上扰清宫，内蔽心窍，病即发作。若肝阳潜藏，肝火不动，则诸经之火亦必自熄，故其发作急骤，歇止之速，皆取决于肝阳胆火之暴敛。上方以龙胆草、芦荟、青黛，入肝经而直折其火；黄芩泻肺火；黄连泻心火；黄柏泻肾火；栀子泻三焦之火，分经而泻之，使最横之肝火失去诸火之援，自然平息。火旺则伤血，故以当归、丹参、百合补血活络而敛神；火旺而胃实便闭，故用大黄抽薪泻实，导火下行；气有余便是火，故配合木香行气散火，醒脾运中，走而不守，借以推动苦寒泻火之力，再以柴胡疏肝解郁，和解表里，含有截止再发之意，故收全效。

王乐匋

涤痰潜降躁狂法，湿运开闭文痴方

王乐匋（1921~1998），安徽中医药大学教授

癫狂一症，《难经》有"重阴则癫，重阳则狂"之文，后世推而广之，于是又有文痴、武痴之说。治法，大率不外涤痰、降火、镇心、祛瘀以及养心等。笔者曾治此类疾病多例，凡发病仓卒，表现为痰火内蒙灵窍诸实证，如能及时予以涤痰降火，并配合护理，则不数剂，亦当能得显效。惟病程较长，多次反复，平时意识尚清而思维终觉障碍，即所谓"文痴"一类，则治疗殊非易矣！偶有证属虚寒，按《金匮》"见于阴者，以阳法救之"之论，变通而治之，亦有得效的个别例子。前人尚有吐之一法，笔者少时亦尝见前辈医生使用，惟自身尚无此种治疗经验，以往所遇病例，似无一适用吐法者。总之，在辨病的基础上，结合辨证，为本人治疗癫狂的常用之法。

徐某 男，24岁。1965年3月4日初诊。

患者因恋爱失意，遂致举止若狂，动作妄为，倏然非昔，甚则坐卧湿地，不知所从，苔淡黄且腻，脉弦滑有力。

此情志抑郁，五志之火挟痰浊内蒙清窍，以致灵机阻塞，神明无主，亟予清神涤痰，以安神明。并嘱病家着意守护，不使外出乱窜，苟能痰清火降，则神识转清，亦当有望。

药用：

竹沥半夏 6g　天竺黄 4.5g　胆南星 3g　青龙齿 先煎，12g　郁金 6g　石菖蒲 4.5g　茯神 9g　煅磁石 先煎，15g　炒竹茹 9g　炒枳实 4.5g　龙胆草 6g　炙远志 3g　礞石滚痰丸 包煎，15g

二诊：3月6日。服药2剂神识已清，语亦不乱，惟胸闷不快，苔薄腻，脉弦滑。面赤火升，犹未潜降，症情已有转机，痰火犹未楚也。再予宁神涤痰，以退为进可也。

药用：

制半夏 6g　炒竹茹 9g　炙远志 3g　石菖蒲 4.5g　郁金 6g　炒枳实 6g　煅磁石 先煎，15g　茯神 9g　胆南星 3g　珍珠母 先煎，30g　川贝母 研吞，4.5g

2剂服后，患者渐渐康复，未数日即恢复工作。

章某　男，45岁。1952年3月18日初诊。

患者精神失常有年，行动懒散，表情淡漠，蓬头垢面，或席地而坐，或卧于肮脏之处而不顾，有时亦颇有"洁癖"，例如饮用水，必清晨于无人处新汲之，始觉洁净。曾服涤痰开窍诸药而效果不显。诊见脉濡细无力，舌质淡，面少华。此乃脾胃之阳不振，痰浊阻于机窍，遂致灵机为蒙。《金匮要略》有"见于阴者以阳法救之"之文，虽为论述多种病证，其理固有相通者，姑本其意，拟予温运脾肾之阳，参以涤痰开蒙之法。

药用：

熟附子 先煎，9g　干姜 9g　生白术 6g　丹参 15g　磁石 先煎，30g　节菖蒲 4.5g　琥珀 研末冲服，2g　郁金 6g　炒枳实 4.5g　茯苓 9g

三诊：3月20日。服药2剂后，症状无甚改变，但也无狂躁等反应，以原方加紫贝齿9g，嘱连服15剂。

四诊：4月7日。患者行动渐见活跃，不若前此之懒散，言语对答，渐有伦次，偶尚有不知所云之答语。前方加鹿角霜9g，白芥子3g。连服1个月后，行动答语，基本上趋于正常状态，后改汤为丸，嘱连服以巩固疗效。患者由于经济条件所限，以后之丸药未能坚持服用，良好之状态维持1年有余，又转而时好时发。故前此之治疗只能说是初见效机。综其原因，可能有如下几方面：

（1）其病本身顽固难疗。

（2）病趋慢性，最好坚持服药，反复治疗。然而患者因条件所限，未能服丸药以巩固疗效。

（3）治疗方法或有未善，例如，是否能加化瘀之法，药物剂量是否得当等等。这些问题，多有待于进一步探讨。

梁剑波

治癫宁心解郁安神，愈狂清胃泄火涤痰

梁剑波（1920~2003），肇庆市中医院主任医师

癫病应责在心、肝、脾三经之虚，大抵因为心神受扰，肝气瞀乱，从此源源而来。至于狂病，多因悲愤不解，懊恼愤怒，伤肝化火，乘胃扰心，心窍昏蒙，神气逆乱所致。故狂病应责在肝、心、胃与包络四经之实。因为心藏神，肝主志，神志不发越，郁而化火，心与肝火压迫阳明，阳明实火上扰包络。邪乘包络，则为神魂不守；邪乘于胃，则为横暴刚强，加以火郁痰生而病情更剧。所以癫病为阴邪，而狂病为阳热也。

癫与狂的脉象是：癫多沉细而狂多洪实。

《医灯续焰》谓："其脉洪浮者为阳脉，阳狂得之与证相宜，即阴癫得之亦为从阴转阳自里达表之象，故均为吉兆。"故前人又有"癫乃重阴，狂乃重阳，浮洪吉兆，沉急遭殃"的说法。其实狂脉是三部俱盛的，指下必浮大滑数而长；癫脉是三部俱虚的，指下多软、濡而弱。如癫证而出现尺寸俱浮，直上直下，应注意为痰气内蒙、阴极化火的现象，患者或会出现一时性的狂躁。所以狂证忌沉细而癫证忌实大。

解郁安神豁痰以治癫

癫病或歌或哭，如醉如痴，表憎爱分明淡漠，不饥不渴，甚至

秽洁不知，神形不守。中医学认为属于心气不畅，痰浊内蒙，脉必弦滑。治宜理心气、解郁结、安神豁痰为主。自拟导痰汤。

法半夏　陈皮　茯苓　甘草　胆星　枳实　木香　石菖蒲　香附子　生姜　大枣

癫病如果由于心气不畅，痰浊内蒙，久郁不解，肝火风痰上盛而复狂妄，这称之为阴阳转化。可与导痰汤加黄连、黄芩、远志、石菖蒲、朱砂、沉香磨汁冲。服后俟狂躁缓解，则又出现言语失伦，失笑自语，呆立呆坐，这又属于心气之虚，宜定志汤。

人参　远志　茯苓　菖蒲

加竹沥、姜汁冲，每日1剂。胸痛或膈间微痛者为兼有瘀血，宜加琥珀、郁金。

癫病除上述两种情况之外，它的主要证候是多静默而常昏瞀，神思不变，这又属于积忧积郁，病在心脾。三阴蔽而不宣，故气郁痰迷，神志混乱。据笔者的经验，如病者静默中出现躁动，旋即停止，这仍属心脾包络之热，又属虚中夹实，可先予滚痰丸以开痰壅，再服牛黄清心丸以泄火郁，然后再予养神通志的归脾汤去当归之滋腻，加龙骨、牡蛎、石菖蒲、五味子作煎剂。或予枕中丹。

炙龟甲　煅龙骨　远志　石菖蒲

研细末，水泛丸，每次服6~10g，睡前开水下。

癫病日久，有心气不足，神不守舍的；有大病之后，心虚神散，元气怯弱的；有年久癫疾，气血俱耗的；有愈而复发，作止无常的。皆宜归神丹。

枣仁60g　茯苓60g　人参60g　朱砂60g　当归60g　琥珀30g　远志30g　龙齿30g

共为末，酒糊为小丸，如绿豆大，金箔为衣，每服6~10g，麦冬汤下，如多梦不寐，以炒枣仁汤下。常服久服，以谋巩固。

清胃泄火以疗狂

狂证发作，先见性情躁动，头痛失眠，病起急骤，两目怒视，面红睛赤，妄言妄行，甚至弃衣而走，歌笑高呼，并能不食数日，不知饥饿，脉多弦大滑数。中医学认为病属阳明胃实，多由郁怒悲愤，伤肝化火，干扰包络。有得之大怒的，善惊善呼，狂言詈骂；有得之大喜的，多食善笑，如见怪异；有得之大怒的，兴奋喜怒，畏人与火。这一连串的症状又必多兼痰热。阳明胃实而兼痰热。治疗宜清胃泄火，和络涤痰。予自拟二阳煎。

黄连　礞石　大黄　龙胆草　栀子　青黛　风化硝^冲　胆南星　地龙　石菖蒲　远志　石决明

此方泄二阳之实火，涤包络之痰热。笔者施用多年，效果甚好，俟病人实火缓解、痰热渐化之后，予生铁落饮。

生铁落　天冬　麦冬　川贝母　胆南星　钩藤　橘红　远志　石菖蒲　连翘　茯苓　玄参　丹参　朱砂

连服 10 剂，便秘者可送服滚痰丸，务求巩固疗效。不可认为病人神志已较安静而停药，更不要妄用温燥之剂以补益。

狂病日久，病人会感到精疲力尽而似乎自行敛静的，其实病邪未退，这是久病阴伤，心血虚耗，症状多见消瘦，眼光炯动，面红，多言善惊，显正虚邪恋、心神渐耗而虚火上扰之象，脉多细数。必须辨证论治，如上焦实热者折之，予生铁落饮；阳明实火仍存在者下之，予当归承气汤。

当归　大黄　甘草　芒硝

中焦有热者予凉膈散调之。《内经》谓："悲哀动中则伤魂，魂伤则狂妄不精，不精则不正，当以喜胜之。"可拟龙齿清魂散以养心之阴。处方如下：

龙齿　远志　炒酸枣仁　怀山药　人参　生地　茯苓　菖蒲　五味子　麦冬　甘草

《内经》又谓："喜乐无极则伤魄，魄伤则狂，狂者意不存，当以恐胜之。"可拟清神汤以凉心之阴。处方如下：

黄连　茯苓　柏子仁　远志　菖蒲　甘草　炒酸枣仁　竹沥

肺虚喘乏加沙参，胃虚少食加人参，肝虚惊热加羚羊。

如病久为汤药所误，神出舍虚，阴虚不足，非大剂独参汤加姜汁、竹沥填补其神，不能应效。此外，狂病安静，病稍痊可，必予巩固的方药使不再发作。《本事方》茯苓丸的效果最好。处方如下：

朱砂　石菖蒲　人参　远志　茯苓　真铁粉　法半夏　曲制胆星

加麦冬、甘草等份为小丸，如绿豆大，朱砂为衣。每服 3g，渐增至 10g，夜卧时生姜汤送服，良验。

历代医家皆本《内经》之旨，认为重阴则癫，重阳则狂。以癫为心病，狂为肝病，因而用药的原则就各有专长。

惟刘河间独排众议，认为癫狂俱是热病，而重阴之说非是。笔者认为癫为五脏不足之阴，狂为六腑有余之阳。必须补不足损有余方是正治，补不足之阴的方剂如归脾汤、养心汤、归神丹；损有余之阳的方剂如黄连解毒汤加姜汁、竹沥、调胃承气汤、滚痰丸、二阳煎。只要认定本证的属阴属阳，然后再辨其是否兼夹有痰热之象，细心体会，这些治法疗效是可靠的。

狂病经久不愈，其狂如故的，又多为痰实，笔者经治的病例中，亦尝予涌吐法以涌吐出痰涎，予《金匮》瓜蒂散，量人体虚实，热米饮调服 3~6g，大吐之后，病自缓解，可连用三四次，然后以茯苓丸巩固之。如病者体质太弱，不任呕吐而又必须豁痰者，可以改用白金丸为治。处方如下：

郁金 210g　明白矾 90g

共为极细末，米糊为小丸，如梧桐大，每服 60 丸，开水不拘时服。中医认为癫狂病之属于痰迷心窍者，此药能大去痰浊。

妇人月经时期，热入血室，发狂，有近于西医学的感染性精神病，亦属血瘀，然不是癫狂的本病，前人谓予小柴胡汤可愈。笔者亦曾治这种病例，予小柴胡必加入桃仁、红花、苏木、远志、茜草根，以平肝凉血化瘀。这又是治癫狂的另一法门，因附载于此。

当未有巴比妥类和其他镇静安眠药面世时，治疗精神分裂症，镇静剂有辰砂散。

辰砂 30g　炒酸枣仁 15g　乳香 15g

研为末，温酒调下，恣饮尽醉，令病人安睡，慎勿惊醒。本方对于幻觉妄想、呈虚性兴奋的病人，有一定的效果。《十便》还记载有朱麝酒方。

块朱砂　麝香适量

研细末，用无灰酒调匀入瓦瓶中，糠头火外慢烧 1 小时，随患者量，恣饮令醉睡，以厚衣被盖覆，令出汗，醒后自然病若失。《证治准绳》治阳厥气逆，多怒而狂，有祛风一醉散。

朱砂 50g　曼陀罗花 6g

共为极细末，每次 3g，温酒调下，若醉便卧，留家人观察，勿惊醒，醒后病自消失。这些处方都属于镇静安眠剂，可供治本病的研究。

陆干甫

治癫需解郁通络和营，宁狂宜涤痰泻火安中

陆干甫（1924~   ），四川省中医研究院主任医师

医籍论癫狂为二病。谓癫为久病，属阴，心气虚而有郁热；狂为暴疾，属阳，热邪遏闭，不得疏越。前者因朋欲不遂而生，后者因阳热内蕴而发，是将癫为内因、狂为外因。惟痰浊壅塞经隧为二者所共有，但又谓癫病痰在包络，狂病痰聚心主。论所病脏腑，癫病系于肝，狂则与胃肾关联，均致心神受扰。上述虽有病因、性属之别，却谓"癫亦有狂之意，不如狂之甚。癫病，痰火一时忽动，阴阳相争，亦有若狂之状；狂病，痰火经久煎熬，神魂迷瞀，亦有兼癫之状"。是癫与狂既有区分又有联系。昔贤所论虽条分缕析，却有未尽之处。

考诸文献，如"脉解篇"：太阳甚则狂癫疾者，阳尽在上；"厥论"：阳明之厥，癫疾走呼。此所言之太阳阳明，非指十二经脉，为阳气极盛之意；"宣明五气篇"：邪入于阳则狂……搏阳为癫疾。《灵枢》九针论亦持此说；"病能论"：有病怒狂者，生于阳也。由此可知，癫狂病虽有动静之异，但均为阳证、实证，而非阴证、虚证，更不能以病程久暂以别病情。

癫狂发病之主要原因为情志抑郁，《内经》明言：癫疾始生，先不乐，头重痛、视举目赤，啼呼喘悸。病由肝郁气滞而生，肝气不舒，疏泄失权，气郁火化而伤及心阴，旁侮脾土，致脾失输布精微、运化

水湿之能。不仅肝失所养，心失所奉，更湿聚而生痰，痰火互结，经络阻塞，上干清空，发为癫狂。

本病既为气郁化火，非泻火则不能宣透阳热以益营阴；痰浊内遏，必涤痰开窍，始能和中安神。故疏肝解郁以通络和营、涤痰泄火以和中定志为本病之有效治则。

陈某 27 岁，教师。

其父携来门诊代述：病癫狂 1 周。患者因教学成绩欠佳，郁闷不悦，疏导无效而发病。言语错乱，哭笑无常，毁物打人，不论亲疏，衣食不能自理。临诊：神志昏瞀，胡语夹以歌唱，呻吟太息，叠呼头痛，以手敲额，蹬脚呼叫父谓入夜亦不能安静，稍息顷又复作，脉象弦数，重候应指；舌质红，白腻黄薄苔。辨证乃属肝郁化火，伤及心脾，痰浊内遏，清阳被蒙，发为癫狂。

此证起于抑郁不遂，气郁化火而伤及心脾，心阴内耗则心火暴涨，木旺克土，脾受制则浊聚生痰，输布失权，肝失养则木火更甚，心失奉则神不守舍，痰浊壅滞经隧，蒙蔽清空，癫狂作矣。治则：疏肝解郁，涤痰泄火，通络和营，定志安中。

处方：

石决明 30g　赤芍 12g　白芍 12g　郁金 12g　柴胡 15g　莲子心 6g 天竺黄 12g　丹参 30g　炒栀子 12g　丹皮 12g　石菖蒲 10g　磁石 30g 铁落后 2 味煎水熬药，120g

水煎服 15 剂。

二诊：药后已能识人。狂躁、哭笑基本消失，时有神情恍惚，喃喃自语。临诊已能自述所苦，谓头掣痛，右胁胀闷并有隐痛，大便 2~3 日一行，口干欲饮，时作干哕。舌质仍红，白腻苔泛黄未退尽，脉弦数兼有涩象。上方去石菖蒲、磁石，加金铃子 12g、熟军 10g。服 15 剂。

三诊: 15 剂药后神志已完全恢复正常，眠食均可，生活已能自理。自述看书时头有昏胀、眼花感，阵发性热气上冲则头痛，右胁仍不舒适。舌质正红、稀薄黄苔，脉弦细涩。二诊方去铁落、竺黄、熟军，加刺蒺藜 15g、菊花 12g、地骨皮 15g、熟地黄 15g，服 15 剂。

四诊: 诸症消失。能看书、写信，料理家务。眠食正常，二便自调，病告痊愈。拟善后方。

生地 30g　赤芍 12g　白芍 12g　丹参 15g　金铃子 12g　刺蒺藜 12g
菊花 12g　丹皮 10g　知母 10g　柴胡 12g

宋世焱

气郁化火阴伤血结，少女癫狂解郁活血

宋世焱（1924~　），宁波市中医院主任医师

本人体会少女癫狂病因不在痰火，而以气郁化火，阴伤血结，心肝脾功能失调居多。如郁热之邪随经内入少腹，与血抟结，腑气不通，上扰心神，遂成狂证。治仿《伤寒论》蓄血发狂之意，用桃核承气汤加当归、香附活血行瘀、清涤腑气为先，佐以理气解郁，疗效颇为显著。

心 脾 郁 结

情绪抑郁，头晕头痛，神疲乏力，善忘心悸，夜不成眠，眠则多梦，胸闷食少，寡言自悲，或喃喃自语，语无伦次，或喜怒无常。舌苔薄腻或白腻，脉细弦或弦滑。治宜疏肝理气，养血安神。方用逍遥散合甘麦大枣汤加减。

柴胡　当归　白芍　焦白术　朱茯苓　清甘草　淮小麦　红枣　柏子仁　制香附　石菖蒲　生龙齿先煎

随症进退。

患者多由思虑伤脾，脾运失健，化源不足，血少气衰，心神失养，肝郁不畅，气郁痰结，阻蔽心神，以致神志异常。本病早期，或

周期性经前发作，或复发前常见此证型，在临床较为多见。

心 肝 郁 热

患者动作幼稚，常痴笑，照镜，梳头，洗面，洗手或扮鬼脸，或好发议论，自吹自夸，或怀疑有人诽谤、暗害，有人钟情于她，或伴有幻觉幻听，或出现嫉妒、猜疑等。舌红苔黄腻，脉细滑数。治宜疏肝解郁、行气活血，佐以清热降火、涤痰开窍。方用四逆散加味。

药用：

柴胡　赤芍　枳壳　清甘草　制香附　黄芩　瓜蒌　桃仁　红花　石菖蒲　灵磁石先煎　白金丸吞

患者多因思虑不遂、郁怒伤肝、心肝之气郁结，以致气结痰凝，郁而化热，阻蔽心神，故可见以静态为主的精神异常症状。

瘀 热 内 盛

患者多言乱语，哭笑无常，大叫大喊，甚至打人毁物，不知羞耻，外出奔走，面红口干，尿赤，腹胀便秘，舌红苔黄，脉沉弦滑数有力。治宜凉血降火、荡热祛实，佐以行气开窍、活血润燥。方用桃核承气汤加减。

当归　生军后下　枳实　玄明粉冲　生甘草　桃仁　红花　黄芩丹皮　制香附　川郁金

患者多因神志不遂，郁久化火，火灼血结，热蓄于下焦，故现"狂越妄动""瘀血发狂"等以躁动为主的症状。如经前躁动发作，急宜凉血活血、荡热降火，佐以行气解郁，使之瘀热下泄，肝气调达，月经畅行，则心神安定。

火 盛 伤 阴

狂躁之势较轻，唤之能自止，但多言善惊，时或烦躁疲惫，形体消瘦，唇干口燥。舌红少苔，脉细数。治宜滋阴降火，安神定志。方用《景岳全书》二阴煎合《千金方》定心丸加减。

玄参　生地　麦冬　清甘草　炒枣仁　朱茯神　淡竹叶　川连　怀牛膝　灯心　党参　石菖蒲　炙远志　丹参

若大便燥结不下，或下之不畅，上方去朱茯神、党参、灯心、淡竹叶，加生大黄（后下）、玄明粉（冲）、当归。

此类患者阴血内耗，心神失养，故宜大剂养阴增液，佐以泄热安神，祛瘀开窍。若热结阴亏、燥屎不行者，当取"增水行舟"法，以增液承气汤加味，增液润燥，荡热祛实。

见正气虚弱者，兼用补虚养正。

赵某　21岁。1976年11月25日初诊。

家属代诉：情志不遂，多思善虑，后即神志痴呆。近来精神兴奋，时笑时唱，行动失常。前医诊断为青春期精神分裂症，久经治疗病情反复，现每天仍用氯丙嗪等3种抗精神病药维持。失眠易惊，噩梦纷纭，口苦纳呆，喉间痰滞，经闭七旬，便秘3天，小腹胀硬，舌质偏红、苔薄白根黄稍腻，脉细弦有力。先拟疏郁行气，活血荡热。方处四逆散合桃核承气汤加减。药后大利，瘀热骤减，诸症好转。继用上方出入调治3次，经行，狂证若失。3个月后，患者又多思善虑，胸闷不舒，喉间如物梗，记忆力减退，头晕乏力，失眠易惊，偶有自悲自语，甚或烦躁易怒，喜笑多言等。舌质偏淡、苔薄白腻。证属忧郁气滞，痰气郁结，脾虚血少，神失所养。治拟疏郁行气以化浊，健脾豁痰以安神。方用逍遥散去姜、薄，加淮小麦、制香附、柏子仁、石菖蒲、姜汁竹茹、白金丸（吞）。药后诸症减轻。后以十味温胆汤、逍遥散合甘麦大枣汤、二阴煎合定心丸等加减巩固疗效。

薛某 21岁。1976年1月22日初诊。

患者自以为遭人诽谤，终日沉默寡言，或面壁而卧，饮食少进，夜寐不安。继之烦躁易怒，语无伦次，且躁动不安。前医诊断为青春期精神分裂症，服用数种抗精神病药已1年余，依旧反复发作，未能控制。大便秘结，月经愆期半月未至，口干唇燥。舌红少津、尖有芒刺、苔薄黄，脉弦数，证属郁火伤津，先宜凉血降火、荡热调经，方用桃核承气汤加减，5剂。

药后便大利，经至，色红量少，仍取上方去生军、玄明粉，加生地、川郁金、淮小麦，5剂诸症均减，惟夜寐少安，胆怯善惊，舌偏红、苔薄白，脉细弦稍数无力。此属气阴两虚、心神失养，治宜滋阴降火、益气生血，佐以疏肝行气。方用二阴煎合定心丸加减，5剂。诸症明显好转。继用黑逍遥散合甘麦大枣汤。药后仅感头晕失眠，口干烦躁，再拟八珍汤加制香附、瓜蒌皮、柏子仁、炒枳壳，疏肝理气、润燥安神。调治月余，经期准，色量正，诸症痊愈，恢复工作，至今未见复发。

（宋泽军 整理）

胡建华

情志疾病心肝求，甘麦大枣奇功收

胡建华（1924~2005），上海中医药大学附属龙华医院教授

甘麦大枣汤出自张仲景《金匮要略》，由甘草、淮小麦和大枣组成，主治"妇人脏躁"。胡建华教授在总结前人经验的基础上，结合自己40余年的临床经验，在此方中加用丹参、菖蒲、远志3味，组成加味甘麦大枣汤为基础方，治疗神经精神系统疾病，临床效果甚好，今介绍如下。

自主神经功能紊乱

自主神经功能紊乱表现为没有器质性改变的多种精神和躯体症状，主诉繁杂多变，可归属于中医学之"不寐""郁证""心悸"等范畴。《灵枢·口问》曰："悲哀愁忧则心动，心动则五脏六腑皆摇。"胡建华先生指出本病多由情志不舒或思虑过度，劳伤心脾，心血亏耗，心神失养；或情志怫郁，肝气横逆，上犯于心。病久则聚湿生痰，痰湿交阻而病程缠绵。因心主神明，张介宾在《类经》中说："心为脏腑之主，而总统魂魄，并赅意志，故忧动于心则肺应，思动于心则脾应，怒动于心则肝应，恐动于心则肾应，此所以五志惟心所使也。故治疗应以养心安神为主。"临证常用甘麦大枣汤养心安神，甘以缓急，合菖蒲、

远志、丹参解郁化痰、活血养血，柴胡、郁金、枳壳（实）疏肝理气。若以不寐为主者，加用炒枣仁、夜交藤；以烦躁为主者，加用知母、百合。

患者 39 岁。9 年前因姑嫂龃龉，引起情绪不安，紧张恐惧，焦虑多疑，性情忧郁，夜间不寐，惊惕肉瞤，惊悸时作，精神困惫，经由多种中西药物治疗，症情无改善。舌质紫黯、苔薄腻，脉细。

证属长期情志怫郁，痰瘀互结，耗伤心血，神明不安。治宜养心安神，化痰解郁。

方用：

炙甘草 9g　淮小麦 30g　大枣 9g　丹参 30g　菖蒲 9g　炙远志 4.5g 炒枣仁 12g　生铁落 60g　柴胡 12g　郁金 12g　生南星 20g

服药 7 剂，情绪明显稳定，恐惧紧张感减轻，筋惕肉瞤现象消失，惟睡眠欠佳，再守原方 7 剂，诸症皆平，后用药 2 周巩固疗效，随访 1.5 年，未再反复。

患者 女，26 岁。神经性呕吐。

5 岁时即患呕吐，平均每周发作 1 次，呕吐清水样物，滴水不进，咽喉部痰黏，持续 3~4 天即自行缓解如常人，每次发作均需静脉滴注补液以维持水、电解质平衡，发作前常有性情烦躁、胆怯、夜寐不宁、右胁不舒等症，面色㿠白，精神萎软，胃镜、胃肠钡剂造影、肝肾功能、腹部 B 超等检查均无异常。苔薄腻、舌质淡，脉濡。此属肝郁气滞，横逆犯胃，胃失和降，神失所主。治拟疏肝理气，和胃降逆，养心安神。

方用：

炙甘草 9g　淮小麦 30g　大枣 9g　菖蒲 9g　炙远志 4.5g　丹参 30g 柴胡 12g　郁金 12g　陈皮 9g　代赭石先煎，30g　旋覆花包煎，12g　生南星 15g　生半夏 15g

服上药后呕吐未发作，夜寐正常，连服半月，后去生半夏再服
1个月，诸症俱安。因病患日久，气血俱虚，后改用补气养血中药调
理，随访1.5年，呕吐未再发作。

精神分裂症

精神分裂症有狂躁型和抑郁型。狂躁型精神分裂症，中医属狂证
范畴，《临证指南》曰："狂由大惊，病在肝胆胃经，三阳并而上升，
故火炽则痰涌，心窍为之闭塞。"胡师以为：此证当为郁怒伤肝，气
失疏泄，郁而化火，津液被熬，结成痰火，扰乱心神，导致发狂。由
于痰火上扰，心窍被蒙，故见语无伦次，哭笑无常；由于肝胆火旺，
痰火壅盛，可见怒目直视，盛气凌人，甚则骂詈不避亲疏；由于热盛
津液被灼，故多见便干，舌红，脉数。处方则以加味甘麦大枣汤为基
础，养心安神、化痰解郁；生铁落饮以镇心降火；百合、知母清热润
燥；狂躁征象严重，常加用龙胆草、黑山栀、生大黄等直折肝火。

患者 男性，47岁。

18年前因受刺激而致精神失常，意识不清，狂躁不安，暴怒毁
物，时或哭笑，时或打人骂人，夜不能寐，大便干结，7日一行。曾
往某精神病院治疗，服用氯丙嗪、氟哌啶醇等，症情时有反复。近
因家中琐事刺激，诸症又现，舌质红、苔腻，脉弦滑数。证属肝郁化
火，痰浊内蒙，扰乱心神，情志逆乱。治宜泻火化痰，养心安神。

处方：

炙甘草 9g　淮小麦 30g　大枣 9g　菖蒲 9g　炙远志 4.5g　丹参 30g
龙胆草 9g　黑山栀 12g　生大黄后下，9g　知母 15g　生南星 20g

服药7剂，精神渐趋正常，原方增减再服1个月，并自行减量和
停用西药，各症消失而告康复，后改用养血安神中药调理。1年后因

精神刺激稍有反复，但程度明显减轻，再用原方调治 1 周即愈。抑郁型精神分裂症属于中医之癫证范畴。胡师认为本证与《金匮要略》中的"百合病""脏躁证"颇相似，多因心脾素亏，思虑劳倦过度，通过骤受惊恐等因素而诱发，导致心胆俱虚，肝阳上扰，痰浊内蒙，窍络不利。处方常以甘麦大枣汤养心润燥，甘以缓急，菖蒲、远志、丹参豁痰宣窍、安神解郁，再以生南星、铁落等镇惊平肝安神。

患者 女性，39 岁。

1975 年春季因精神刺激而致神志恍惚，表情淡漠，不言不语，脾气急躁，恐惧幻听。外院精神科诊断为"抑郁型精神分裂症"，予以"氯氮平""奋乃静"等治疗，症情曾一度缓解。

就诊前因骤受惊恐，上症又现，且经行腹痛，舌红、苔薄白，脉弦细。证属骤受惊恐，心胆俱虚，冲任失调。治宜镇惊安神，调和冲任。

处方：

炙甘草 9g　淮小麦 30g　大枣 9g　丹参 30g　菖蒲 9g　炙远志 4.5g　知母 15g　百合 15g　生铁落 60g　肉苁蓉 12g　益母草 12g　生南星 15g

上药连服半月，精神渐趋正常，后又续服 1 个月余，症情未再反复，经临腹痛也瘥。随访 1 年余，精神正常。

甘麦大枣汤合百合知母汤治疗脏躁

林某 女，49 岁。

初诊：1990 年 1 月 7 日。近半年来，心悸，恐惧，眩晕，夜寐梦扰纷纭，情绪抑郁，有时悲伤欲哭，面部阵阵烘热，动辄出汗，口干。停经 3 个月余。脉弦细略数，苔薄腻。正值经绝之际，心阴亏虚，肝阳上扰，癸源不足，冲任失调。治拟养心安神，平肝潜阳，调和冲任，化痰解郁。

处方：

炙甘草 9g　淮小麦 30g　大枣 9g　辰麦冬 15g　肥知母 15g　野百合 15g　紫丹参 30g　石菖蒲 9g　广郁金 12g　夜交藤 30g　石决明 先煎, 30g　淡苁蓉 12g　生南星 12g

复诊：5 月 6 日。上方加减调治 4 个月后，心悸、恐惧、面部烘热、出汗等症均已消失，情绪愉悦，睡眠正常。脉弦细，苔薄腻。病已基本痊愈，再守原意，巩固疗效。

处方：

炙甘草 9g　淮小麦 30g　大枣 9g　紫丹参 15g　太子参 15g　麦门冬 12g　五味子 4.5g　仙灵脾 9g　肥知母 12g　野百合 12g

本例是围绝经期综合征，属中医"脏躁"范畴。胡老师善用《金匮要略》甘麦大枣汤治疗各精神疾病；患者心悸、恐惧、烦躁、悲伤欲哭，用之最宜。百合知母汤亦为《金匮要略》方，胡老师认为：百合能养心阴、安心神，知母则清热除烦、镇静安神作用，与甘麦大枣汤配合治疗各种精神疾病之偏于阴虚烦热者，颇有效果。处方中佐以丹参、麦冬、菖蒲、石决明、郁金以养心安神，平肝解郁。苁蓉、仙灵脾不仅能补益肝肾，而且能调和冲任，常用以治疗妇女围绝经期综合征、经期烦躁或乳房胀痛等症，每获良效。胡老师指出：生南星化痰镇静作用优于制南星，此药一般认为有毒，其实经煎煮之后，并无毒副作用。我在随师学习期间，见其常用此药治疗各种精神神经系统疾病，未见任何不良反应。

多发性抽动－秽语综合征

多发性抽动－秽语综合征起病于儿童时期，临床特征为慢性、波动性、多发性的运动肌（头面、肩、肢体、躯干等肌肉）快速地抽动，伴有不自主的发声和言语障碍，安静休息时诸证皆平，情绪紧张或激动时病情加重。《素问·阴阳应象大论》云："风胜则动。"《素问·至真要大论》又云："诸风掉眩，皆属于肝。"故凡一切抽动、抽搐、痉挛都为风邪偏胜之象。胡师认为：本证属于肝风内动之证，由于风为阳邪，善行而数变，往往因风而生痰或因痰而生风，风痰窜动，上居神窍，以致抽动、秽语不休，同时由于心神失养，神明不安，故而注意力不能集中，情绪紧张时症情加重。治疗应平肝息风、养心安神、化痰益智，处方常用天麻、钩藤、炙僵蚕、全蝎以平肝息风，加味甘麦大枣汤养心安神，生南星、煅龙骨豁痰益智。

患儿 男，14 岁。

近 5 年来出现不自主摇头，头面部肌肉快速抽动，眨眼耸肩频繁，喉中发出异常哼声，注意力不能集中，学习成绩明显下降，脑电图及头颅 CT 检查无异常，长期服用"氟哌啶醇""盐酸苯海索"治疗，症状控制不满意。入睡后诸症皆平，紧张时症状加剧。舌淡红、苔薄腻，脉细。证属肝风内动，夹痰上扰，心神不安。治宜平肝息风，养心安神，化痰益智。

处方：

天麻 9g　钩藤后下，15g　炙僵蚕 9g　炙甘草 9g　淮小麦 30g　大枣 9g　丹参 30g　菖蒲 9g　炙远志 4.5g　生铁落 60g　生南星 15g　煅龙骨 30g　全蝎粉分次吞服，2g

服药 7 剂后症情即告减轻，连服 2 周诸症皆安，随访 1 年，每于考试前有眨眼、耸肩轻微反复，再服上药即可痊愈，学习成绩也有提高。

胡师始终强调：神经精神疾病患者，往往一人患病，阖家为之不安，为医者必须富于同情心，备加关切，针对其致病之起因，郁结之所在，善加劝慰，鼓励其保持心情愉快，胸怀宽畅，指导其饮食宜忌，戒除不良嗜好，使患者排忧而乐，则康复可期矣。

（袁灿兴　黄正昌　整理）

陈亦人

精神病幻听幻视，调心肝化痰化瘀

陈亦人（1924~2004），南京中医药大学教授

精神病患者多属中医癫狂之证，其中沉默呆痴、语无伦次、幻听幻视者，又为癫证之范畴，临床极为常见。近年来，其发病率有上升趋势，给社会和家庭带来沉重负担，因此，有效防治癫证目前已引起医学界普遍关注。

考癫证之因，多由情志刺激，思虑忧郁过度，或先天遗传而成。其病与肝密切相关。肝主藏血和疏泄，对情志影响颇大。上述原因皆可致肝气郁结，疏泄失常，气血运行受阻，津液不得布散，凝而为痰；气不行血，留而为瘀，瘀痰互结，阻滞经脉，凝滞气机，加重肝郁；痰瘀阻脉，蒙闭心脑，清窍失聪，则发为癫疾。可见，癫证之因，多由肝郁、心闭、痰阻、瘀滞而致，属实多虚少之证，治疗亦当以祛实为主，并非像五版《中医内科学》所说："癫证多为素禀气血不足，或久病年迈，阴血已亏，心神失养，复因脾肾气虚，痰涎内盛，蒙塞心窍所致。治疗以补益脾肾、养血安神定志为主。"余从调肝气、通心阳、化痰浊、活瘀血入手，创制菖蒲合欢汤（菖蒲、合欢皮、当归、白芍、柴胡、桂枝、甘草、远志、半夏、瓜子金等）治疗该疾，其效颇佳，临证之时，随症加减化裁，每有良效。

姚某 女，35岁。患精神病12年。1985年10月5日诊。

患者于 12 年前因精神刺激，遂生幻听幻视，常语无伦次，独坐不食，经西医诊治经年始缓解。4 年后又因精神刺激反复过 3 次，每次需服氯丙嗪始可控制。半年前，又因与人口角，疾病再度复发，又入某精神病院，给予氯丙嗪治疗，连服半年，仍不见效，乃延余诊治。现症：幻听幻视，语无伦次，神情呆滞，疲倦嗜睡，双手时有颤动，食少纳差，月经愆期，舌淡、苔薄白，脉细滑。

证属肝气郁结，心阳痹阻，痰瘀阻滞。治拟疏肝通阳，活血化痰。

菖蒲 6g　远志 10g　合欢皮 15g　当归 12g　白芍 12g　柴胡 6g　桂枝 6g　炙甘草 6g　半夏 10g　南星 6g　丹参 18g

日 1 剂，水煎服。

服上药 3 剂后，心情稍畅，但夜寐较差，舌脉同前。

原方加瓜子金 15g。连服 62 剂，诸症续有改善，已能与人正常交谈，并可操持一般家务，药已显效，踵进前法。原方去瓜子金，加紫苏梗 10g，患者又服 30 余剂，诸症平复，一切如常。

该患者病由情志刺激而起，复因情志刺激而发，且近年发作频繁，每次历时较久，此次发作已半年有余，经治乏效。此证初看疲倦嗜睡、神情呆滞、食少纳差、月经愆期、舌淡，颇似心脾两虚之证，若依常规之法，当以归脾汤、养心汤化裁。但该患者神情呆滞、语无伦次、脉虽细而滑、不愿见人等显系肝郁痰蒙、心阳瘀阻之证，实多而虚少，故从调理肝气、温通心阳、活血化瘀入手，以祛实为主，用当归、白芍、丹参养血活血、柔肝补体；以合欢皮、柴胡等疏肝解郁、调肝用。体用双调，使肝疏泄有度，气血津液布散复常，精神爽快，自无生痰凝瘀之基础；桂枝、甘草，通心阳、益心气，与养心血、通心脉之当归、白芍、丹参合用，可使心健而神明有主；半夏、南星、菖蒲、远志、合欢皮化痰降气，解郁开窍，痰气化，清窍净，则神明自安。是方攻补兼施，寓补于攻，祛实为主，兼以调养，符合病机，故药用 3 剂，心情即稍畅。惟仍寐差，故加入瓜子金化痰热，以促寐眠。久服之后，病去七八，睡眠改善，故去瓜子金，以防清化过度而徒伤正气；加入紫苏梗理气宽中，疏肝运脾，以促后天，结果持服 30 余剂而竟痊功。

若病情有兼夹者，可适当调整该方，以应病机。至于理肝、调心、化痰、活血孰轻孰重，应据患者的不同情况，疾病的不同阶段，而各有侧重。

张某 女，22 岁，山东青岛人。1987 年 7 月 2 日。

患精神病 3 年。患者 3 年前因与人口角，致发精神病。3 年来，曾采用中医、西医、中西医结合多法治疗，寸效未收，特慕名而至。刻诊：幻听幻视，胡言乱语，表情呆滞，食少乏味，寐差，心烦，舌苔薄、舌尖稍红，脉平。

证属气血瘀滞，痰浊蒙闭。施以行气调肝、化痰活血，兼以芳香开窍之法。

当归 12g　白芍 12g　五灵脂 10g　京菖蒲 6g　合欢皮 15g　柴胡 6g　白薇 10g　甘松 6g　半夏 10g　夏枯草 6g　百合 15g

4 剂，日 1 剂，水煎服。

二诊：7 月 6 日。药后精神较爽，寐安。原方加制南星 6g。

三诊：7 月 8 日。因情志刺激，病情加重，彻夜不寐，不渴，无明显热象。改拟温通心阳、宁心安神为主法。

处方：

桂枝 6g　炙甘草 6g　生龙牡各 10g　川百合 15g　制半夏 10g　合欢皮 15g

2 剂，日 1 剂，水煎服。

四诊：7 月 10 日。服上药效果极佳，已可安寐，情志稳定，幻觉亦几乎未发，语言较有条理。上方加夏枯草 6g，菖蒲 6g，五灵脂 6g，白芍 12g，白薇 10g，嘱其续服。年余后来函告知，已服药近百剂，诸症平复，未再复发。

是案初诊，因心烦难耐、寐差、舌尖红，虑有热象，故减桂枝、甘草、远志，加入夏枯草以清肝热，加百合以滋肝肺之阴，入五灵脂以活血化瘀，增白薇、甘松以芳香开窍，行气化痰。

服 4 剂获效后，又入南星，以加强化痰之力。

不料，患者因情志刺激疾病加剧，仔细审视，热象已除，故治法转以调心为主，兼以疏肝化痰，方用桂枝甘草汤温通心阳，龙牡宁心安神、平肝潜阳，百合滋阴安神，半夏化痰开结，合欢皮疏肝解郁、安神促眠。待两剂后症情改善，以小剂轻快治急，病情一稳，转而以调心理肝、化痰活血之法以疗其本，而收全功。

若病情有变化，病机有差异者，可分步骤治之，先除次要、易消之病机，继以本方收功。

谭某 男，30 岁。1994 年 9 月 29 日诊。

患精神病 10 年。患者 10 年前因患精神病，入南京某精神病院就诊，一直服用镇静药，控制尚好。

近几个月来，渐感精神抑郁，偶有幻觉，伴恐惧，不寐，口干欲饮，舌红、苔薄，脉略数。

证属肝胆郁热，痰热互结，瘀血阻络。故拟疏泄肝胆为主，佐以化痰活血。

山栀 10g　花粉 10g　钩藤 15g　竹茹 10g　卷柏 15g　白芍 15g　菖蒲 6g　当归 12g　甘松 6g　夏枯草 10g

日 1 剂，水煎服。

二诊：11 月 14 日。服上药后，口干欲饮除，舌转淡红，仍有恐惧，偶有幻觉，精神较前好转，脉平。蕴热渐除，改菖蒲合欢汤化裁。

菖蒲 6g　合欢皮 15g　炙远志 15g　柴胡 6g　桂枝 3g　炙甘草 6g　瓜子金 15g　白芍 15g　生地 12g　五味子 6g　川百合 30g

日 1 剂，水煎服，嘱其停服西药。

1996 年 5 月 2 日来诊，云服上方 20 余剂后诸症平复，自动停药，1 年多来，一切正常，近日又觉抑郁，恐病复发，而特来诊。仍以上方稍作加减，又服 40 余剂，随访至今未再复作。

是案初诊肝胆蕴热之象明显，故先以清肝胆邪热为主，所选药物如山栀、花粉、钩藤、夏枯草、竹茹等；佐以卷柏、菖蒲、甘松等活血理气，化痰开窍；当归、白芍养血活血。待热除八九，旋即改投菖蒲合欢汤以疏肝郁，通心阳，化痰瘀。方中生地易当归者，养血之力虽减，而凉血解毒清热之功倍增；去半夏者，恐其辛燥，有伤阴之虞；加入五味子、百合者，以养阴益气，宁心安神。

乔保钧

治循五要，证分三期

乔保钧（1926~　），洛阳市中医院主任医师

狂证（即精神分裂症）多由精神因素所致。若情志不遂，肝失疏泄，气失调畅，气郁化火炼津为痰，痰、气、火三邪交结内蒸，蒙闭心窍，则神明逆乱，发为狂证。如果说情志不遂，肝失疏泄是狂证发病的病理基础，那么"气机逆乱""火邪内燔""痰热交蒸""痰气互结"则为引起狂证的直接病理机转。因此，疏肝理气、清心降火、涤痰宣窍为治疗狂证的基本法则。

在狂证发作期，正值火气内壅，痰火互结之时，单纯苦寒药物难灭火势，化痰之物难化痰浊，只有大刀阔斧地通腑导下，才能使邪火随大便外泄，使有形痰浊从肠道外排，才能使邪之锐气受挫，促使气机疏泄。

基于气血相依之理，气乱则血乱，气郁则血瘀。狂证反复发作，由于气郁日久，必致血瘀，患者或胸胁刺痛，或头部剧痛，或舌质紫黯，皆由瘀血所致。狂证治疗中还应注意活血化瘀。

综上所述，狂证的治疗必须紧紧围绕疏肝、清心、活血、涤痰、通腑5个重要环节。称其谓"疏""清""活""通""涤"五要诀。具体运用中，五要诀不能片面理解，孤立进行，而应全面权衡，相互兼顾。如清心与疏肝，就病因而论，肝郁化火为本，心神被扰为标；从

临床表现而言，心经症状为主为本，肝经症状为次为标。因此，治疗中清心与疏肝必须同时进行。我常用栀子豉汤加黄连清透心经郁热，重用白芍、郁金、枳实疏肝畅气，如此则肝体得疏，气机畅达，郁火自无发生之由，心经郁热得以宣透，君主自明，神亦自安。再如清热与涤痰，清热泻火固然为治狂之要，然火热郁久必炼津为痰，痰为阴邪，其性黏腻，与火热之邪相合胶结难分。因此，治疗中在清宣郁热的同时必须兼以化痰、涤痰，使邪热无所恋，才能顺利宣泄透达，常随症加入胆南星、石菖蒲、天竺黄、橘红等，皆在清心泄热之时，融入涤痰宣窍之意。

临证治疗一般分为 3 个不同阶段，各期治疗有异。

1. 狂躁期

症见精神亢奋，狂躁刚暴，喧扰不宁，力大过人，或毁物打骂，或登高而歌，或逾垣上屋，或狂奔乱舞，脉弦劲有力，或舌红，苔黄厚，脉弦滑洪数。此期为病之初起属实属阳。其病机为：气郁化火，炼津为痰，痰火内壅，火气交蒸。治宜清心泻火，涤痰宣窍，通腑导下，兼疏肝畅气。方融大承气汤、黄连泻心汤、栀子豉汤、涤痰汤合而化裁。

大黄后下，15~30g　黄连 9g　芒硝 10~15g　白芍 30g　枳实 10~30g　栀子 9g　淡豆豉 9g　胆南星 10g　石菖蒲 10g　厚朴 9g　生甘草 5g

方中大黄、芒硝、厚朴、枳实取大承气汤通腑导下之功，一则可使内郁之气受伐，促其消散疏泄；二则可使火热之邪受挫，随大便而降；三则可荡涤有形痰浊，迅速外排。胆南星、石菖蒲涤痰宣窍，白芍敛阴柔肝、平抑肝阳。

栀子、淡豆豉，取栀子豉汤清心宣郁之功，恐清热之力不宏，另加黄连助之。生甘草既清泻心火，又调和诸药。此期正盛邪实，用药应量大势猛，其大黄、芒硝用量尤其宜大，以促其峻泻，顿挫邪之锐气。不宜缩手缩足，迟疑久拖，此乃成败之关键。

2. 相对平衡期

狂躁期经积极治疗或未经治疗，但患者由于连续发作，体力日渐消耗可转为本期。症见：精神疲惫，时而躁狂，烦躁不眠，多言乱语，痰热扰心。治当疏肝理气，清热化痰，宁心安神。方宗逍遥散、栀子豉汤合涤痰汤化裁。

柴胡 9g　当归 15g　茯苓 30g　栀子 9g　淡豆豉 10g　白芍 20g　枳实 9g　菖蒲 10g　炒枣仁 20g　琥珀 3g　生龙骨 15g　生牡蛎 15g　夜交藤 30g

此期虽气阴俱伤，但因余热尚存，痰邪久恋，治疗上不宜过分强调补气养阴。因补气能生火，滋阴可助痰，过早或过分补气养阴均可使原病情加重，应予注意。

3. 恢复期

经上治疗，精神基本复常，但因体质消耗过大，加之患病期间饮食无时，气血渐亏，故表现为乏力、神疲、少言懒动，胸胁胀满或刺痛，脘痞纳呆，心烦口渴，头晕头痛，舌红紫黯、少苔，脉沉细无力。其病机主要为肝郁脾虚，气阴两伤兼有瘀血。治宜疏肝健脾，补气养阴，活血化瘀。方融生脉散、逍遥散、二陈汤加减化裁。

党参 12g　寸冬 15g　五味子 9g　当归 15g　柴胡 9g　白芍 20g　天麻 15g　白术 10g　半夏 9g　陈皮 9g　茯苓 30g　丹参 15g　川芎 9g　炙甘草 5g

此期除积极药物治疗外，强调精神调养，家人应耐心开导，使其精神愉快，以防复发。

总之，狂躁期以通腑泄热、荡涤痰浊为主；相对静止期以疏肝理气、清心安神为主；恢复期以疏肝健脾、益气养阴、活血化瘀为主。

周 康

辨析癫狂非痰迷，探求治法审阴阳

周康（1931~ ），上海市精神病总院主任医师，著名中医精神病专家

癫狂并非痰迷心窍

关于癫狂之病因病机，自张子和首创痰迷心窍之后，金元以降，迨至现代高等院校教材，均宗此说。国内一些学者进行了大量专题研究。临床选择不同性别、年龄、病程及各种类型的精神分裂症共 50 例，参考古方，以涤痰开窍为法，集中大队化痰之品如竹沥、半夏、胆南星、天竺黄、礞石、瓦楞子、青陈皮、枳实、郁金、石菖蒲、大黄等，参合病情，或佐以芩、连，或佐以姜、附，每一病例均予以足够的剂量与疗程，但试用结果，并无 1 例取得明显效果，而这些病人都是症状典型，诊断明确，用药期间亦在住院条件下观察记录，疗效之判定，是客观的。

追溯古人，亦曾用吐、下法治疗癫狂，其理论亦基于痰迷心窍，意欲以吐、下攻其痰而开其窍。近年来报道的资料，其中有三圣散（瓜蒂、藜芦、防风），龙虎丸（成方内含巴豆、砒霜），加味控涎丹（大戟、芫花、甘遂、白芥子）等，在对精神分裂症治疗中，不仅有足够之剂量及疗程，且亦达到充分吐、泻之投药目的，前后共计 49

例，除少数兴奋躁动病人因吐泻过剧而稍安静外，其基本症状并无改善（以此视为有效是不科学的）。民间常用之单方"马宝"，据云亦为化痰安神之品，国内有的同道亦试用过43例精神分裂症病人，结果亦属阴性。

多年从事癫狂的临床实践，深感痰迷心窍之机制不符合临床实际，于此必须突破，以探求真正的病因和辨证论治的规律，以期提高临床疗效。

《难经·十二难》提出："重阴者癫，重阳者狂。"这一纲领性理论，充分肯定了阴阳失调在癫狂发病中的重要意义，并以此将癫狂分为阴证和阳证。目前国内外学者亦畅谈精神分裂症有阴阳二种症状，其论述与中医所云阴证和阳证完全吻合。

有些精神分裂症病人，临床表现为精神萎靡，行止懒散，瞬视怠缓，音低语简，动作迟缓，兴趣索然，脉象与舌苔有时呈虚寒之象，有时则变化不大。西医临床描述，则为情感淡漠，行为退缩，生活疏懒，呆滞嗜卧，思维贫乏，意志欠缺，语言謇涩，孤独不群，自知毫无等精神症状。综合种种证象，符合《难经》"重阴者癫"之一类。《金匮要略·百合病篇》云："症见于阴者，以阳法救之。"可用辛热壮阳剂治疗。但在寻求古训之时，很少见到以补火壮阳法治疗癫狂之理论，甚至有人对癫狂视桂附为畏途。此类病人之疏懒嗜卧，脉象虚弱，与《伤寒论》少阴病提纲所云"少阴之为病，脉微细，但欲寐也"有所类似。近贤恽铁樵曾云："凡见不足者，即是少阴。"在此理论启示下，认为此类病人属阳气不足之证，并仿少阴论治用于临床，以少阴病之正方四逆汤加入辛热壮阳之品。

处方如下：

附子 60g　干姜 15g　甘草 10g　肉桂 10g　仙茅 15g　仙灵脾 15g
每日 1 剂，60 剂为 1 个疗程。

全方以兴奋功能、大壮元阳为主，于临床获得满意之疗效，为中医学对精神病之治疗研究辟一新途。

某 男，31岁，已婚，工人。病历号：45376。

6年前与妻离婚后，即现精神失常，工作马虎，行动颇为懒散，自感头脑不灵。入院前2个月，自动不去工作，经常睡觉，或席地而坐，或卧脏地而不顾，不知洗浴更衣，饮食亦极被动。入院体检阴性，脉、苔亦无特异变化，表情极度平淡，思维障碍明显，贫乏空洞，行为退缩，经常嗜卧，对病态毫无自知，西医诊断为精神分裂症。先予氯丙嗪治疗，每日150mg，1个月后不独症状一无改善，且更趋于疏懒退缩，又预计休克治疗对患者亦不适应，乃遂停服氯丙嗪，改用上述中药壮阳补火剂治疗。6剂后，行动稍见活跃，言语对答亦较增多，交谈较流畅。20剂后，见人亦礼貌，亦能分析以往病情，参加治疗甚活跃。服药30剂，症状全部消失，对病态有完好之自知力，痊愈出院。经1年随访，恢复原来工作。

在同一诊断为精神分裂症中，临床表现以兴奋紊乱、躁动不宁、幻觉妄想、卧起不安者，屡见不鲜。此种症状，与前述之证象，显不相同，因而治疗方药亦各异。《伤寒论》有"伤寒八九日，下之，胸满烦惊，小便不利，谵语，一身尽重，不可转侧者，柴胡加龙骨牡蛎汤主之""伤寒脉浮，医以火迫劫之，亡阳，必惊狂，卧起不安者，桂枝去芍药加蜀漆龙骨牡蛎救逆汤主之"之论。仲景虽指伤寒而言，但有"烦惊""谵语""惊狂""卧起不安"等精神症状。此外《类聚方广义》云："柴胡龙骨牡蛎汤，治狂证胸腹动甚，惊惧避人，兀坐独语，昼夜不眠，或多猜疑，或欲自死，不安于床，或郁郁悲悲，多梦少寐，或恶接人，或屏居暗室。"（详载《伤寒论今释》）以上所云各种精神症状，与近代精神分裂症之临床表现极相类似，为此在该方基础上，加用活血化瘀之药，在临床对某些兴奋紊乱、惊狂不安之精神分裂症进行治疗，取得较好疗效。

处方如下：

柴胡 30g　龙骨 60g　牡蛎 60g　大黄 30g　赤芍 30g　莪术 100g

每日 1 剂，60 剂为 1 个疗程。

某　男，20 岁，学生。住院号：6036。

因患精神分裂症，经西医治疗 77 次，昏迷 41 次，电休克 20 次，无丝毫效果。行为紊乱，奔走不停，有时打人，问之不知所答，因见其躁动不安，乃予上方治疗。20 剂后较为安静，30 剂后能相互对答，40 剂后自知力恢复出院。3 年随访，情况一直稳定。

上述两种情况，前者属于不足，后者则为有余，虚而见阳不足者，用辛热以温壮元阳，实而见有余者，用重镇与活血化瘀。

周期性精神病与活血化瘀

在精神科临床常见到某些病人呈周期发病，其特点如下：每月准确地周期发病 1 次；每次发病临床症状相同；过后症状缓解彻底，自知力完整；发作常自动缓解，抗精神病药物及休克治疗，不能收顿挫之效，亦不能阻断其下次复发。

本病多见于未婚女青年，其临床症状，大致归纳为两组：一组类似于情感性精神病（躁狂或抑郁状态），一组类似于精神分裂症。且多在经前期发病。仲景有"热入血室"之训。钱璜在《伤寒溯源集》中指出："热入血室之用小柴胡汤，还应加血药，如牛膝、桃、红、丹皮之类。"在此理论指导下，根据"瘀血发狂"及王清任"癫狂由于气血凝滞"之学说，采用中药活血化瘀治则，组成方剂，定名为"达营汤"，以达者通也，营者血也之为名。经临床多年试用，药味逐渐精简，由 14 味精简至 3 味。

莪术 100g　大黄 30g　赤芍 30g

1日量。并将剂型不断改革，由一般汤剂改为浓煎剂，由水泛丸剂改为糖衣片，经多年试用，疗效高达 90.9%。

某　女，18岁，学生。病历号 15-57273。

入院前 2 周（经潮前 5 天），开始兴奋，躁闹，哭笑无常，入院后仍极度骚动吵闹，做鬼脸，思维散漫，不停地讲"丽娜、美德"，诊为青春型精神分裂症。经氯丙嗪、电休克治疗，于 7 天后缓解。2 周后，即经潮前 4 天故态复萌，再度重复"丽娜、美德"单调之词，继续予氯丙嗪、电休克治疗，15 天后又缓解。间隔 2 周，每 3 次发病，症状同前，10 天后症状又全部缓解，此时始明确诊断为周期性精神病，用达营汤治疗。当月即控制未再发病，连续 3 个月未复发而出院。随访 1 年，情况良好。

本病之病因及发病机制，目前尚未清楚，仅就其周期发病之特点而言，与"生物钟"现象似有联系。在许多生物体中，固有的周期性变化，常以年生物钟（如动物冬眠）、月生物钟（如女性月经）、日生物钟（如午夜鸡鸣）之形式表现。某些临床疾病如周期性发热、周期性腹痛、周期性麻痹、周期性癫痫以及周期性精神病等，也类似于生物钟性质的病理机制在起作用，而导致周期发病。温习医经《灵枢·顺气一日分为四时》云："黄帝曰：夫百病者，多以旦慧、昼安、夕加、夜甚何也？岐伯曰：四时之气使然。"其所谓"多以"者，言盖非偶然，而是有规律的变化之意，所谓"旦慧、昼安、夕加、夜甚"者，指患病后症状呈周期性加重与缓解之情况，所谓"四时之气使然"者，是说由于自然环境的周期性变化，导致病情的周期性消失。应用活血化瘀治疗周期性精神病有效，按理在临床必有"血瘀"之证可见。但根据观察所得，所有病例与一般所谓"血瘀诊断标准"之指标符合者甚少，因此不难体会精神病人之"瘀"，与其他疾病之瘀不同，求之古训，亦有不同于一般血瘀之记载。《证治准绳·蓄血》云："夫饮食起居，一失其宜，皆能使血瘀滞不行，故百病由污血者多。"王肯堂首创"污血"学说，超出一般常见之产后、外伤、气滞、寒凝等理论范围，联系到精神病，是否可理解为在应用活血化瘀之剂后，调整血行功能，促进推陈致新，祛除毒物停滞，使污血得以廓清，遂使病情安定。

一氧化碳中毒性精神病与芳香开窍

一氧化碳中毒性精神病，为病人在急性中毒经急诊抢救醒转直至恢复工作后3周至4个月（假性痊愈期）再度发生精神异常，行为紊乱，语言舛错，秽洁不知，大小便失禁，记忆、计算明显障碍，形成以智能减退为主的痴呆状态。其病情严重者，可同时发生肌张力增强，缄默不语，强握反射，违拗抗拒，阳性锥体束征，脑电图呈弥漫性慢波，意识障碍，去大脑皮层综合征等严重神经系统病变，不仅预后较差，且常因并发症导致死亡。近年来西医常用高压氧治疗，但根据临床观察，对急性中毒醒转后间隔时间较长，再度发生精神异常之病人，疗效难以肯定，而且除一般支持疗法外，更无特殊方法治疗。但经中医芳香开窍之剂治疗后，能取得明显效果。30年来，病例累积逐渐增多，疗效愈为肯定，特别在精简药味与剂型改革上，亦不断进展，略分以下几个阶段。

1. 涤痰开窍与芳香化浊

工作伊始，先以此法用于临床，经诊明确，即予单独中药治疗，不合并任何西药。

处方如下：

竹沥半夏 9g　天竺黄 9g　胆南星 9g　郁金 9g　煅礞石 30g　石菖

蒲 9g　远志 9g　蚤休 9g　生大黄 9g　甘草 4.5g

苏合香丸每日 2~4 粒。

先经 7 剂治疗，初步肯定此二组药物之疗效，为进一步明确是为涤痰开窍之效，抑或芳香化浊（苏合香丸）之效，或为相互辅佐之效，于是进行第二阶段单独应用苏合香丸治疗，发现效果仍然良好，因而增强对芳香化浊一组药物研究之信心。由于苏合香丸供应紧张，病人需要量大，为治疗带来一定之困难，于是进行第三阶段工作。

2. 单用苏合香丸

效果良好。

3. 辟秽丹

将苏合香丸之方剂重新整理，并加以改革，保留原方中大组芳香性药物，除去对症不强、关系不大的白术、诃子，以清热解毒之黄连、蚤休代替国外进口之犀角，不用货稀价贵之麝香，定名为辟秽丹。

处方如下：

龙脑香 30g　苏合香 30g　青木香 30g　乳香 30g　沉香 30g　丁香 30g　檀香 30g　蚤休 30g　黄连 30g　降香 30g

上药共研细面，每日 3 次，每次服 9g。

经连续使用后，疗效与苏合香丸相同，其药价只是苏合香丸三十五分之一。尽管如此，但对一些严重病例，吞服较为困难，同时又因药中含有树脂类物质，难以鼻饲，因而再在辟秽丹基础上，大幅度精简筛选，并加以剂型改革。

4. 辟秽乳剂

经仔细分析及受到冠心病应用芳香开窍剂之启发，于是选取其中主要 2 味中药：龙脑香（冰片）与苏合香加其他辅剂，制成乳剂。

处方如下：

龙脑香 5.0　苏合香 5.0　吐温 80 5.0　月桂醇硫酸酯钠 7.5　蒸馏水适量加至 100ml（含量为 5%）

每日 3 次，每次 10~20ml。

辟秽乳剂为乳白色液体，味稍甜，麻辣感不强，不仅对不能吞服者可以鼻饲，且疗效与前述各方完全相同。遂进一步对其中主药龙脑香（冰片）做同位素体内示踪试验，研究冰片在小白鼠体内吸收、分布与排泄过程。实验证明，冰片经肠黏膜吸收迅速，给药 5 分钟，即可透过血脑屏障，且在中枢神经中定位蓄积时间较其他脑组织长，蓄积量相对较高。因此对冰片开窍之机制，以及对一氧化碳中毒性精神病所以奏效之药理作用，可能与其迅速透入血脑屏障，蓄积量相对较高有关。此外又发现冰片进入血液后，高血药浓度维持时间也较长，因而增加了临床作用时间。其在肝脏、肾脏中排泄相当迅速，又大大减少蓄积中毒的可能性，因而可以理解在给患者长期服药后，所以未见有任何副作用与中毒之发生。此不仅为中药冰片之老药新用提出了新的内容，还提示该药可作昏迷及脑血管意外等抢救之用，此均有待于今后之继续研究。

各种精神病的维持治疗

精神病的维持治疗阶段，是中医发挥较好作用的阶段，针灸、气功亦可在此时同样发挥效用。用中药调整机体，并对抗西药副反应，以提高和巩固治疗效果，从而减少西药维持量及毒副反应，直至降低复发率。

（1）证象不显，单以精神症状为主，其属于阴证者，以四逆加桂汤治疗；其属于阳证者，以柴胡龙骨牡蛎汤加味或达营汤治疗。

（2）精神症状伴有心慌易惊，注意力不集中，失眠多梦者，则以养心安神为主。药用：

百合 15g　生地 30g　天冬 15g　麦冬 15g　党参 15g　黄芪 15g　山萸肉 15g

（3）精神症状伴有头痛眩晕，易怒，脉数有力者，以平肝潜阳为主。药用：

石决明 60g　龙骨 60g　磁石 60g　钩藤 30g　川芎 15g　藁本 15g

（4）精神症状伴有情感脆弱，叹息，胸闷不舒者，以理气解郁为主。药用：

柴胡 15g　青皮 15g　香附 15g　乌药 15g　木香 15g　枳实 15g　郁金 15g

（5）精神症状伴有口苦咽干，舌赤，脉细数者，以滋阴降火为主。药用：

石斛 30g　生地 30g　麦冬 30g　五味子 15g　玄参 10g　乌梅 15g

（6）精神症状伴见某一种单一症状，如头痛、失眠等，除运用临床验方，如川芎茶调散、酸枣仁汤等外，可临时机动处方，结合证象，随证治之。针灸、气功亦按此原则进行配合治疗。下列穴位可供参考选择：

阴证：①脾俞、肾俞、命门。

　　　②气海、关元、曲泉。

二组交替使用

　　　③辅穴：中府、足三里、精宫、关元俞。

阳证：①鸠尾、巨阙、上脘。

　　　②太冲、涌泉、肝俞。

二组交替使用

　　　③辅穴：太阳、丝竹空、内关。

其他参考穴位：百会、风池、支沟、太溪、内关、听宫、照海。

常用气功方法，可参考选择：

动功：摩腹功、太极拳等。

静功：半卧式、平坐或盘坐式。

呼吸：自然腹式呼吸。

意念：守脐中或命门。

睡前选用气功：热水浸脚、扳指法或数息法。

熊继柏

清降实火仗风引，峻逐痰饮赖控涎

熊继柏（1942~　），湖南中医药大学教授

伍某　男，22 岁，农民。

1971 年春发病，初起心烦失眠，口渴欲饮，渐渐夜不能寐，坐卧不宁，并且多言妄语，狂歌狂笑，始知为癫狂病，乃延医治疗。但服药半年，却愈狂愈烈，口中念念不休，一派狂言妄语，并且到处奔跑，夜不归户。家人苦无良策，乃将患者锁于一间小楼房之中，患者在楼房中大吵大跳，一昼夜吵闹数十次，合家不得安宁。忽一日他在楼房中寻得一把鱼叉，乘其父在楼檐下埋头锯木头时，竟从窗孔内瞄向其父放出一飞叉，飞叉仅在其父之头前五寸许插入地下，入土达 3 寸之深。其狂乱如此，人皆以为不治也。迨至深秋，其狂如故，延余往视。时患者仍被锁在房中，开门一见，他即大笑不止，口中念念有词。询其病况，答非所问，一派胡言乱语。然却并不打人骂人，惟见其时时昂首向上直喷白色唾沫，弄得唾沫星子满天飞。视其舌苔黄厚而滑；诊其脉，沉滑而有力。询其主要表现，家人谓其整天多言妄语，极少睡觉，口渴欲饮，食量加倍，大小便未见异常。检阅前医所投之方，有礞石滚痰丸、生铁落饮、温胆汤、白金丸、当归芦荟丸、磁朱丸等，皆是治疗癫狂之方。服药已达 80 剂余，何以久治而不效？余一时苦无良法，只得约病家次日取方。是夜细思：此患神志昏乱，

躁动不安，多言妄语，已属神明错乱；口渴多饮，食量倍增，又系火热炽盛；口吐涎沫不止，应是痰饮上泛。而前面所服诸药皆系降火逐痰之剂，其所以未效者，盖恐其作用之单一、药力之不及耳。如今之计，需以镇神、逐痰、降火之法并举，三路进击；尤需峻逐其痰饮，或可抑其势矣。于是一方面取《金匮》之风引汤，以镇摄心神、清降实火；一方面取《三因方》之控涎丹峻逐痰饮，并加皂角以助其蠲饮逐痰之力。

处方一：

桂枝 5g　　大枣 10g　　生龙骨 30g　　生牡蛎 30g　　干姜 3g　　大黄 10g　滑石 15g　　石膏 15g　　寒水石 15g　　紫石英 15g　　赤石脂 10g　　白石脂 10g

上方 5 剂水煎服，2 日服 1 剂。

处方二：

炒甘遂 6g　　红芽大戟 12g　　白芥子 60g　　炮皂角 15g

上方合碾细末，和蜜为丸，每次服 5g，日服 2 次。

丸、汤并服，药进 5 日，家长前来告之曰：患者服药后大便稀溏而多夹泡沫且时下黑水；躁狂开始减轻，狂歌妄语明显减少，每天约能睡 3 小时左右。余嘱其大胆服药。10 日后复诊，见患者诸症均已减轻，尤其是口吐涎沫一症明显得到控制。病人精神已显倦怠之状。然其舌苔仍黄滑，脉变滑象。药已中病，当击鼓再进，以铲其病根。仍着原方再进汤药 10 剂，丸药 1 剂。于是诸症平息，病获痊愈。

至今已 20 年，追访并无复发。

癫狂一证，多系痰火为患。《医学入门》指出："狂为痰火实盛，治狂专于下痰降火。"控涎丹为蠲饮逐痰之峻剂，陈无择谓其可治"痰涎伏在心膈上下"之证，故此方可以用治癫狂之痰涎壅盛者。而《金匮要略》之风引汤，张仲景原本用以"除热瘫痫，治大人风引，少小惊痫瘛疭，数十发，医所不疗，除热方"。然细酌此方，方中之桂枝、甘草、龙骨、牡蛎4味，即《伤寒论》之桂甘龙牡汤，仲景用以温心阳、镇逆气，治疗"火逆之证，复用汗法，因烧针而致烦躁不安"之状者。方中之滑石、石膏、寒水石三味，《局方》紫雪丹用之为君药，《温病条辨》三石汤亦以之为君药，治疗暑热蔓延三焦之邪在气分者。吴鞠通谓三石药"清热退暑利窍，兼走肺胃者也"。方中之大黄苦寒下夺，可以直折火热之邪；而干姜、赤石脂温中固摄，可守中焦之气；诸石药沉潜，可镇逆乱之气。此方寒温并用，通摄兼施，其重点在于清泄肺胃之实热，镇摄心脾之神气。

尤在泾谓此方为"下利清热之剂"。今借之以治癫狂，实因方药与病机相符，故取捷效。虽为偶中，却乃临证一得。至于上方风引汤中甘草易为大枣，惟在勿犯甘遂、大戟反甘草之戒也。

癫痫卷

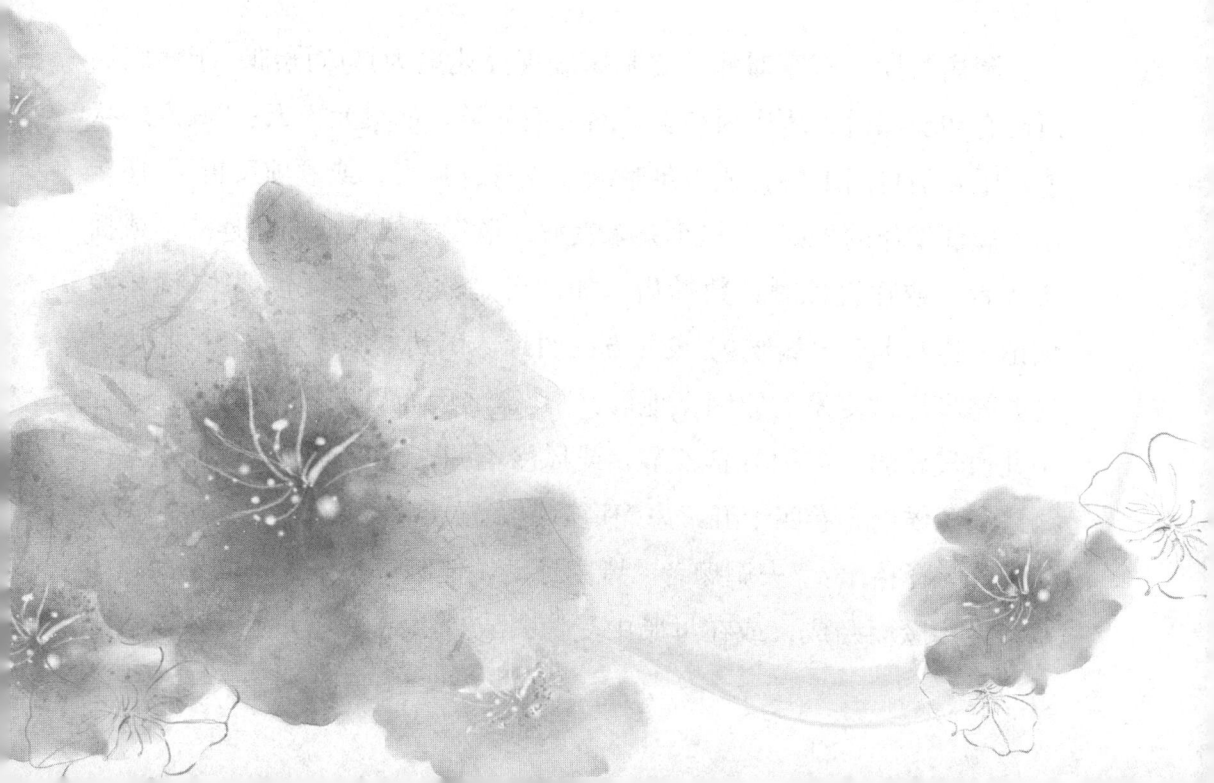

述　要

癫痫,《内经》不仅初步记载了本病的临床表现，而且认识到发病与先天因素有关，如《素问·奇病论》中"人生而有病癫疾者，病名曰何？安所得之？岐伯曰：病名为胎病，此得之在母腹中时，其母有所大惊，气上而不下，精气并居，故令子发为癫疾也"。此处之"癫疾"即后世之痫证。

仲景未论及痫证，所创之柴胡加龙骨牡蛎汤，后世移治癫痫，收效良好。

隋唐时期，医家对痫证之临床表现描述更为具体详细，于病因病机已有初步探讨，从病因和脏腑两方面分类。如巢元方云："其发之状或口眼相引目睛上摇，或手足掣纵，或背脊强直，或颈项反折。"还指出了痫证发作的先兆："夫小儿未发痫，欲发之候，或温状连滞，或摇头弄舌，或睡里惊掣，数龂齿。如此者是欲发痫之证也。"(《诸病源候论·卷四十五·痫候》)巢元方已明确认识到本病反复发作的临床表现并初步探讨复发的原因，他说："其瘥之后而更发者，是余势未尽。小儿血气软弱，或因乳食不节，或风冷不调，或更惊动，因而重发。"(《诸病源候论·卷四十五·患痫瘥后更发候》)

陈无择指出："夫癫痫者，皆由惊动，使脏气不平，郁而生涎，闭塞诸经，厥而乃成，或在母胎中受惊，或少小感风寒暑湿，或饮食不

节，逆于脏气。"(《三因极一病证方论·癫痫叙论》)

张子和认识到本病与肝经热盛有关，他说："大凡风痫病发，项强直视，不省人事，此乃肝经有热也。"(《儒门事亲·卷四》)朱丹溪透过痫证复杂的临床表现，抓住了"痰迷孔窍"的病机，认为把痫证分为马痫、牛痫、鸡痫、猪痫、羊痫并无实用价值，只是因为"病状偶类"。

张子和主张汗、吐、下三法并行。他说："夫痫病不至于目瞪如愚者，用三圣散投之。更用大盆一个，于暖室中令汗下吐三法俱行，次服通圣散，百余日则愈矣。至于目瞪愚者，不可治。"(《儒门事亲·卷四》)

朱丹溪认为："大率行痰为主，用黄连、南星、蒌、半夏，寻火寻痰，分多分少治之，无不愈者。"(《丹溪心法·痫》)这些治疗措施对于痫证之实颇为相宜。

宋元时代，认识到脏气不平、肝风、痰热、惊对痫证发生之影响，子和主张汗吐下三法并行。丹溪则认为"大率行痰为主，黄连、南星、瓜蒌、半夏，寻火寻痰，分多分少治之"。

明清以来，明确地将癫、痫、狂加以区别。如王肯堂说："究其独言癫者，祖《素问》也；言癫狂者，祖《灵枢》也。要之癫痫狂，大相径庭，非名殊而实一之谓也。""癫者或狂或愚，或歌或笑，或悲或泣，如醉如痴，言语有头无尾，秽洁不知，积年累月不愈，俗呼心风，此志愿高而不遂所欲者多有之。狂者病发之时，猖狂刚暴，如伤寒阳明大实发狂，骂詈不避亲疏，甚则登高而歌，弃衣而走，逾垣上屋，非力所能，或与人语未尝见之事，如有邪依附者是也。痫病发则昏不知人，眩仆倒地，不省高下，甚而瘛疭抽掣，目上视，或口作六畜之声。"(《证治准绳·癫痫狂总论》)

虞抟指出："痫病主乎痰，因火动之所作也。治法，痫宜乎吐……"（《医学正传·癫痫狂证》）他选录了历代名方如龙脑安神丸、二白丸、朱砂滚涎丸、碧霞丹、控涎丹、牛黄泻心汤、牛黄清心丸等治疗痫证之实者；但对痫证之虚者，虞抟认为难治，说："神脱而目瞪如愚痴者，纵有千金我酬，吾未如之何也已矣。"

叶天士则补充了本证虚证的治法，如用人参、白术扶正，配蜈蚣、全蝎、南星息风化痰治疗痫证之虚者。

龚商年在叶天士《临证指南医案·癫痫》后加的按语中，明确指出："痫之实者，用五痫丸以攻风，控涎丹以劫痰，龙荟丸以泻火。虚者当补助气血，调摄阴阳，养营汤、河车丸之类主之。"

清代名医王清任继承李时珍"脑为元神之府"的观点，进一步认识到痫证与元气虚、脑髓瘀血有关。他说："试看痫证，俗名羊羔风，即是元气一时不能上转入脑髓，抽时正是活人死脑袋；活人者，腹中有气，四肢抽搐；死脑袋者，脑髓无气，耳聋、眼天吊如死。有先喊一声而后抽者，因脑先无气，脑中气不知出入，暴向外出也。正抽时，胸中有辘辘之声音，因津液在气管，脑无灵机之气，使津液吐咽，津液逗留在气管，故有此声。抽后头痛昏睡者，气虽转入于脑，尚未足也。"（《医林改错·脑髓说》）并创龙马自来丹、黄芪赤风汤治气虚血瘀之痫。至此，痫证的病因病机、理法方药趋向于完善和系统。

于癫痫之治，沪上名医陈伯平先生主以辛热开破，以明·李健斋五生丸化裁，开气机之闭塞，荡痰邪之窠囊，且每佐以通阳开窍；对癫痫之属痰热内壅、阻遏气机者，每用泻热通腑，以芩连栀子泻心以清肝，生大黄通腑以逐痰热，更佐枳壳、木香疏利气机。病势得缓后，则健脾化痰，扶正澄源。

白金丸乃古代治痫验方，李时珍收入于《本草纲目》中。何老炎燊先生经四十余年之探索，扩展古方为加味白金丸，证诸临床，疗效多较确切。此又为癫痫通治之方，火升气郁者，每加景岳之服蛮煎，心虚有痰则加服加味温胆汤以扶正化痰。

胡建华教授主张全蝎、蜈蚣、僵蚕、地龙相配，以平惊、风、痰、瘀，尤喜用生南星，以南星用生，疗效显著，并无毒副作用。历代医家多主张发时治标，主以祛痰、息风、泻火，缓解期着重扶正健脾。胡氏体会：标本毋需截然划分，只要虚象显露，即可并用补益之法。

李少川先生亦主张标本并筹，治标之时，即并调其本。

李修伍教授积有验方神赭散，神曲、赭石相伍，组方平实而入佳境。

赵锡武先生乃当代著名经方家，治疗癫痫，每以仲景之柴胡龙骨牡蛎汤为通用方，间或用小青龙汤、风引汤等方，实乃大家风范。

张子和

偶有所遇厥（痫）疾获瘥记

张子和（1156~1228），名从正，金元医家

一妇 病风痫，从六七岁因惊风得之，自后三二年，间一二作，至五七年，五七作。逮三十余岁至四十岁，日作，或一日十余作，以至昏痴健忘，求死而已。会兴定岁大饥，遂采百草而食。于水濒采一种草，状若葱属，泡蒸而食之。食讫向五更，觉心中不安，吐涎如胶，连日不止，约一二斗，汗出如洗。初昏困，后三日轻健，非曩之比。病去食进，百脉皆和。省其所食，不知何物，访问诸人，乃憨葱苗也。憨葱苗者，本草所谓藜芦苗是也。《图经》云：藜芦苗吐风痰。此亦偶得吐法耳。

（《子和医集》）

罗谦甫

沉香天麻汤行阳退阴治疗痫痉案

罗谦甫，元代医家

魏敬甫之子 四岁，一长老摩顶授记，众僧念咒，因而大恐，遂惊搐，痰涎壅塞，目多白睛，项背强直，喉中有声，一时许方省。后每见衣皂之人辄发。多服朱、犀、龙、麝镇坠之药。四十余日，前证仍在，又添行步动作神思如痴，命予治之。诊其脉，沉弦而急。《黄帝针经》云：心脉满大，痫瘛筋挛。又：肝脉小急，痫瘛筋挛。盖小儿血气未定，神气尚弱，因而惊恐，神无所依；又动于肝，肝主筋，故痫瘛筋挛。病久气弱，小儿易为虚实，多服镇坠凉寒之药，复损其气，故行步动作如痴。《内经》云：暴挛痫眩，足不任身，取天柱穴者是也。天柱穴，乃足太阳之脉所发，阳跷附而行也。又云：癫痫瘛疭，不知所苦，两跷主之。男阳女阴，洁古老人云：昼发取阳跷、申脉，夜发取阴跷、照海。先各灸二七壮。阳跷、申脉穴在外踝下爪甲白肉际陷中，阴跷照海穴在足内踝下陷中是也。后再予沉香天麻汤，服三剂而痉愈。

沉香天麻汤

沉香 川乌炮、去皮 益智仁各二钱 甘草炙，一钱半 姜屑一钱半 独活四钱 羌活五钱 天麻 黑附子炮、去皮 半夏泡 防风各三钱 当归一钱半上十二味㕮咀。每服五钱，水二盏，姜三片，煎一盏温服，食前。忌生冷硬物，寒处坐卧。

《素问·举痛论》云：恐则气下，精竭而上焦闭。又曰：从下上者，引而去之。以羌活、独活苦温，味之薄者，阴中之阳，引气上行，又入太阳之经为引用，故以为君；天麻、防风辛温以散之，当归、甘草辛甘温以补气血不足，又养胃气，故以为臣；黑附、川乌、益智大辛温，行阳退阴，又治客寒伤胃，肾主五液，入脾为涎，以生姜、半夏燥湿化痰，《十剂》云：重可去怯，以沉香辛温体重，清气去怯安神，故以为使。气味相合，升阳补胃，恐怯之气自得而平矣。

（《卫生宝鉴》）

李梴

痫有阴阳只是痰

李梴，明代医家

痫与癫狂相似，但痫病时发时止，邪流五脏；癫狂经久不愈，邪全归心。

痫有阴阳，只是痰，内伤最多，外感极少。盖伤饮食积为痰火，上迷心窍，惊恐忧怒，则火盛神不守舍，舍空痰塞。丹溪云：痫因痰塞心窍，发则头眩卒倒，手足搐搦，口眼相引，胸背强直，叫吼吐涎，食顷乃醒。病先身热脉浮，在表者阳病，属六腑易治；病先身冷脉沉，在里者阴痫，属五脏难治；若神脱目瞪，如愚痴者，不治……痫本痰热挟惊，宜寒药清心、降火化痰为主。故古法用二陈汤加瓜蒌、南星、黄连探吐。吐后，必服朱砂安神丸以降南方之火，当归龙荟丸以平东方之木。但化痰必先顺气，顺气必先调中。顽痰胶固非辛温药为佐，何以开导？是以古方治惊痫，皆有温剂。如钱仲阳治小儿痫，经吐泻及服凉药过多，身冷闭目不食，后用益黄散，补中能食，次服肾气丸，补北方肾水能语，此须从权以救痫之坏证，亦可以为成法。

（《医学入门》）

龚廷贤

痫 证 保 元

龚廷贤（1538~1635），字子才，江西金溪人，明代名医

脉虚弦为惊，为风痫

　　痫证者，发则仆地，闷乱无知，嚼舌吐沫，背反张，目上视，手足搐搦，或作六畜声者是也。盖痫疾之原，得之于惊，或在母腹之时，或在有生之后，必以惊恐而致疾。盖恐则气下，惊则气乱，恐气归肾，惊气归心，并于心肾，则肝脾独虚，肝虚则生风，脾虚则痰蓄，极而通，其发也暴，故令风痰上涌，而病作矣。《内经》曰：然所以令人仆地者，厥气并于上，上实下虚，清浊倒置，故令人仆地。闷乱无知者，浊邪干于天君而神明壅闭也。舌者心之苗，而脾之经络连于舌本，阳明之经络入上下齿缝中，故风邪实于心胸，则舌自挺。风邪实于阳明，则口自噤。一挺一噤，故令嚼舌。吐沫者，风热盛于内也，此风来潮汹之象。背反张、目上视者，风在太阳经也。足太阳之经起于睛明，挟脊而下，风邪干之则实而劲急，故目上视而背反张也。手足搐搦者，属肝木，肝木主筋，风热盛于肝，则一身之筋牵挛，故令手足搐搦也。搐者，四肢屈曲之名。搦者，十指开握之义也。或作六畜声者，风痰鼓其气窍而声自变也，譬之弄笛焉，六孔闭

322

塞不同，而宫商别异是也。

夫痫之为病，角弓反张，手足搐搦，口吐涎沫。俗云猪圈风也。亦因金衰木旺生风，外由惊邪入内以致之。盖痫病一月数发者易治，周年一发者难治。虚实之判也，实则即攻之，虚者先补可也。治法当先以瓜蒂散吐之，用甜瓜蒂为末，每服一钱，井水调一盏投之，即大吐后熟睡，勿令惊起，即效，后以汤药调理。

一论痫证宜下、宜吐，茶子喜涌而能吐顽痰，宜取一升捣烂，煎汤服，得大吐便止。

一论诸痫，神智不宁，时发狂躁，多言好怒，面容不泽。

定神至宝汤

生地黄姜汁焙，五钱　橘红　贝母　白茯苓去皮　黄连　远志去心　石菖蒲　酸枣仁炒　枳实麸炒　瓜蒌仁　天花粉　甘草少许

上锉，生姜三片，水煎服。

一论痫者，痰涎壅并然也。

加减导痰汤　主方神效。

南星姜制　半夏姜制　陈皮去白　白茯苓去皮　瓜蒌仁　枳实麸炒　桔梗　山栀子　黄芩　黄连姜炒，各一钱　甘草　木香另研，五分　辰砂为末，五分

上锉一剂，生姜煎，入竹沥、姜汁，磨木香，调辰砂末同服。

一论痫属气血虚而兼痰火者，此攻补兼施、平肝解郁、清火化痰、除眩晕诸病之症。

清心抑气汤

当归酒洗　白芍酒炒　白术去芦，炒　白茯苓去皮　陈皮去心　半夏姜汁炒　枳实麸炒　竹茹　石菖蒲　黄连姜炒　香附炒，各一钱　麦门冬去心　川芎　人参　远志去心　甘草各四分

上锉二剂，生姜煎服。

一论大人小儿，忽然昏晕倒地，五痫之症。

朱砂水飞　猪心一个割开，入砂末五钱，湿纸包，慢火炙熟，取砂净，入后药，猪心予病人空心食　巴豆仁五钱　石灰一碗炒红，入仁在内，灰冷取仁，将灰又炒，又以仁入内，再取出，用草纸捶去油，灰不用　南星沸汤浸三次，锉，姜制，二两　全蝎去头足尾，炙，二钱　龙胆草二两

上为末，面糊丸，如梧桐子大，每服十五丸，姜汤送下。

一论风痫搐搦，心志发狂，弃衣而走，登高而歌。或数日不愈，逾垣上屋，妄言骂詈，不避亲疏，妄见鬼神，一切潮热及风中厥逆，牙关紧，并可吐之。

三圣散

防风去芦，三两　瓜蒂炒，二两　藜芦去苗，加减用，或一两，或半两，或二两

上为粗末，每服五钱，用姜汁二盏，煎三沸，滤于大碗中。再用韭一盏，煎渣三沸，却入先煎药，用熬三沸，澄清候温，徐徐投下，不必尽剂吐，如吐不止，煎葱白汤咽三五口立解，如不吐，再加服之。如服药多，不吐出涎，再饮韭汁、盐汤各一两盏，投之如不出，以光钗喉中探引，即出矣。须用白盆一个，黑盆不见涎形状，吐出青黄涎沫二三升为效。吐罢之后，吃微温白粥一二顿。此三圣散汗、吐、下三法俱行，防风发汗，瓜蒂下泄，藜芦涌吐。凡用法则禁忌证候：小者勿服，病久者虽合吐勿服，吐血人勿服，主病不正勿服，众口不能正勿服。先正病人心神，居净室中，善待病者一二人，温克和柔，善诱患人则妙矣。提防吐后眩晕，倒仆呼叫，病人诸狂必损。吐泻罢，可与冰水及新水降心火，勿食热物。

一论诸风瘖痓，不能言语，怔忡健忘恍惚，去来头目眩晕，胸中烦郁，痰涎壅塞，精神昏倦，心气不足，神志不宁，惊恐忧惨，虚烦少睡，或发癫狂，小儿惊痫风搐，大人暗风，羊癫风癫，发叫如雷，

其效如神。

千金保命丹 侍御何中寰经验。

朱砂二钱 珍珠一钱 胆星三钱 甘草 麻黄去根节 白附子炮 雄黄 薄荷各一钱 防风 琥珀 金箔 牛黄各一钱 僵蚕炒 犀角镑 麦门冬去心 枳壳去穰 桔梗去芦 地骨皮 神曲炒 白茯神去皮木 白术去芦 人参 远志去心 柴胡各三钱 天麻二钱 胆矾一钱七分 冰片少许 黄芩七钱 麝香少许 紫河车七钱 天竺黄一钱 荆芥七钱 蝉蜕一钱七 川芎 牙皂各一钱

上为细末,炼蜜为丸,如弹子大,金箔为衣,用蜡包裹。用时取开,每服一丸,薄荷煎汤,磨化下。不拘时服,忌猪羊肉、虾米、核桃动风之物。

一参伯王摺庵公子 患痫七年,诸医罔效。召余,治以追风祛痰丸、安神丸,二药兼进,半载而愈。逾四年未发,复因不善保守,病发如前,差役复求余治,余以此方制药一料,投之辄效。迄今数载不发,气体已复原矣。

曩辱公优渥赠余匾曰:医士无双。余因此方屡验,故更一字,名曰:

医痫无双丸

南星 半夏各一两,用白矾、皂角、生姜煎汤,浸一日夜透,切片,随汤煮干,去矾、皂、姜不用 当归身酒洗 怀生地黄酒洗 软石膏各一两 天麻七钱 僵蚕 荆芥穗 川独活 乌犀角 白茯苓去皮木 远志甘草水泡,去心 麦门冬去心 酸枣仁炒 辰砂 拣参 白术去芦油 陈皮去白 川黄连去毛,各五钱 白附子煨 真牛黄 珍珠 川芎 黄芩 甘草各三钱 金箔三十片

上为细末,好酒打稀糊为丸,如梧桐子大,金箔为衣。每服五十丸,空心白汤送下。最能祛风化痰降火,补气养血理脾,宁心定志。

轻者半料奏效，重者一料除根。

一儿 十五岁，御女后复劳役，考试失意，患痫证三年矣。遇劳则发，用十全大补汤、加味归脾汤之类，更以紫河车生研如膏，入蒸糯米饭为丸，如梧子大，每服百丸，日三四服而痊。后患遗精、盗汗、发热，仍用前药及六味丸而愈，此方治病，不拘老幼皆效。

清心滚痰丸 治诸风癫痫有效方。

一治惊痫方

白矾半生半枯，一两　荆芥穗二两

上为末，面糊为丸，如黍米大，朱砂为衣，每服二十丸，姜汤送下。

（《寿世保元》）

张景岳

痫证无火，务慎寒凉

张景岳（1563~1640），名介宾，明代医家

癫痫证无火者多，若无火邪，不得妄用凉药，恐伤脾气以致变生他证。且复有阴盛阳衰及气血暴脱而绝无痰火气逆等病者，则凡四君、四物、八珍、十全大补等汤，或干姜桂附之类，皆所必用。不得谓癫痫尽属实邪，而概禁补剂也。若真阴大损，气不归根，而时作时止，昏沉难愈者，必用紫河车丸方可奏效。其有虚中夹实，微兼痰火不清而病久不愈者，集验龙脑安神丸，最得其宜，随证增减，可为法也。

愚按：《千金方》论小儿风惊食三痫，陈无择论痫病由于三因之说，虽若切当，然风寒外感，自有表证，饮食内伤，自有里证，俱未必乱神若此。而癫痫为病，则忽而昏厥，此其病则专在心经，以乃肝胆二脏，又非风寒饮食所能顿病若此者。且风痫之义，本以木邪所属为言，亦非外感之谓。即有外感，或有饮食，亦无非因惊因恐相兼为病耳。若以三因并列之，则有未必然也。

（《景岳全书》）

张 璐

痫 证 论 治

张璐（1617~1699），字路玉，号石顽，清初医家

《脉经》云：前部左右弹者，阳跷也，动则苦腰痛癫痫，恶风偏枯，僵仆羊鸣，身强皮痹。从少阳斜至太阳者，阳维也，动则苦癫痫，僵仆羊鸣，手足相引，甚者失音不能言。从少阴斜至厥阴者，阴维也，动则苦癫痫，尺寸俱浮，直上直下，此为督脉，腰背强痛，不得俯仰，大人癫病，小儿风痫。脉来中央浮，直上直下者，督脉也，动则苦腰背膝寒。夫癫，小儿痫也。巢氏妄立五痫之说，曰阳痫，曰阴痫，曰风痫，曰湿痫，曰马痫，证治杂出，殊不知癫痫之发，皆由肝肾龙雷上冲所致也。

痫病与卒中痉病相似，但痫病发时昏不知人，卒然眩仆倒地，甚则瘛疭抽搐，目上视，或口眼㖞斜，或口作六畜声，将醒时吐涎沫，醒后又复发，有连日发者，有一日三五次发者。若中风中寒中暑中热，则仆时无声，醒时无涎沫，醒后不复发也。刚痉柔痉亦屡发，然身体强直，角弓反张，不似痫之身软，或为六畜声也。痫证之发，由肾中龙火上升，而肝家雷火相从挟助也。惟有肝风，故作搐搦，搐搦则通身之脂液逼迫而上，随逆气而吐出于口也。阴气虚，不能宁谧于内，则附阳而上升，故上热而下寒。阳气虚，不能用卫于身，则随阴而下陷，故下热而上寒。

丹溪主痰与热，以星、半、芩、连为主。热多者，凉膈散加川连、麦冬以泄之。痰多者，戴人三圣散以吐之。如惊者，东垣安神丸以平之。可下，以承气汤下之，然后用安神平肝之剂，归、地、牛黄、朱砂、青黛、柴胡、川芎之类。心热痰迷心窍者，清神汤。病久而成窠囊，窠囊日久，必至生虫，妙功丸神效。既与行痰涤热，痫证已愈，然须防其再发，宜十全大补加枣仁、远志、麦冬。禀气素虚者，鹿角胶经年常服，六味丸加远志、沉香，亦不可缺。风痫骤发，项强直视，不省人事，此肝经有热也，或有咬牙者，泻青丸合导赤散治之；如病发者，可用轻粉、白矾、代赭石，发过米饮调下，重剂以镇之也。若起于郁者，四七汤加木香、南星。发时用前药下灵砂丹；不得卧，用养正丹；多呕，下黑锡丹；痰多者，导痰汤加木香、竹沥。痫病昼发，灸阳跷，宜补中益气加益智；夜发，灸阴跷，宜六味丸加鹿角胶。丹矾丸治五痫诸证，方用黄丹一两，白矾二两，银罐中煅通红为末，入腊茶一两，不落水猪心血为丸，绿豆大，朱砂为衣，每服三十丸，茶清送下，久服其涎自便出，服一月后，更以安神药调之。久患气虚，痰气壅塞，须防卒变，不可妄许以治也。凡见目中瞪如愚者不治，治之亦必无功。

石顽曰：痫证往往生于郁闷之人，多缘病后本虚，或复感六淫，气虚痰积之故。盖以肾水本虚不能制火，火气上乘，痰壅脏腑，经脉闭遏，故卒然倒仆，手足搐搦，口目牵掣，乃是热盛生风之候。斯时阴阳相搏，气不得越，故进作诸声，证状非一，古人虽分五痫，治法要以补肾为本、豁痰为标，随经见证用药。但其脉急实及虚散者不治，细缓者虽久剧可治。

诊脉浮滑洪数为风痫，细弦微缓为虚痫，浮为阳痫，沉为阴痫，虚弦为惊，沉数为实热，沉实弦急者不治。

痫病，昼发必灸阳跷，宜补中益气加益智；夜发灸阴跷，宜六味加鹿角胶。

丹矾丸　治五痫诸证。

黄丹一两　白矾银罐中煅通红为末，二两

入腊茶一两，不落水猪心血为丸绿豆大，朱砂为衣。每服三十丸，茶清送下。久服其涎自便出。服一月后，更以安神药调之。

稀涎散

江子仁每粒分作两半，去皮膜，研，压去油，六粒　猪牙皂角切片，去皮弦子，酥炙，另研末，三钱　明矾半生半枯，另研末，一两

先将明矾化开，入二药搅匀，待明矾枯，研为末。每用三四分，吹入鼻中。痰涎壅盛者，以一钱或一钱五分，灯心汤或温水调灌。

妙功丸

丁香　木香　沉香　雄黄研　青皮去白　黄芩　胡黄连各半两　乳香研　麝香研　熊胆各二钱半　白丁香三百粒　轻粉四钱半　黄连　黑牵牛炒　荆三棱煨　甘草炙　莪术　陈皮去白　雷丸　鹤虱各一两　大黄一两半　赤豆三百粒　巴豆去皮心膜油，七粒

上为细末，荞面一两半作糊和匀，每两作十丸，朱砂水飞一两为衣，阴干。每服一丸，用温水浸一宿，去水，再用温水化开，空心服之。小儿加减服。

（《张氏医通》）

陈士铎

癫痫辨证录

陈士铎，号远公，清初医家

人有壮年之人，痰气太盛，一时跌仆，口作牛马之鸣者，世人所谓牛马之癫也，其实乃虚寒之证，痰入心包也。夫心属火，而心包亦属火也，心喜寒而心包喜温，所以寒气一入包络，即拂其性矣，况又有痰气之侵乎？夫人身之痰，五脏六腑，无不相入，安在犯包络之即至于迷心乎？包络为心君之相，凡有痰侵，心包络先受之，包络卫心，惟恐痰之相犯，故痰气一入，即呼诸脏腑来相救援。作牛马之声者，所谓痛不择声也。治法急救其心，不若急救其包络，方用济艰汤。

白术五钱　人参五钱　茯神三钱　菖蒲五分　远志一钱　柏子仁三钱半夏三钱　天花粉一钱　南星一钱　附子一钱　神曲一钱

水煎服。一剂而癫止，再剂痊愈。连服八剂，此证永绝不再发。方中虽是救包络之药，其实仍是救心之味也，心安而包络更安。况附子、南星俱是斩关夺门之将，指挥如意，而外邪近贼扫荡无遗，可庆敉宁之福也。此证用菖姜汤亦神效。

人参五钱　肉桂二钱　半夏二钱　白术一两　茯神五钱　菖蒲一钱良姜五分

水煎服。十剂愈。

小儿易于发癫痫者，虽因饮食失宜，亦由母腹之中，先受惊恐之气也。故一遇可惊之事，便跌仆吐涎，口作猪羊之声，世医谓是猪羊之癫，用祛痰搜风之药而益甚，绝不悟其先天之亏损，而大补其命门膻中之火，所以愈不能见效也。治法宜补其脾胃之土（癫痫成于多痰，而痰多成于胃寒与脾寒也，温二经自然奏功），而更补命门之火以生脾，复补膻中之火以生胃，不必治痰而痰自消化也。方用四君子汤加减。

人参一钱　茯苓三钱　白术二钱　甘草一分　附子一片　半夏八分白薇二分

水煎服。

一剂即止惊而癫亦即愈。四君子汤原是补脾胃之圣药，脾胃健而惊风自收，原不必用镇定之药以止之也；况加附子，无经不达，而更能直补命门膻中之亡火，以生脾胃二经之土，则土更易旺而痰更易消；益之半夏以逐其败浊；白薇以收其神魂，安得而癫哉。此证用温养汤亦妙。

人参二钱　白术三钱　肉桂五分　半夏八分　干姜五分

水煎服。一剂止，四剂痊愈。

妇人一时发癫，全不识羞，见男子而如怡，遇女子而甚怒，往往有赤身露体而不顾者。此乃肝火炽盛，思男子而不可得，郁结而成癫也。夫肝火炽盛，何便成癫？盖妇人肝木最不宜旺，旺则木中生火，火逼而心中焚烧，则心中不安，有外行之失矣。然而心宫之外，有包络之护，何以不为阻隔，任其威逼乎？不知肝木之火，乃虚火也。然而心君出走，宜有死亡之虞，何以但癫而不死？盖有肾水之救援耳。思男子而不可得者，因肾经之旺也。虽所旺者半是肾火，而肾水实未涸也，有旺火之相逼，即有肾水之相滋，所以但成癫痫，而未至夭丧耳。治法宜泻其肝火补其肾水，而兼疏其郁闷之气为得也。

方用散花丹。

柴胡二钱　炒栀子五钱　白芍二两　当归一两　生地一两　熟地二两
玄参二两　天花粉三钱　陈皮一钱　茯神五钱

水煎服。宜加丹皮三钱，以去相火。

一剂而癫轻，二剂而羞恶生，三剂而癫失，必闭门不见人也。此
方全去泻肝之火，不去耗肝之血；疏肝之郁，不去散肝之气；补肾中
之精，不去救心中之焰。水足则木得所养；而水自息于木内，火息则
神得所安，而魂自返于肝中。况有消痰利水之剂，则痰气尽消，各化
为水，同趋于膀胱而出矣。此证用栀连泻火汤亦甚效。

生地一两　当归　丹皮各五钱　炒栀子　天花粉各三钱　黄连二钱
吴茱萸一钱

水煎服。

一剂而癫轻，二剂痊愈。此方兼可治热入血室，少加柴胡一钱。

人有入干戈之中，为贼所执，索金帛不与，贼褫其衣，将受刀
得释，遂失心如痴，人以为失神之病也，谁知是胆落之病乎。夫胆附
于肝者也，因惊而胆堕者，非胆之果落于肝中也。盖胆中之沫散而不
收，一如胆子堕落于肝耳，胆即堕落，则胆中之汁，尽为肝之所收，
则肝强胆弱，而心不能取决于胆，心即忽忽如失，一如癫痴之症矣。
治法泻肝气之有余，补胆气之不足，则胆汁自生，而癫痴可愈矣，古
用却金丹治之。

附子三分　陈皮一钱　白术三钱　当归五钱　丹砂一钱　铁粉一钱
茯神三钱　远志一钱　半夏一钱　人参三钱　薄荷一钱　天花粉二钱　南
星一钱

各为细末，蜜为丸如弹子大。姜汤送下。

一丸而惊气即收矣，连服三丸而癫痴自愈，不必尽服。此方安神
定志之圣方也。方中全在用铁粉为神，铁粉者铁落也，最能推抑肝邪

而又不损肝气。肝与胆同类，均木之象也，木畏金刑，故用铁落以制肝，非取其金克木之意乎。金克肝木，未必不金克胆木矣。然而肝木阴木也，胆木阳木也，铁落克阴木而不克阳木，故制肝而不制胆。所以既伐肝邪，即引诸药直入胆中以生胆汁，不独取其化痰而静镇也。此证用收惊汤亦效。

当归　山茱萸各一两　白芍二两　北五味三钱　附子三分

水煎服。一剂惊收，二剂再不痴矣，三剂痊愈。

人有思虑过度，耗损心血，遂至癫矣。或哭或笑，或裸体而走，或闭目自言，喃喃不已，人以为花癫之病也，谁知是失志之癫乎。夫思虑过多，必伤于脾，脾气一损，即不能散精于肺，肺气又伤，而清肃之令不行，而脾气更伤矣。且脾者，心之子也，脾病而心必来援，犹子病而母必来顾。心见脾气之伤，以至失志，则心中无主，欲救而无从，欲忘而不得，呼邻而不应，忌仇而相侵，于是自忘其身，将为从井之事，见人而嚅嗫，背客而絮叨，遂至于癫而不知觉也。治法非急清其心不可，然而心病由于脾病也，补心以定志，更不若补脾以定志之为神（大约癫病多生于痰，治痰非补虚不能奏效）。方用归神汤。

人参五钱　白术一两　巴戟天一两　茯神五钱　紫河车一具　半夏三钱　陈皮一钱　甘草一钱　丹砂一钱　菖蒲一钱　麦冬五钱　柏子仁不去油，三钱　白芥子三钱

各为末，先将紫河车净水煮熟，不可去血丝，捣烂，将各药末再捣为丸。白滚水送下五钱，连服数日，而癫如失也。此方心脾同治之药也，虽消痰而不耗气。用紫河车者，以紫河车为先后天之母，更能归神于顷刻，神得河车而有依，则志即依神而相守，不特已失者重回，而既回者尤能永固也。此证用加味温养汤亦效。

人参一两　白术二两　麦冬一两　半夏三钱　肉桂一钱

水煎服。二剂少愈，十剂痊愈。

（《辨证录》）

李用粹

痫 病 补 议

李用粹（1662~1722），字修之，号惺庵，清代医家

大意 痫病有阴有阳，大率属痰与热、惊三者而已。不必分五等。

内应或因母腹受惊，或因卒然闻惊而得，惊则神出舍空，痰涎乘间而归之。或因饮食失节，脾胃亏损，积为痰饮，以致涎潮上涌，均能发痫。大抵肥人多痰，瘦人多火。总不外因惊而得。

痫分阴阳先身热瘛疭，惊啼叫喊而后发，脉浮洪者为阳痫，病属六腑易治。先身冷，无惊瘛啼叫而病发，脉沉者为阴痫，病在五脏，难治。阳痫痰热客于心胃，闻惊而得，若痰热甚者，虽不闻惊亦作也。宜有寒凉。阴痫亦本于痰热，因用寒凉太过，损伤脾胃，变而成阴，法当燥湿、温补、祛痰。

选方

粉黛汤 轻粉、代赭石、白矾各等份。发过，米饮调下。

（《证治汇补》）

何梦瑶

癫痫证治大要

何梦瑶（1693~1764），字报之，号西池，清代医家

夫痫者，或因误治而转为虚寒者有之，未有初起即属阴寒者。刘宗厚谓阴阳痫如小儿急慢惊，阳痫不因吐下，由痰热客心胃间，因惊而作（旧有胎痫之说，谓儿在母胎，母受惊恐，惊气传子，生后尚未即发，因遇大惊，与所受于母之惊气相搏而作，作则神越舍空，痰得入心而成此疾，刘氏说本此），若热盛，虽不惊亦作，治宜寒药；阴痫亦本痰热，因寒凉攻下太过，变而成阴，宜温平补胃燥痰之药。若谓不因坏证而有阴阳之分，则是指痰热所客脏腑表里浅深而言，痫病岂本有阴寒者哉！按《难经》谓脉居阴部（尺地沉分亦是）而反见阳脉者（常见浮滑长大数脉），为阳乘阴也（阴虚阳入乘之，主发热）；脉虽时浮滑而长，此为阴中伏阳也（阳脉虽暂时一见，不如乘阴之常见，然此为阴中伏阳，至夏必病矣）。脉居阳部而反见阴脉者，为阴乘阳也（主恶寒）；脉虽时沉涩而短，此为阳中伏阴也（至冬必病。原文错简，今订正）。重阳者狂，重阴者癫（不论阴阳部，皆见阳脉为重阳，皆见阴脉为重阴）。其说如此。然《难经》又云：癫病始发，意不乐，直视僵仆（癫只痴呆，无直视僵仆，直视僵仆乃痫证也。《难经》以痫为癫，故其词如此），其脉三部阴阳俱盛是也。既云三部阴阳俱盛，则重阴者癫一言固未可泥定矣。

治痫，赵以德曰：痫疾浅者，止在经脉气不通，眩运仆倒，深者入肾，邪留于阴不行，不行则阴气蓄满，郁极乃发。发则相火自下逆上，填塞其声音，惟迫其羊鸣者一二声而出，遍身之涎沫皆迫上于胸臆，流于口，诸经脉筋骨皆不胜其冲逆，故卒倒无知，少顷火气退散乃醒，不治则邪不散，遂成常证。

经谓"癫者（《内经》亦以痫为癫，宜当痫字看）气下泄"及"如狂者死"，盖邪入于阴者阴气满，闭塞于下而逆上，泄则肾气下脱，故死；又心之阳不胜其阴气之冲逆，阳气暴绝，故如狂亦死也。然不可一概论，盖阴脱者尺脉如狂者寸脉不应，若尺寸俱盛，则是阴阳俱实，不可断为必死也。先身热瘛疯，惊啼叫呼乃发，脉浮，病在腑也，为阳痫，易治；先身冷，不惊掣，不啼呼，忽然而发，脉沉，病在脏，为阴痫，难治。久则有六畜之声：反折上窜，声如犬吠属肝；目瞪口呆，声如羊叫属心；直视腹满，声如牛叫属脾；惊跳反折，声如鸡鸣属肺；如口吐沫，声如猪叫属肾。然治法则一，总以行痰为主，逐痰饮（南星、半夏、竹沥、姜汁、瓜蒌、僵蚕、天麻、龙齿、石菖蒲、远志，加附子少许。犬加柴胡，羊加黄连，牛加白芍，鸡加黄芩，猪加知母）。痰盛必用吐，先一夕勿食，次早捣茶子煎汤，束小腹饮之即吐。虚者先补后攻，妙功丸（久而有虫，亦用此丸）、妙香散、牛黄丸、杨氏五痫丸选用。昼发灸阳跷，夜发灸阴跷，为二跷能行下焦之气也（二跷为病主癫痫），各二七壮。凡灸痫，必须先下之乃可则气不通能杀人。平旦发者足少阳，人定发者足阳明，半夜发者足少阴，加引经药。愈后痰热药中加养血宁神之品。脉虚弦属惊，浮数属实热。虚者脉宜虚缓，若急实沉小，或虚而弦急，皆难治。

（《医碥》）

沈金鳌

辨诸痫源流，详证候方药

沈金鳌（1717~1776），字芊绿，清代医家

诸痫，肾经病也。《内经》专主肾经失职，而河间则以为热甚，风燥乃其兼化，丹溪又主痰与热，士材又兼主肝肾，而或兼风火，要当据《内经》为的，诸家之说当参考，以为酌治之法，庶诸痫无遁情。经曰：二阴急为癫厥。二阴者，足少阴肾也。盖其证在肾气之厥，而邪伤在阴与筋，以肾气主少阴与枢，少阴逆而枢失，则气塞于经而上行，少阴脉系舌本，故塞喉。音隘不容发，若兽鸣然也。经时必止者，气复反则已，是以不与癫同也。又曰：心脉满大，痫瘛筋挛，肝脉小急。痫瘛筋挛，足少阴筋病。主痫瘛及痉，盖心脉满而痫瘛者，肾逆而心火郁也。逆于肝者，肝阴先不足，而肾气逆之。故肝脉小急，亦痫瘛筋挛也。凡痫必兼瘛。少阴厥而后痫也。又曰：阳维从少阴至太阳，动苦肌肉痹，及下部不仁。又苦癫仆羊鸣，甚者失音不能言。盖阳维维于诸阳，而从少阴至诸阳，是阴为阳根也，故能维诸阳。而少阴阴邪从而至诸阳，故能塞诸阳之会，而患肌痹等证。羊鸣失音者，少阴气不至，则为喑也。又曰：阴维从少阳斜至厥阴，动苦癫痫僵仆，羊鸣失音，盖阴维从少阳至厥阴，是阳为阴鼓也，动在少阳，故能鼓诸阳而为维，而少阴既衰，阴邪遂壅，亦能全塞诸阴之会，而筋络相引，故亦患癫痫等症。此虽不拈少阴，而厥阴之方阖，

亦少阴之失枢也。观《内经》之言，则诸痫为患，可识其皆由于肾矣。若河间主热，故专以清凉为主。丹溪主痰与热，故以星、半、芩、连为主。而热多者清心，痰多者行吐。然后用安神平肝，如归、地、牛黄、朱砂、青黛、柴胡、川芎、金银箔之类。士材兼主肾肝，故以为痫证之发厥，由肾中龙火上升，而肝家雷火相从而助。惟有肝风，故搐搦，搐搦则通身脂液逼迫而上，随逆气以吐出于口也。诸家之可参考如此。总而论之，诸痫之原，虽根于肾，而诸痫之发，实应五脏。如马痫之张口摇头，作马嘶者，则应乎心；牛痫之目正直视，腹胀作牛吼者，则应乎脾；猪痫之喜吐沫，作猪叫声，则应乎肾；鸡痫之摇头反折，喜惊作鸡鸣声，则应乎肝；羊痫之扬目吐舌，作羊声者，则应乎肺，须各对其经而治之。而所发之候，亦可据以辨验经络……总之，五痫之应五脏，所以识其由；发时之分六经，所以审其病；症状之别阴阳，所以审其治，固非有矛盾也。故阳痫必由痰热客心胃，闻惊而作，甚则不闻惊亦作，宜用寒凉药；阴痫亦本痰热，缘医用寒药太过，损伤脾胃，变而成阴，宜用温补燥湿药。此施治之不可混也。然而为标为本，亦更有辨。盖痫证之成，有从标而得者，止在经脉不通；有从本而得者，必深入两肾动气。夫二肾动气，是脏腑之根，呼吸之门，生气之本也。生气者，阳从阴极而生，即苍天之气所自起之分也。经曰：苍天之气清净，则意志治，顺之则阳气固，虽有贼邪不能害。或经脉引入外感，内伤深入于根本，伤其生化之原，则命门相火，自下逆上，塞其音声，迫出鸟兽之音。遍身之液，与脾之涎沫，迫而上涌，流出于口，涎潮于心，故卒倒不知人也。小儿又有胎痫，得之母腹中，其母孕时，有所大惊，气上而不下，精气并居，故子生即发为痫疾，宜烧丹丸。而从古疗痫，惟子和法最善。其法，汗吐下并施，若虚而不胜吐下者，则以豁痰清火为主，如南星、木香、竹沥、菖蒲、全蝎、人参、黄芩、麦冬。所用方药，无不取效，宜龙齿安神丸、五痫丸、参朱丸，师其意而用之可也。至嵩崖则专取二跷治之，亦属径路可寻。其法，以昼作者为阳跷，宜荣昌盛阳汤；夜作者为阴跷，宜四物汤加柴胡、瓜蒌、半夏、南星、黄柏、知母、远志、枣仁、菖蒲是也。此皆前人之可取以为则者也。然而痫病日久，必成窠囊，宜厚朴丸；窠囊日久，中必生虫，宜妙功丸。或与行痰，宜追风祛痰丸；涤热，宜清心温胆汤；除惊，宜惊气丸；宁神，宜归脾丹。痫病已愈，须防再发，宜断痫丹，或十全大补汤加枣仁、远志、朱砂、麦冬、金箔、银箔，必经年峻补，才保无虞。然后再加调养，宜六味丸庶乎可耳。

（《杂病源流犀烛》）

刘 默

痫 证 问 对

刘默，清代医家

或曰：痫（繁体字为"癇"）之一字何以取义，古论痫有五畜之别，今吾子俱不言及也，何也？

答曰：痫字，从病从间，以病间断而发，不若别症相连而病也。此病一如疟状，初有间一年而发者，或有间半年而发者，或有间数月而发者。发久气虚，则月近日密，甚有间一二时而即发者。发后神清气爽，与无病之人一般，故取义为病也。但有阴痫阳痫之分。日发者为阳，夜发者为阴，未尝有五畜之正名也。以发时形状声音宛如五畜，以合五脏之相应则可，而治法并不拘。此即属痰属火，亦言其发病之末，犹未得致病之本也。

或曰：痫之发也，陡然而发，发时四肢搐搦，声音变乱，头摇目窜，角弓反张，口吐涎沫，面加五色，肢温多汗，少刻即苏，毫不知发病之形状，惟觉体倦而神色委顿，目无神色，若非痰火，如何有此怪病？吾子不言有致痰致火之根源，反以消痰降火为非者，何也？

答曰：痫病虽小疾而不能即愈者，正以医家独治痰火之标病也。凡论治痫，皆言痰在心经及经络四肢。人见经络四肢受病，故认定为痰，往往用安神镇惊、清心降火清痰为主治。余独治此证所重者是火，此火非心经之实火，本手少阳三焦、手厥阴心包络虚火为病也。

此火正属龙雷之火，阴火也。盖龙雷之火，发时必有暴风，疾病附而并发，少顷，风恬雨霁，一如平时，所以治火为本，而痰为标也。

或曰：前说近理，固无所疑矣。但发病之情况，何故致此邪？

答曰：此证必因平日正气虚弱，精神不欢，偶有惊恐，神气散乱，魂魄不宁，龙雷之火乘虚窃发，致厥阴之火暴乘心经，心君昏愦，叠传于肺、肝、脾、肾，使声音卒然变换，继则游行左右十二经络之中，遍身振掉，彼此伸缩搐搦，如此循环一转，渐渐而退，还归肾经，人事苏醒，口吐涎沫痰水而愈。此实非痰也，因龙火陡发混扰一番，使周身津液聚而为痰沫，随气上溢而盘旋也。如是二番，正气必虚，不觉相习而成痫疾矣。久发则愈虚，虚则发之渐近也。火乘阳经为阳痫，火乘阴经为阴痫。如真耗散者，必加兼症。今将平日应验初、中、末三法治之，再同指掌兼参。以多服药为妙，外用针刺见效尤捷也。

通治痫证初起主方

天麻三钱　枣仁一钱五分　茯神　钩藤各一钱　人参　半夏　白术各六分　橘红五分　生姜一片

午后临睡时煎服。心为一身之主宰，以参、术先培正气，以神、枣宁神，以橘红、半夏消痰，以天麻、钩藤平风。如气虚加人参至一钱。如血虚加当归一钱五分，去半夏。如气有余，加枳壳、菖蒲各五分，去参、术。如阳火盛加黄连五分、菊花三分，去参、术、半夏。如风寒加荆芥一钱，防风五分。

中治痫证主方

枣仁三钱　人参一钱五分　当归一钱五分　茯神　天麻　钩藤各一钱　车前子　牛膝各五分

临睡时煎服。主明则下安，以茯神、枣仁安神，神安则气血自然冲和，人参以益元气，当归以益营血。厥阴之火，以牛膝、车前导之，掉眩之风，以天麻、钩藤平之。如气虚倍加人参一钱五分，附子五分。如血虚加当归一钱五分。清早空心，多服六味地黄丸三五钱。丸中再加车前、牛膝尤妙，久服龙火自灭。

末治痫证主方

人参三钱　枣仁二钱　白术一钱五分　当归一钱五分　茯神　黄芪各一钱　远志五分　益智　菖蒲各三分　炙草二分

临睡时煎服。

凡人病久远，不必泥乎治病，只补正气以固本元。以归脾汤培心脾之元气，则后天资生之元气大旺矣；金匮肾气丸培阴中生阳之气，为痫证拔本穷源之药。久服二方，兼之针灸，永杜后患。

（《证治百问》）

龚商年

叶案癫痫说要

龚商年，清代医家

天地，一阴阳也。阴阳和则天清地宁。一有偏胜，遂有非常之变。人身亦一阴阳也。阴阳和则神清气定，一有偏胜，自致不测之疴。故《内经》曰重阳者狂，重阴者癫。

痫与癫其原则同也。古人集癫痫狂辨，以为阳并于阴，阴并于阳，此诚不刊之论。言乎现症，狂则少卧不饥，妄言妄笑。甚则上屋逾垣，其候多躁而常醒。癫则或歌或哭，如醉如痴，甚至不知秽洁，其候多静而常昏。痫则发作无时，卒然昏仆，筋脉瘈疭，口中作声，后人因其声似，分马痫、牛痫、猪痫、羊痫、鸡痫五名，其候经时而必止。推其病因，狂由大惊大怒，病在肝胆胃经，三阳并而上升，故火炽则痰涌，心窍为之闭塞。癫由积忧积郁，病在心脾包络，三阴蔽而不宣，故气郁则痰迷，神志为之混淆。痫病或由惊恐，或由饮食不节，或由母腹中受惊，以致内脏不平，经久失调，一触积痰，厥气内风，猝焉暴莫能禁止，待其气反然后已。至于主治，察形证，诊脉候，以辨虚实。狂之实者，以承气、白虎直折阳明之火，生铁落饮重制肝胆之邪；虚者当壮水以制火，二阴煎之类主之。癫之实者，以滚痰丸开痰壅塞，清心丸泄火郁勃；虚者当养神而通志，归脾、枕中之类主之。痫之实者，用五痫丸以攻风，控涎丹以劫痰，龙荟丸以泻

344

火，虚者当补助气血，调摄阴阳，养营汤、河车丸之类主之。狂癫痫三证治法，大旨不越乎此，今如肝风痰火者，苦辛以开泄；神虚火炎者，则清补并施；肝胆厥阴化风施逆者，以极苦之药折之；神志两虚者，用交心肾法；劳神太过者，宗静以生阴意，为敛补镇摄。方案虽未详备，而零珠碎玉，不悉堪为世宝哉。医理惟调理其阴阳，不使有所偏胜，则郁逆自消，而神气得反其常焉矣。

（《临证指南医案·癫狂按语》）

谢映庐

痫搐、肝风胎痫验案

谢映庐，名斗文，字星焕，号映庐，清代医家

脾虚痫搐

傅芬圃之子 忽而眼翻抽搐，喉内痰鸣，胸紧气促，发热汗出，盖不知为虚风之病，乃归咎于神煞所害，医巫杂治，合室惶惑。余至其厅，锣鼓宣扬，男妇杂集，声满房中，急为视之，面色黄白浮浮，两眼白珠纯青。一老妇擎杯灌药。余将药嗅，乃麝、片之香。因掷其杯，大声曰：此等治法，真属可笑。先令将锣鼓停止，盖病全是虚怯，正当安神为上，锣鼓声动，惊则气散，其药虽云截风，内有麝、片，皆能散气耗神。且天气暑热，加以人气满房，熏蒸逼炽，仓迫之际，纵有明者主张，医者高见，亦当怵惕塞机，将何恃以望生耶？品翁敬服，辞巫散人。诊其额热气冷，胸紧痰鸣，便泄尿短，黑珠上吊，角弓反张，此乃脾虚痫搐之证，诚由胃气久弱，不能运化乳食，痰涎滞于胸，阻塞灵窍为病。盖阳明胃者，主束骨而利机关。饮食入胃，游溢散精，上归转输宣布洒陈之义，全赖胃气运行之力。今胃气既用，机关不利，运行失常，所以反张直折。治之之法，全以助胃扶脾为主。但使胃气旺，便能复其稼穑之常，运行之旧，其风岂非

不截而自止乎？先予理中丸调灌，随以星附六君子汤加天麻、钩藤数剂而安。

肝 风 胎 痫

傅海翁之媳 于归匝月，时值暮春，忽然仆地，眼翻口噤，两手握固，半晌方醒，已而复发。他医认为痰火闭窍，进大黄、槟榔、菖蒲、桃仁之属。治经半月不痊，众皆束手，延余诊治。见其唇红面赤，脉沉实而滑，问得饮食间微若有呕，因称贺。海翁惊问。余曰：令媳之症乃胎痫，怀孕使然，因其体素有火，即误服破泻之药，而体坚病实，亦无大碍，不治亦无妨，但得药早愈，免合室惊惶耳。因以四物加枯芩、半夏予之，仍然发闭。病者瞑目，口中呓语：我要银子还，不然，我要索尔命。众议此必邪祟所侵。又见其两手撮空，循衣摸床，皆曰：昨谢某在此，妄言胎痫，今已将危，何不延他一视。慌忙来寓，急延余往。

余曰：早言胎痫小恙，何必如此大惊？如女肝家枯燥，此刻胎中正肝经主事，肝藏魂，血燥神魂不安，所以目中见鬼，口中乱语。又肝属木，木喜摇，所以手循摸耳。今吾以收魂药招之镇之，的可痊愈。疏方上服，数日未发。然不可停药，停药数日，往往复发如前，竟服至足月方已。后获弄璋，肥大之甚，母子均安，众称良治。

附方：首乌、胡麻、茯神、枣仁、钩藤、小麦、菊花、法夏、麦冬。金银汤代水煎。

（《得心集医案》）

周学海

析痉厥癫痫，重温通调肝

周学海（1856~1906），晚清医家

痉 厥 癫 痫

痉、厥、癫、痫四者，皆有猝倒无知之证而病名各异者，其病机病体有不同也。痉之病成于燥也，属于太阳，故项背必强，甚者角弓反张矣，此筋病也。《内经》、仲景谓痉属于湿者，推其原也，无论湿寒、湿热，必化燥而后痉，是津液凝结也。厥亦有寒热之分，而身不强，是卫气逆乱之病也。病在脉外，皆属于实；其虚而厥者，直脱而已。虽曰有寒有热，究竟统归于热，但有外寒逼热而然者，总是荣气消耗，卫气无所系恋而奔逸迫塞于心包也。癫无寒热之分而有久暴之别，是营气窒闭之病也，病在脉中。经曰心营肺卫，又心主知觉，心包络之脉为痰血所阻塞，则心之机神停滞而无知矣，是营气壅实而卫气力不足以推荡之，蓄积以致此也。又心与小肠脉络相通，小肠脉中有凝痰瘀血阻窒心气，亦发为癫也。厥之病，气实而血虚；癫之病，血实而气虚，其邪皆实，其正皆虚。若夫痫者，由于血热，发于肝风，手足抽掣，五兽同鸣。昔人以五兽分五脏，而总归于肝者，肝藏血，热生风，风性动也。此脏病外连绎络，盖气血俱实者也，而其本必由于寒。钱仲阳以小儿急慢惊风为阴阳痫，乃别一证，名同而实异也。急惊由于肝热生风化燥，其证尚介痫、痉之间。其异乎痉者，手足拘挛而不必反张；异乎痫者，手足抽掣而绝无兽鸣也。慢惊则全属脾脏阴阳两虚，故阴邪内拒，虚阳上迫，气机乍窒，卒然无知也，虚则易脱，故称难治。方中行作《痉书》，以小儿惊风属之，亦只可指为痉之类，不可径指为此即是痉也。《千金方》曰温病热入肾中，亦为痉；小儿病痫热甚，亦为痉。其意是以痫为惊风，而以痉专属之拘挛缩急之证也。私尝论之，痉、厥，暴病也；癫、痫，痼疾也。有得寒即发者，有得怒、得劳即发者，其机不外《内经》气上不下之一语。其所以不下之故，必由寒湿从下上犯，从胫足腰髀之经脉内侵弥漫，先使肾阳不得下通，邪气渐渐入于脊膂，上逼心胃，阳气不得下降。故癫痫之人，即未发病，目多不能下视，两足行动隐隐不便，肾丸时或隐痛，如㿉疝之状，二便不能调畅。推此以求治法，必须用辛温，如细辛、羌活、藁本、威灵仙、生附子、吴茱萸、小茴香以通经脉之寒，而以牛膝抑之下行；更以破血，如虻虫、䗪虫、蛴螬、延胡索、五灵脂、当归须、穿山甲、硇砂、雄黄、枯矾温化之品以通小肠膂脊血脉之瘀，而以二丑导之下出，作为丸散，缓缓久服，庶可渐瘳。又有寒湿自肺胃扑灭心阳，使心气乍抑而息，昏厥如死者，此寒湿伤于脑气，所谓阳中雾露之邪也，与中寒相类，用辛温发散，使水气从上扬出，与寒湿从下上逆者不同。此多见于暴病，而痼疾亦间有之。其人常俯视不仰，目胞下垂如睡，面色自额至颧深黑者是也。夫天下病，有热而不可清，虚而不可补者，其惟癫痫乎！

风厥痉痫

风之为病，其伤在筋，故有口眼㖞斜、肢节痿缓之象。厥之为病，其伤在气，血虚气逆，加以外寒束于皮肤，逆气内迫上奔而发病也，故气复即醒，醒即如常，而无迁延之患，以其在气分故也。但当其气逆之时，血未尝不随之而逆，故昏不知人。其形静者，气机窒塞之甚也……癫痫之病，其伤在血，寒、热、燥、湿之邪杂然凝滞于血脉，血脉通心，故发必昏闷而又有抽掣叫呼者，皆心肝气为血困之象，即所谓天地之疾风是也。厥有一愈不发，癫痫必屡发难愈者，正以在血故也。《内经》谓厥成为癫疾，气病日久，亦将滞入血脉也。痉之为病，亦伤在筋而暴，因风、寒、湿之外邪其来也骤，筋中之本气未亏，故证见邪正格拒之象，而愈后并无似中风之余患也……要言之，此四者，虽有病机病体之不同，而吾有一言以赅之，归于调肝也。经谓十一脏取决于胆，肝胆一气也。肝胆之气充足条畅，嘘噏停匀，其根不空，其标不折，断不致有仓皇逆乱之事。故治法虽各因其脏，各因其气，而总必寓之以调肝。

（《读医随笔》）

贺季衡

风阳上扰，清苦泄降，化痰启闭治疗痫厥

贺季衡（1866~1934），名钧，号寄痕。江浙名医

赵男 羊痫初起，猝然闭厥，肢震，不省人事，口泛清涎，逾时甫解，脉弦数，两目短视，口不能言。风痰入窍所致。

生石决先煎，一两　煅龙齿先煎，五钱　明天麻一钱五分　川郁金矾水炒，二钱　远志肉一钱五分　天竺黄二钱　炒僵蚕二钱　双钩藤四钱　薄荷一钱　九节菖蒲八分

另：抱龙丸一粒，化服。

杨男 幼时患痫，及今不已，口歪肢搐，牙关强紧，跌仆无知，或遗溺，切脉弦滑而数，舌苔白腻满布。内风夹痰，窜扰机窍也。铲根不易。

生石决先煎，一两　陈胆星一钱五分　白附子姜水炒，一钱　明天麻一钱五分　煅龙齿先煎，五钱　远志肉一钱五分　竹沥半夏一钱五分　云神四钱　双钩藤后入，三钱　天竺黄一钱五分　炒枳实一钱五分　生铁落煎代水，一两

另：抱龙丸一粒，用九节菖蒲一钱泡汤化服。

柳女 肝厥屡萌，牙紧肢搐，头痛少寐，月事先期，延绵时日，胸腹胀满有形，食入不畅，小溲频短，切脉弦细而滑，舌心浮垢。此肝郁不伸，气火化为风阳，痰气相搏，肝脾失调所致。

　　生石决先煎，八钱　　川郁金二钱　　云神四钱　　炙乌梅一钱五分　　白蒺藜四钱　　沉香曲一钱五分　　旋覆花包，一钱五分　　煅龙齿先煎，五钱　　大白芍二钱　　远志肉一钱五分　　金橘皮一钱五分

　　二诊：肝厥两旬未发，夜寐渐安，头痛亦减，惟胸次未舒，或懊恼，或气逆，便结旬日，小水点滴不爽，胸腹胀满有形，脉弦细右滑，舌苔腐白。肝阳初潜，痰气尚搏结于中，肠胃之通降失职也。

　　生石决先煎，五钱　　大白芍二钱　　黑山栀二钱　　旋覆花包，一钱五分　　云苓神各三钱　　大麦冬二钱　　煅龙齿先煎，五钱　　远志肉一钱五分　　黄郁金二钱　　合欢皮三钱　　冬瓜子四钱　　金橘皮一钱五分

　　三诊：日来肝厥宿患已久不发，夜寐亦渐安，头痛亦减，惟仍昏眩，胸次懊恼，胸左骨高突如故，小水就利，便结未爽，胃呆食少，腿部发热，寐中肢搐，脉弦细、右手小数。肝家气火初平，胃中痰气未化，有升无降也。守原意更谋进步。

　　南沙参三钱　　大麦冬二钱　　大白芍二钱　　煅龙齿先煎，五钱　　乌梅炭一钱　　黄郁金二钱　　白蒺藜四钱　　旋覆花包，一钱五分　　远志肉一钱五分　　云神四钱　　金橘皮一钱五分　　莲子连心皮，五粒

　　四诊：日来脘次仍不时攻痛，波及左胁，闻声及感触尤甚。属在肝厥后，荣阴久亏，肝家气火乏血液以涵濡，故气火易于暴升也。先当柔之和之。

　　生石决先煎，八钱　　大白芍二钱　　白蒺藜三钱　　煅龙齿先煎，四钱　　黄郁金二钱　　炒枣仁四钱　　九香虫一钱　　真獭肝八分　　旋覆花包，一钱五分　　炙乌梅一钱五分　　云神四钱　　金橘皮一钱五分

　　吴女　始而梅核而起，咽梗气逆，痰气交搏可知；继之木火上升，胃失降化之功用，嗳噫不已，声达户外。心悬烦扰，自汗不寐，雪夜脱衣，不觉其冷，病名煎厥。脉弦大而滑，舌苔薄腻。气从火化显然，当以清肝降逆、理气化痰为先。

羚羊尖五分　生石决先煎，八钱　旋覆花包，一钱五分　茯神四钱
远志肉一钱五分　白蒺藜四钱　大白芍二钱　代赭石四钱　川郁金二钱
陈橘皮一钱　炒竹茹一钱五分　灵磁石四钱

另：当归龙荟丸三钱，开水送下。

蒋女　今日又复连厥无知，脑后痛，语无伦次，或呃逆，溲痛便结，脉复不应指，舌绛根黄。一派风阳扰动见象，刻当清苦泄降。

龙胆草酒炒，二钱　大麦冬二钱　煅龙齿先煎，四钱　杭菊炭二钱
上川连五分　远志肉一钱五分　生白芍二钱　生石决先煎，一两　黑山栀二钱　鲜生地切，一两　云苓神各三钱　炒竹茹一钱五分　灯心十茎

二诊：风阳复平，厥逆暂止，而神智仍不清了，谵语，脑后痛，二便无知，左脉模糊，右手弦细，舌根砂黄将脱。种种见端，渐涉虚象，着手殊非易事。

生石决先煎，一两　大麦冬二钱　紫丹参一钱五分　云神四钱　杭菊炭二钱　清阿胶二钱　煨天麻一钱五分　远志肉一钱五分　青龙齿先煎，五钱　大白芍二钱　黑山栀二钱　鸡子黄冲，一枚

钱女　始而寒热，继之猝然闭逆，不省人事，牙紧，两目上视，已历数句钟之久，舌苔腻黄，脉滑大。此伏邪与痰滞凝阻于中，气道仄塞，而机窍因之不利也。亟为开导。

贡沉香二分　川郁金五分　台乌药五分　江枳实五分

上四味磨汁，用九节菖蒲一钱煎汤冲服。

二诊：厥闭又复萌发，牙紧懊憹，两目上视，表热少汗，脉弦滑，舌苔黄腻。伏邪触动痰浊，阻仄气道升降所致也。仍防复闭。

薄荷一钱　香白薇四钱　射干二钱　法半夏一钱五分　炒枳实一钱五分　云神四钱　川郁金二钱　双钩藤后入，四钱　炒竹茹一钱五分　九节菖蒲一钱

另：苏合香丸一粒，开水化服。

李童　痉厥三月不已，肢末抽搐，轧牙咬人，手足无措，右足痿软，不良于行，饮食如常，二便且有知觉，脉弦数，舌白。外风引动内风，扰动痰火所致。铲根不易。

白附子姜水制，一钱　陈胆星一钱五分　双钩藤后入，三钱　杭菊炭二钱　煅龙齿先煎，五钱　明天麻一钱　生石决先煎，一两　云神三钱　川郁金矾水炒，二钱　天竺黄二钱　九节菖蒲五分　生铁落先煎代水，一两

另：抱龙丸一粒、九节菖蒲一钱泡汤，分两次化服。

二诊：小儿痉厥未减，甚则一日数次，肢末抽搐，两目斜视，轧牙咬人，清涎上泛，右足痿软，饮食二便如常，脉弦数，舌红。风阳扰动痰火所致，业经三月，奏功不易。

生石决先煎，一两　煅龙齿先煎，五钱　陈胆星一钱五分　双钩藤后入，三钱　大白芍青黛三分拌炒，二钱　云神三钱　明天麻一钱　天竺黄二钱　川郁金矾水炒，二钱　生铁落先煎代水，一两　蝎尾件冲，五分　九节菖蒲五分

另：琥珀抱龙丸一粒、牛黄清心丸一粒，用九节菖蒲一钱、双钩藤三钱泡汤，分两次化服。

李女　煎厥半年，日夜烦扰，不能安枕，呻吟骂詈，口不停声，善惊多汗，屡寻短见，而饮食如常，经行如故，病不在血分可知，脉弦滑怒指，舌白边蓝。此心肾两亏，阴不摄阳，阳气独张为患。势无速效可求。

大生地五钱　大麦冬朱染，二钱　生牡蛎先煎，一两　生熟枣仁各二钱　首乌藤四钱　潼白蒺藜各三钱　煅龙骨先煎，五钱　清阿胶二钱　大白芍青黛三分拌炒，二钱　灵磁石先煎，四钱　琥珀冲服，一钱

张男　始而右臂麻痹，继之猝然闭厥，四末厥冷，且过肘膝，汗出如洗，气逆痰鸣，逾时甫苏，连厥数次，厥则小水自遗，神迷而不昏愦，其为肾厥也奚疑，脉沉弦小滑，舌苔腻黄。且心肾久亏，虚阳

上逆，痰浊借以阻仄气道之流行，非感冒也。

别直须二钱　生牡蛎先煎，一两　明天麻一钱五分　云神四钱　陈橘络一钱五分　贡沉香五分　怀牛膝二钱　煅龙齿先煎，五钱　远志肉一钱五分　大白芍二钱　灵磁石先煎，四钱

厥证，突然昏倒、短时间神识不清，甚则四肢逆冷证为特征。临床常见者有气厥、血厥、痰厥三类。本门所录病案，有因肝气痰火上冲而致厥者，有因烦劳则阳气独张而致厥者，有因下元肾气虚弱而致厥者。先祖对这些厥证的治疗，总不外乎平肝息风、舒气化痰、开窍启闭、清苦泄降等法。

（《贺季衡医案》）

陈清濂

治 痫 效 方

陈清濂（1884~1966），内蒙古名中医

本病多缘情志郁结而生痰涎，或在母腹中受惊所致。然不离痰火。或感六淫之邪而化火，或内伤七情，五志之火内发，皆可触动痰涎，火与痰涎互相抟结闭塞诸经，致使诸经之气不得流通遂成痫厥。

治法用药应根据肝郁气闷而发病的病机，以抑肝散加减治之。

柴胡 15g　甘草 15g　川芎 10g　白术 10g　当归 10g　茯苓（小儿酌减）10g

水煎服。若痰涎郁甚者，以加减磁朱丸治之。

磁石 10g　朱砂冲，1g　神曲 10g　黄连 10g

回癫汤

党参 10g　白术 30g　茯神 15g　山药 10g　苡仁 15g　肉桂 3g　附子 3g　半夏 10g

此方用于寒证效果较好。有热者勿用。

若频频发作者，以龙马自来丹和黄连面并服之。

马钱子 240g　大地龙去土研末，8 条

制法：香油 500g 放锅内熬滚入马钱子炸之，待马钱子微有爆响之声，取出一个切成两瓣，视其内紫红色为度，研细末，再入地龙末调匀，面糊为丸，绿豆大，每服 5 分，临卧服盐水下。若五六岁小儿服

2分，红糖水送下。

针灸疗法；针百会、印堂、人中、长强、通里、神门、内关、身柱、后溪、曲池、手三里。手法一般用平补平泻法。若发作严重者，重刺人中、内关、长强，效果较佳。

可据病者具体情况，选用上述方剂，针药并用，疗效较著。

薛某之女　住包头市。

患痫证，隔几日发作1次，发则先头晕，后即昏迷不省人事，手足抽搐，针刺人中、内关、百会，内服黄连面，顿服，少顷即醒。后服磁朱丸。

磁石 10g　朱砂冲，1g　神曲 6g　黄连 10g　清夏 10g　明天麻 10g　石决明 15g　南星 6g　僵蚕 6g

水煎服，4剂而愈，至今未犯。以后即以此法治疗多例，效果均佳。

曹某之女　12岁，住包头市。

患痫证，发则目上视，角弓反张，不省人事，口吐白沫。先针刺人中、百会、长强、承浆、阳通（采用平补平泻手法），痫止后用抑肝散加龙骨 10g，桂枝 10g，白芍 6g，全蜈蚣 1 条。2次即愈，至今未犯。

严苍山

息风化痰，活血祛瘀
调补气血，建中固本

严苍山（1898~1968），著名临床家，上海名医

陆某 女，23 岁。1965 年 11 月初诊。

该患 14 岁时，即发痫厥之疾，其势尚轻。至 21 岁适渐加重，每年一发。最近数月则越发越甚，发时哭笑无常，四肢发痉、厥冷、牙关紧急。甚者连日发作，每次持续 20~30 分钟。发后异常疲乏，头晕且痛。刻诊脉弦细滑，苔薄白。据述其发作以经前为多，可知此病与血分有关。尤主神，肝主风，发时风动痰升，神明失聪。病根颇深。予以息风安神化痰方。

药用：

真琥珀 1.5g　玳瑁片 6g　甘菊花 6g　天竺黄 6g　陈胆星 4.5g　鲜石菖蒲 3g　朱茯苓 9g　青龙齿 15g　珍珠母 30g　桃仁泥 9g　杜红花 2.4g　白金丸 6g

痫证镇心丹 1 粒（吞服）。

二诊：服药 3 剂，3 日内共发笑 4 次，哭 1 次，但未势痉厥。势已减轻，胃纳较增，月经已净，脉仍弦细。其血过虚，心肝失养，仍踵原法损益之。

药用:

玳瑁片 6g　真琥珀 1.5g　当归身 9g　酒白芍 6g　天竺黄 6g　陈胆星 4.5g　淮小麦 30g　青龙齿 15g　朱茯苓 9g　五味子 2.4g　广郁金 6g

痫证镇心丹 1 粒（吞服）。

三诊：服上方 4 剂，痫厥不发，已有七八日，亦不哭不笑。自云颇觉舒适，惟口中腻，纳不佳，便不通，喉隐痛。兹予理气和中为主，佐以养心化痰。

处方:

南沙参 9g　青龙齿 15g　淡竹茹 9g　炙远志 4.5g　朱茯苓 6g　京元参 9g　川石斛 9g　白桔梗 3g　旱莲草 9g　瓜蒌皮 6g　瓜蒌仁 6g

痫证镇心丹 1 粒（吞服）。

四诊：服上方 4 剂，经事甫行，肝火内升，以致神志不能安静，易于发笑，心中烦闷，大便干结，脉弦小，苔薄。予凉血平肝安神方续进 4 剂。

处方:

南沙参 4.5g　北沙参 4.5g　玳瑁片 6g　珍珠母 30g　丹参 9g　生地 18g　牡丹皮 6g　淮小麦 30g　炙远志 4.5g　广郁金 6g　鲜菖蒲 4.5g　炒知母 4.5g　炒黄柏 4.5g　白蒺藜 9g

五诊：近日胃纳佳，性情亦较怡悦，夜寐渐安，脉象亦和。惟头晕未瘥，肝阳浮升之故。兹可从事调补气血，平肝安神。处以下方 3 剂。

玳瑁片 6g　北沙参 6g　太子参 6g　怀山药 9g　生地 12g　紫贝齿 15g　珍珠母 30g　炙远志 4.5g　陈胆星 4.5g　阿胶珠 9g　鲜菖蒲 3g　玉竹 9g

天王补心丹 9g（吞服）。

六诊：精神胃纳渐佳，夜寐也安，已恢复半日工作，未感疲劳。拟予原法以巩固之，处以下方 6 剂。

北沙参 6g　潞党参 6g　当归身 6g　炙远志 4.5g　珍珠母 30g　枸杞子 6g　阿胶珠 9g　炒白术 9g　炙甘草 3g　淮小麦 30g　生地 12g　熟地 12g 怀山药 9g

孔圣枕中丹 9g（吞服）。

痫证，发作时卒倒号叫，昏不知人，肢体抽搐，目上视，口吐涎沫。厥证，发作时昏倒不省人事，四肢厥冷。本例发时哭笑无常，四肢痉厥，牙关紧急，属类痫之厥证，故名痫厥。《类证治裁·厥证》说："痫厥，肝风发痉，肢掣液涸。固本丸加阿胶、鸡子黄、龙骨。"严氏根据脉弦滑、苔薄白，诊为风痰所致；且从发作时间与月经有关，认病已涉及血分，治疗中时时气血兼顾。先予竺黄、胆星、茯苓、菖蒲、竹茹、远志、瓜蒌、龙齿、玳瑁、琥珀、白丸、痫证镇心丹等顺气化痰息风为主，兼予桃仁、红花、丹皮、丹参等活血化瘀。服药数剂后，痫厥即被控制。缘病久根深，邪去必须扶正治本，故五诊后转予调补气血为主，化痰健中为辅，终得痊愈。严氏处方，常汤丸并进。方痫证镇心丹，为一验方，由犀角、牛黄、黄连、麦冬、茯苓、朱砂、珍珠、枣仁、甘草、胆星、远志、菖蒲组成，名丸重 1.2g，有清火化痰安神之功。

（赵学萍　整理）

吴安庆

痫 证 举 隅

吴安庆（1901~1972），江苏名医

黄男（发作时）

症起自 3 岁惊风，屡发屡止，至 9 岁而告痊，然智慧从此大减矣。至 15 岁癫痫又发，发时手足抽搐，口吐血沫，一二小时始醒，四载来发益频繁。夜睡闻有鼾声或气促声，则为将发之预兆，若即以剧烈之刺激，或疾声之呼唤，则痫可暂止。食量颇宏，能饮多量之茶水。揆度症情，乃阳明之火与厥阴之风相煽，饮食所化之精微，悉酿痰浊，上扰心神而为患也。方予顺气坠痰，息风降火。

沉香磨冲, 1.5g　陈胆星 6g　羚羊角磨冲, 3g　寒水石先煎, 10g　鲜菖蒲 6g　姜半夏 6g　青礞石 10g　生箱黄磨冲, 6g　生石膏 12g　远志肉 6g　天竺黄 10g　铁锈汁冲, 半杯

羚羊角嫌其价昂而力不胜者，以山慈菇 3g 磨汁冲入代之可也。食欲颇振，能饮多量之茶水，胃中有郁火燔灼可知。火能生风，风借火威，风火相煽，精微悉化痰浊，借风火之鸱张而上蒙虚灵不昧之心，癫痫作焉。风遇剧烈之刺激与疾声之呼唤，痫可暂止者,《内经》曰"恐则气下"，气下则痰火与气俱降，心神不为所扰，故痫可以止。然则欲化其痰，先清其风火，欲清其风火，先顺其气，盖风火痰浊皆随一气之升降耳。此方以沉香降气；半夏、胆星、青礞石化痰；羚羊

角息风；寒水石、石膏、大黄泻火。癫痫乃神志为病，故必加开窍之品，以搜除其心脏之邪，远志肉、鲜菖蒲、天竺黄能化痰开窍；铁锈汁重镇，能佐沉香之降气，能协青礞石以坠痰。此方力量之猛，非是症不可轻试，是症非是方亦难获效，盖无斩将擎旗之力，决难直捣其巢穴。

宋男（发作时）

初诊：风痰窜入手足厥阴，病发痫证，手足瘈疭鼾声大作，而面青唇黑，口吐涎沫，逾时而止，日有数作。治当息其风，化其痰，兼通其经络。

石决明先煎，12g　珍珠母先煎，12g　滁菊花6g　嫩双钩后下，12g　抱茯神12g　明天麻6g　天竺黄6g　法半夏6g　鲜菖蒲6g　陈胆星6g　京川贝6g　明玳瑁先煎，6g　细川连3g　生枳实6g　竹沥冲服，1杯　姜汁冲，5滴

二诊：内风已息，瘈厥全平，痰浊未涤，神又昏，腹部平软如恒，非阳明之燥，乃厥阴之为病。脉来弦滑，舌苔黄腻。治予清心化痰，以启其神明。

天竺黄6g　明玳瑁先煎，6g　京川贝6g　细川连3g　净连翘6g　麦冬3g　姜汁冲，3滴　玄参3g　鲜菖蒲6g　嫩双钩后下，12g　粉丹皮6g　广郁金5g　竹沥冲服，1杯

若此方不效者，可将甘遂3g、辰砂3g、猪心1个，剖开纳药末于中，再用泥裹上，以火煨，煨熟后去泥出药，研细末分吞2次，白汤下。

赵锡武

柴胡龙牡功效著，疗痫每用仲景方

赵锡武（1902~1980），著名中医临床家

一般癫痫或用西药苯妥英钠治疗好转，而停药后又复发或不能控制或不能根治，常有发作性抽搐或伴有头痛头晕者，宜潜阳和肝、通便祛痰，用柴胡龙骨牡蛎汤加减。

柴胡 20g　生龙骨 20g　生牡蛎 20g　半夏 12g　茯苓 12g　芍药 10g
炙甘草 10g　黄芩 10g　桂枝 10g　大黄 10g　生姜 10g　丹参 30g
大枣劈, 10 枚

柴胡龙骨牡蛎汤加减为通用方，是因该方兼顾范围较广，方中柴胡、龙骨、牡蛎和肝潜阳息风，适用于风痫；丹参与龙骨、牡蛎可以养血镇摄，可治疗惊痫；大黄、甘草、半夏又可消食化积而治食痫。

若发作时痰量较多，先用礞石滚痰丸早晚各服 9g，连服 2 日，以下其痰，第三日开始再用以上通用方。

痰之稠者为痰，稀者为饮。平时或发作后，除有稀痰外，发病时气憋、心下逆满为其特征。宜先化饮祛痰，用小青龙汤亦可获愈。

药用：

麻黄 6g　细辛 6g　半夏 12g　桂枝 10g　白芍 10g　甘草 10g　五味子 10g　干姜 10g

发病多年不愈或多日发作 1 次，如有痰或饮等症，先对症治疗。

因其久病多虚，宜缓治其本，下方久服即可获效。

药用：

升麻 120g　贝母 60g　田螺盖焙干，60g　鲫鱼焙干，1 条

共为细末，炼蜜为丸，每丸 6g，早晚各服 1 丸。

频发型癫痫，发作较频，甚则每日数次，常伴头痛头晕者，宜先用风引汤加减。

药用：

生龙骨 20g　生牡蛎 20g　生石膏 20g　赤石脂 20g　紫石英 30g　滑石 12g　寒水石 12g　地黄 12g　干姜 10g　桂枝 10g　甘草 10g　大黄 6g　全蝎 3g

等症状减轻时再用通用方。如经服药，半月以上发作 1 次，或停服苯妥英钠等西药而病情不加重者，改用上方。

脑囊虫性癫痫，症见头痛较甚，脸部出现白斑，舌尖有红点，像覆盆子舌（又谓杨梅舌），治宜驱虫。头痛甚者，选用人参败毒散加雄黄或送乌梅丸 30g，或化虫丸 3g，日服 2 次。

化虫丸方：

雄黄 30g　枯矾 30g　干漆 30g　鹤虱 60g　槟榔 60g　雷丸 20g　百部 90g

共为细末，水泛为丸。

另外，久病而虚可用未出生的小羊 1 只，用水煎，待汤煎干时，加入 250ml 黄酒使之达到沸点，放入 250g 红糖，溶化后即取出 1 次服完。

赵心波

平肝息风且活血，扶正理脾畅中焦

赵心波（1902~1979），著名儿科学家

赵老治疗癫痫效果显著。我们尝见他治疗癫痫患儿多例，一般都在1~6岁之间。有的患儿平素无病状，母亲只发觉患儿睡眠时有惊惕，突然昏仆卧倒，四肢抽动，两眼上翻，面色发青，或有嚎叫声。有的患儿开始只局部略有微动，父母未加注意，而其后病情加重，抽动剧烈，口流白涎，口角强直，吞咽困难，甚至意识不清。有的患儿原患高热、抽风，经治热退，抽风未犯，但数日后两目凝视，神识不清，时加抽搐。还有的患儿病程久远，数年久治未愈，随时发作，正气已虚，父母焦虑不安。类似上述情况，年龄不同，体质各异，患病原因、时间长短都不一样。赵老指出小儿癫痫大体可分3种类型。

1. 肝风夹惊型

肝风内动，多有拘挛、斜视，属脏腑失调，治则应以平肝镇惊、息风止痉为主。

2. 痰火偏盛型

治宜行气化痰，平肝息风。

3. 正气偏虚型

多为久病患儿，应从益气补血入手，宜活血凉血，兼注意通导中

焦、健脾理湿。

赵老治疗癫痫常用方是以钩藤饮为主。常用药为生石决明、天麻、钩藤、郁金、红花、桃仁、石菖蒲、僵蚕、龙胆草、桑枝、全蝎、蜈蚣等。天麻、钩藤、全蝎、蜈蚣、僵蚕，能息风、化痰、止搐；石决明、龙胆草、嫩桑枝，能清肝舒络；红花、桃仁能活血息风；菖蒲可舒郁开窍。痰盛加青礞石、天竺黄、胆南星、半夏。中焦痰阻酌用黄芩、竹沥汁。正气虚者酌用人参、茯神、远志。伴有消化不良，大便燥结，除酌用消导药外，对1岁以上儿童适当使用熟大黄或大黄炭通便并加增液生津之品。小儿每有便通则病情立即减轻的情况，即所谓"邪有出路"。另要视病情需要酌加羚羊角粉适量。赵老推崇"治风先治血，血行风自灭"，在治疗各种癫痫患者时，常用活血药物。

赵老治疗癫痫常用成药有定搐化风锭和医痫无双丸，原方分见王肯堂《幼科准绳》和沈金鳌《杂病源流犀烛》。另有赵老和郭士魁老大夫合拟的"降压一号丸"，此药应用于小儿癫痫效果亦明显。此方组成为天麻、黄连、黄芩、龙胆草、钩藤、菊花、全蝎、麝香、羚羊角等，有清热、平肝、息风之效。

二十世纪五六十年代，西苑医院儿科曾对赵老治疗癫痫病40例进行研究，制定随访观察原则。即经治疗1年以上无再发作者为缓解；治疗1年左右只偶见发作者为显效，发作次数明显减少者为好转，病情无变化者为无效。随访结果，例中约三分之一达到缓解目标，多数显效和好转，仅3例无明显效果。这个随访观察结果，当时曾引起儿科学界的重视。

（景斌荣　葛安霞　整理）

洪哲明

大陷胸丸治疗癫痫

洪哲明（1903~1990），吉林省名中医

洪氏早年治一少妇，幼年即罹癫痫，数月发作 1 次，症状较轻，虽经调治，获效甚微。近两月发作尤频，或三五日一发，或 1 日一发，或隔日一发。四肢抽搐，昏不识人，口吐涎沫，一刻钟方可缓解，旋又酣睡，醒后亦觉头痛头晕。

今又发作，急来邀诊。诊见：昏仆于地，两目上窜，牙关紧闭，颈项强直，四肢抽搐，头汗大出，发如水洗，但齐颈而还，躯体无汗，喉中痰鸣。此乃痰热交结，蒸迫于上，太阳经气不利。予大陷胸丸 9g 灌服。2 小时后，大泻痰浊。

10 余年后又见此妇，自云服药后，终未复发。

《伤寒论》云："结胸者，项亦强，如柔痉状，下之则和，宜大陷胸丸。""但结胸，无大热者，此为水结在胸胁也。但头微汗出者，大陷胸汤主之。"痰热交结于胸中，邪热蒸迫，故头汗如洗；太阳经气因痰热闭阻，故颈项强直而肢挛。大陷胸丸中，大黄、芒硝、甘遂，荡涤实热，攻逐痰饮；葶苈子泻肺行水，杏仁宣降胸中逆气，丸以缓攻，可专逐肺胸之痰热。治癫痫，每以大陷胸丸攻逐荡涤痰热为治，后予运脾清化祛痰之剂调理，每获良效。

（徐杰　整理）

董廷瑶

逐痰清心总为主，培元和营亦用之

董廷瑶（1903~2002），上海市中医文献馆主任医师，著名儿科学家

余治痫疾，秉承家传，首在祛痰，兼以清心开窍，抑肝顺气。这是先治其标，再治其本。

治标之基本方系由涤痰汤化裁而成，药用：橘红、半夏、茯苓、天竺黄、胆星、关白附、菖蒲、钩藤、龙齿等。

临床应用，需随症增药。若舌苔厚腻，脉呈滑弦，喉中痰鸣，咽部如梗，时见恶心，眠中鼾响诸症，是痰浊偏盛，须增祛痰开窍之天浆壳、瓜蒌皮、山慈菇、竹沥（必加姜汁数点冲服）；抽搐多者，加天麻、琥珀、磁石，甚至用全蝎、蜈蚣；痰火交结者，需参礞石滚痰丸9~12g，包煎；心肝火亢者，加川连、龙胆草之类，或用牛黄清心丸，1日1丸化服。此外，如通络之橘络、丝瓜络，开窍之远志、郁金，亦为常用之品。

然治标之中，余之家法善用万应保赤散之豁痰攻逐。对于痫疾之风痰上盛，喘鸣胸满，惊搐频作、涎涌壅结，尤为适合。保赤散为一验方，其组成为：

巴豆霜 9g 胆南星 30g 朱砂 30g 神曲 45g

其方义为：巴豆霜攻逐痰涎，开窍通塞；胆南星蠲除风痰，通络定惊；朱砂镇惊安神，定痉平风；重用神曲以消积行滞，既可疏浚

生痰之源，又有保护胃气之意。惟用时仍须有节，以免巴豆之燥烈伤正。

在治本方面，余所常用者为两种金箔镇心丸（丹）。其一取自《血证论》，原主"治癫，惊悸怔忡，一切痰火之疾"，药有：

朱砂 9g　天竺黄 9g　胆南星 3g　珍珠 3g　金箔 3g　牛黄 1.5g

蜜丸，金箔为衣。用时需斟酌药量，也可不用金箔，随症可加猴枣、天麻、川贝诸品，作为 1 料，分 30 天服。

其二源于《慎斋遗书》，原主"治慢惊、慢痫"。药物为：

人参 3g　紫河车 3g　琥珀 3g　朱砂 3g　珍珠 3g　甘草 1.5g

蜜丸，金箔为衣。临床应用，药量稍有改变，并参入胆南星、竺黄之属，除去金箔，代以朱砂为衣。如此 1 料，分 20 天服用。

两方之意，颇有不同。前方功在清心豁痰，适于痰浊渐消、邪火已退之际，尚有余痰深潜，络窍阻结未尽，此时已不宜攻逐之剂，只能搜风，通络开窍，默化余邪，缓图毕功。后方功在培元益气，适于本元虚怯之证，对证属元虚致痫，或久病而虚者，在痰火初退，形神已亏时为合宜。两方均为图本善后之治，每以连服二三料为度，即可收功。对于本元怯弱之痫，只以周氏镇心丸主之，其效亦佳。

然中医之治，贵在知变。

齐姓女孩　4 岁，痫发 2 个月，日作一二十次，就诊时面色带青，舌苔薄腻，喉痰鸣，脉象滑数。断其主因为痰，先用豁痰逐下之剂，如钩藤、竹沥、菖蒲、龙齿、远志、茯神、琥珀、胆星、竹节、白附子、天竺黄等，并先后佐入保赤散、琥珀抱龙丸。2 周以后，痰浊渐化，痫发大减，苔薄脉细，续以调服。乃用周氏镇心丸 1 料，分 20 天服，其症见安，已有 2 个月发。某日因突闻异常雷声，极度震恐，而痫疾复作。又以镇心丸 1 料予服，竟不显效。再经详询，谓痫发未痰鸣，神清不昧，肢掣身颤，复卧于床，而诉遍体作痛，舌红而脉弦涩。推论此为突遭雷惊，震心动肝，惊则气乱，滞而筋急。其脉或弦或涩，弦为肝亢，涩为血滞，故属不养筋，风动而搐。当以活血和营之剂，乃仿王清任身痛逐瘀汤主之。

党参 9g　当归 9g　丹参 9g　怀牛膝 9g　醋炒五灵脂 9g　桃仁 6g　赤芍 6g　红花 4.5g　枳壳 3g　甘草 3g

5 剂而搐定症和，其病得痊。

（宋知行　整理）

王以文

金枣代赭汤治疗癫痫

王以文（1907~1986），浙江丽水市中医院主任医师

癫痫，俗称"羊癫风"，临床较为常见。笔者拟金枣代赭汤治疗本病，疗效尚称满意。

金枣代赭汤组成：

郁金 30g　朱砂冲，1.5g　白矾冲，1.5g　甘草 10g　小麦 15g　大枣 30g　夜交藤 20g　代赭石 20g

本方以辛苦而寒之郁金为主药，入心肺二经，善宣气血；白矾化痰涎；朱砂镇心安神；甘麦大枣汤为治疗脏躁之良方，今移治癫病，意在养心安神而健脾运；更入代赭石重镇肝逆；夜交藤交通心肾。俾水火既济，阴阳调和，心情舒畅，脏腑之气平复，则病自愈。现举例介绍如下：

王某　女，30 岁。1976 年 11 月 15 日初诊。

癫痫病起 3 个月，每隔 3~5 日发作 1 次。精神萎靡，食欲减退，大便干结，夜寐欠安。脉弦数，苔薄黄。平素性情急躁易怒。证属肝气久郁，心火内积，夹痰上逆，扰乱清窍，予本方加焦山栀、竹叶。共服 93 剂，发作减轻，周期延长，第 3 个月未再发作。停药观察 1 年，未见复发。

刘某　男，54 岁。1976 年 4 月 18 日初诊。

精神受到刺激后，思想郁结，头目眩晕，失眠多梦。常在步行、谈话或工作时，举动突然停止，目眩似欲昏倒，知觉消失，瞬即恢复常态。西医神经科诊断为癫痫。予本方100剂，诸症全消，至今未复发。

倪宣化

自拟定痫汤治疗癫痫

倪宣化（1908~？），四川自贡市中医院主任医师

倪老认为癫痫多为先天受损，后天七情所伤（主要因惊恐），饮食失调，痰湿内生以致痰迷清窍，引动肝风，或气滞血瘀而成。盖脾为生痰之源，肺为贮痰之器。肝主情志，主藏血，主筋。心主神志，主血脉。故治疗重点在活血化痰，息风开窍。调理脏腑以肝、心、肺、脾为要。经过数十年的临床实践，总结出定痫汤一方，疗效显著。

钩藤 12g　全蝎 10g　青皮 10g　香附 10g　半夏 10g　桑皮 10g　石菖蒲 20g　远志 10g　六曲 10g

方中全蝎、钩藤平肝息风；香附、青皮疏肝理气化滞；半夏、桑皮化痰降逆泻肺；桃仁、赤芍活血化瘀；石菖蒲、远志祛痰开窍，宁心安神；六曲消食健胃。诸药合用共奏化痰活血、息风开窍之功。抽搐甚者酌加天麻、蜈蚣、僵虫、地龙、石决明等平肝息风镇痉之品。痰多酌加白矾、郁金、南星、白芥子、竹沥、胆星等涤痰化湿之药。瘀血重者酌加红花、川芎、丹参等活血化瘀之品。正气虚者酌加人参、黄芪、枣仁、紫河车、枸杞、杜仲等药。

姚荷生

病属厥明肝风动，酸收苦泄乌梅方

姚荷生（1911~1997），江西中医药大学教授

余某 男，44岁。经常忽然昏倒，伴肢厥、抽搐、面赤、寒战、汗出，止后又复正常。虽然持续服用西药和镇肝潜阳中药，仍发作不断，故请姚老会诊。经姚老追问得知：患者每因恼怒或过劳则发痉厥，平素常觉右胁及心下隐痛，心悸，消渴喜冷饮，头昏耳鸣，有时口苦流涎，易饥能食，大便日三四行，坠急不畅，质溏而臭，色青而黄，尿频色黄，舌有裂纹、苔厚滑微黄，脉弦滑。病属厥阴阴阳错杂，以致肝风混挟寒热内动，但以热多寒少、上扰包络为主。治用乌梅丸坚阴助阳，酸收息风，温清并用，重用酸收苦泄。

处方：

乌梅 60g　黄连 30g　黄柏 9g　炮附子 7.5g　细辛 4.5g　川椒 4.5g　桂枝 7.5g　党参 7.5g　当归 4.5g

按《伤寒论》中制法，做成梧桐子大的蜜丸，嘱每日服 3 次，1 次 10 丸。患者按法服上药丸 750g 后，诸症消失，未发痉厥。

厥阴为两阴交尽，一阳初生。足厥阴肝为阴中之少阳，肝体阴用阳。厥阴之上，风气治之。肝禀风木，生于水又生火，一身而兼寒热两性。足厥阴肝下涵肾水而乙癸同源，手厥阴心包内含相火而风火同德。厥阴为病，则阴阳混杂，肝风内动，寒热兼挟，正如《伤寒论》

厥阴病提纲所述："厥阴之为病，消渴，气上撞心，心中疼热，饥而不欲食，食则吐蛔，下之利不止。"本案患者平素右胁及心下隐痛，说明病发于肝，痉厥未发之时，就已备消渴、心悸、心中隐痛、易饥、下利等厥阴病主症。若因恼怒过劳，伤肝耗气，导致肝风内动，肝风上逆，邪扰心包，则发昏倒、抽搐、头昏耳鸣；肝风下迫大肠，则大便坠急不畅色青；肝风挟寒热而动，故有肢厥寒战、面赤汗出等症。由此可知本病阴阳寒热错杂为本，肝风内动之象为标，本于内而标于外。然从症状分析，病以热多寒少、风气上扰、内扰心包为主。故用乌梅丸，重用酸收息风，苦泄其热，正本清源，其源自断，其标自消。伏其所主，则病自愈。

郑荪谋

不囿成法，随经用药

郑荪谋（1913~2001），福州市中医院主任医师

癫痫恒靠西药苯妥英钠等以镇静解痫，总难根治，西药稍停即反跳，其发作比未服西药前尤甚，故服必长期。余曾用随经用药方法治疗腹型癫痫，颇有所获。

万某 学生，9岁。1988年10月26日初诊。

缘于5天前参加学校运动会时，突感右腮阵发性抽痛数次，当时未以为然。午睡时缩成一团，呼之不醒，手足腹部紧抽，翻白眼，口角少许涎沫，压人中穴无效。当即送往医院，经20分钟后苏醒，人中向右歪斜，舌头内卷，发音不清，疲乏无力。自述发病前感到胸闷，头痛较剧，腹痛难忍，想叫而叫不出，随后失去知觉。近日反复发作数次，查脑电图：右脑痫样回波，中度异常。诊见病孩面色青而脉弦。诊断：腹型癫痫，治按以往经验，仿生铁落饮合温胆汤试服，以涤痰息风，开窍定痫。

药用：

金蟾花1合　白芍9g　生铁落先煎，60g　胆南星3g　远志3g　白茯苓9g　川楝子9g

服药第3天：10月27日。睡前癫痫发作1次，约13分钟后疲乏入睡。夜半大叫，腹痛翻滚。翌晨再诊。见患儿神志清楚，面青身

疲，自述腹痛，胸中不适，烦躁，胃脘亦痛。余思此例虽为痫证，但病因不一，宜随经治之。夜半腹痛，其时辰为子、丑，乃少阳胆经、厥阴肝经主事。少阳相火，厥阴雷火，相资为虐。火病则气上逆，故而心烦；木盛则土受克，因而腹痛。病虽不同于蛔厥，但亦应按经络循行部位病变而治之，拟以仲景乌梅丸加减。

药用：

乌梅 7 粒　细辛 2g　黄柏 9g　炮姜 2g　黄连 3g　当归尾 5g　川楝子 9g　木瓜 6g　党参 9g

以生铁落 125g 煎汤候冷代水煎药。另用使君子 15 粒，去壳炒香嚼下。

11 月 4 日家长代诉：服药 1 周，每天中午和晚上均有癫痫发作，每次抽搐约 10~20 分钟。常叫腹痛，部位在脐；自述全身麻木、疲乏、头难受、腹痛不适、睡时烦躁。该患发病前曾参加运动会，跳高和赛跑，强力而行，势必筋脉受伤，再兼劳汗当风而脱衣，自然六淫乘虚而入足少阳经。少阳经脉行身两侧，见全身不适，循颊车故腮痛，上太阳呈右额痛，虽无口苦咽干、寒热往来之半表半里证，然少阳证不必悉具，有一证便是。况且病时面青脉弦皆属东方，色脉相符。心烦者火也，抽搐者风也，此病的病机为胆气不舒，肝风内动。少阳与厥阴相表里，阳木属震为雷，阴木属巽为风。易曰"雷风相薄"者即同气相求也。应改用转少阳枢机，平厥阴风木以和解之。方取小柴胡汤加味。

柴胡 5g　法半夏 6g　枯黄芩 9g　潞党参 15g　僵蚕 6g　甘草 4g　钩藤 6g　大枣 2 枚　老生姜 1 片　李根皮 9g　白芍 9g

以生铁落 125g 煎汤代水煎药。服 2 剂，抽搐已不发作。

何以选用小柴胡汤？因柴胡感一阳之气而生，故能直入少阳，引清气上升；半夏感一阴之气而生，故能开结气、降逆气、除痰饮；黄芩外坚内空，故能内除烦热利胸膈逆气；腹中痛者是太阴脾土受戕，肝木乘之作祟，故以芍药之酸以泻之；再用参、草补中气，姜、枣和营卫，使正胜邪却，内邪不留而外邪不复入；加僵蚕、钩藤平肝息风，李根皮疏肝化气止痛。

11月24日家长代诉：服药至今仍时有腹痛，4天前晚上四肢偶尔抽动几下即安，最近能安睡11个小时。同为癫痫，此初治以厥阴肝经，继治以少阳胆经，而使癫痫发作渐趋平息。目前仍有脐腹痛、疲乏等，当治以足太阴脾经以甘温之剂，温太阴、厥阴，升足少阳、阳明。方取补中益气汤加味治之。

处方：

炙黄芪 10g　升麻 3g　炙甘草 5g　白芍 9g　僵蚕 5g　钩藤 5g　柴胡 3g　陈皮 3g　潞党参 12g　当归身 5g　白术 5g

《古方选注》补中益气汤条云："以其黄芪、当归和营气以畅阳，佐柴胡引少阳清气从左出阴之阳，党参、白术实卫气以填中；佐升麻引春升之气从下而上达阳明，陈皮运卫气，甘草和营气。原其方不特重参、芪、归、术温补肝脾，义在升麻、柴胡升举清阳之气转运中州，故不仅名补中，而且复申之曰益气。"

11月28日家长代诉：服上方4剂，偶尔胸闷、疲乏，有时身体有轻飘感。仍守上方出入。

生黄芪 9g　白术 5g　法半夏 6g　陈皮 3g　甘草梢 4g　生牡蛎先煎, 18g　大枣 2枚　茯苓 9g　防风 3g

服3剂。随访数月未见癫痫发作，一切正常，已复课，智力不逊当时。嘱避免剧烈运动及劳累。

1989年3月25日又经福建医学院第一附属医院，复查脑电图为正常范围脑电图。脑电图号：89-3-11349。

（郑婉如　整理）

祝谌予

化瘀涤痰疗癫痫

祝谌予（1914~1999），北京协和医院教授，著名中医学家

张某 男性，38 岁，港商。门诊病历。1992 年 9 月 11 日初诊。

主诉：发作性目昏、不省人事 6 年。

患者自 1986 年以来经常性目昏、不省人事，数日 1 次。曾在香港经脑电图等检查诊断为癫痫发作，仍时有发病。

现症：约每周癫痫小发作 1 次，发病时两目昏暗，继则不省人事，但无抽搐及二便失禁。数分钟清醒，自觉乏力神疲，口干心悸。情绪紧张或劳累易于诱发，舌红黯，脉沉细，脉律不整。痰瘀互结，上蒙脑窍。治宜活瘀化痰，息风开窍。方用葛红汤加减。

葛根 10g　红花 10g　丹参 30g　川芎 10g　赤芍 15g　茺蔚子 10g
钩藤 15g　地龙 10g　菖蒲 10g　远志 10g　五味子 10g

每日 1 剂，水煎服。

治疗经过：连服 14 剂，一直未发癫痫，自感口干多梦，舌红黯，脉细弦。守方加丹皮 10g、白薇 10g，再服 1 个月。1992 年 10 月 9 日自香港打来电传云："服药期间一直稳定，坚持正常工作，精力充沛。"嘱其守方再服 15 剂，巩固疗效。11 月 26 日复诊。因工作繁忙，上周偶有 1 次发作，但程度极轻，刻下痰多不利，守方加川贝母 10g。再服 15 剂。

癫痫以暴然昏仆、四肢抽搐、二便失禁为主证，中医认为与风、火、痰、气导致气机逆乱，阴阳失调，风痰上犯神明之府有关，故有无痰不作痫之论，多数医家以清热化痰、平肝息风、豁痰开窍为治疗大法。祝师认为本病部分患者由于其母生产时脑部受挤或后天脑外伤后，导致脑络瘀阻。脑为元神之府，瘀血内阻，风痰上扰则机窍失灵，是以昏仆抽搐反复发作，治疗必以活血化痰为主。本案虽脑外伤史不详，但据舌质红黯、脉律不整等特点，祝师断为瘀痰互结，脑窍被蒙，治用葛根、红花、丹参、川芎、赤芍、茺蔚子化瘀通络，逐其死血；菖蒲、远志、五味子豁痰开窍，安神定志；钩藤、地龙、丹皮、白薇平肝息风，凉血清热。本案祝师以活血化瘀为主，辅以化痰清热、平肝息风治疗，瘀血得逐，津液流畅，则痰浊不生，诸症得以控制。

刘某 女性，17 岁，中学生。病历号 C187202。1991 年 1 月 25 日初诊。

主诉：发作性意识障碍、抽搐 12 年，恶心、呕吐 2 个月。

患者自 5 岁始每天夜间入睡后不久出现发作性意识障碍，双目上吊，口吐白沫，四肢抽搐，持续 3~5 分钟清醒，约每月发生 1 次。外院脑电图示重度异常，确诊为癫痫。经服苯妥英钠及中药治疗，1985 年后发作停止。但自 1989 年冬季又反复，约 3 天至 2 个月犯 1 次，醒后不能上学。我院神经内科予癫痫胺、丙戊酸钠治疗，发作程度及次数均好转。近 2 个月服西药后出现恶心、呕吐，不能进食，并有 2 次癫痫发作。现服卡马西平，每晚 0.2g。

现症：恶心呕吐，甚则每天 4~5 次，伴头晕头痛，口干发黏，痰涎较多；纳食不甘，心慌失眠，大便偏干，经行腹痛。舌黯红、苔薄白，脉弦滑。痰湿内停，胃失和降，肝风上扰。治宜化痰和胃，平肝宁神。方用十味温胆汤加味。

清半夏 10g　　茯苓 20g　　陈皮 10g　　炙甘草 10g　　枳实 10g　　竹茹 10g
菖蒲 10g　　炒远志 10g　　炒枣仁 10g　　五味子 10g　　茺蔚子 10g　　白僵蚕 10g
白蒺藜 10g

每日 1 剂，水煎服。

治疗经过：2 月 22 日二诊。连服上方 20 剂余，服药过程中未再呕吐及癫痫发作，头痛头晕好转，进食入睡正常。刻下仍神疲乏力，大便干燥，睡前服卡马西平 0.2g。舌淡红、苔薄白，脉弦滑。遵效不更方之意，守原方加入钩藤、川芎、菊花、白芍、火麻仁、郁李仁、生大黄制成蜜丸，每丸重 10g，每饭后服 1 丸。

以上方为主服丸药 10 个月，1991 年 12 月 6 日再诊时，一直未再发生癫痫，饮食睡眠二便如常，惟白发逐渐增多，偶感头晕头痛，轻度水肿。舌红、苔薄黄，脉弦滑。

辨证为肝肾阴虚，肝阳上亢。拟杞菊地黄丸加味治之。

枸杞子 60g　　菊花 50g　　丹皮 30g　　生熟地各 30g　　山药 30g　　山萸
肉 30g　　茯苓 50g　　泽泻 30g　　黄连 20g　　五味子 30g　　制首乌 60g　　川芎 50g
白芷 30g　　茺蔚子 30g　　苦丁茶 30g　　柴胡 30g　　白蒺藜 30g

诸药共研细末，炼蜜为丸，每丸重 10g，每饭后服 1 丸。随诊治疗 3 年余，未再反复。

本案幼年发病，与先天禀受不足有关，呕恶少食、头晕头痛、痰涎壅盛又为浊痰停于胃府，挟肝风上犯于脑而成。祝师治疗首重化痰和胃、安神定志、平肝息风，习用十味温胆汤为主，酌加白僵蚕、白蒺藜、钩藤、菊花、川芎、白芷、茺蔚子等定痫息风活络之品以治其标。俟痰减邪退，久病本元已虚之象显露，则易以杞菊地黄丸滋补肝肾、清火息风以固其本。标本先后，层次分明，可资效法。

陈百平

辛热开破，苦寒通腑
通阳宣窍，健脾扶正

陈百平（1916~　），上海市中医文献馆中医门诊部主任医师

辛热开破，通阳宣窍

痫病之痰与一般痰邪有所不同。痫病之痰具有随风气而聚散和胶固难化的特征。患者每有积痰于内，若遇惊恐、饮食失节、劳累、高热等情况，"以致脏气不平，经络失调，一触积痰，厥气风动，卒焉暴逆，莫能禁止"（《临证指南》）。

痰为津气所聚，凝着既久，裹结日深，即成胶固不拔之势。癫痫病久发难愈、缠绵不止的病理基础，正是这股因于心胸的"顽痰"所致。诚如喻昌所言："浊痰溢于上窍，久久不散，结为窠囊，……生长则易，剥落则难。"

痫由痰起，故治痫必先治痰。祛痰是治疗癫痫始终一贯的法则。癫痫之痰异于一般痰邪，用一般化痰之品，则难以奏效。宗《内经》"甚者折之，结者散之，留者攻之"之旨，倡用开破之法。

癫痫 2 号方

生乌头　生南星　生半夏　生白附子　黑大豆　生白芍　姜汁

癫痫 2 号方直涤沉痼之胶结，促顽痰之消散。辛热之活具有振奋阳气、推动气化的作用，可以开气机之闭塞、荡痰邪之积聚，而直达病所。对癫痫之顽痰，可谓之桴鼓相应。

癫痫 2 号方是以明·李健斋的五生丸衍化而成的。其中乌头、白附子、南星不仅有破痰之用，又可搜风祛风止痉。取乌、附、星、夏诸般峻烈有毒之品生用，乃取其全阳刚悍之气而尽开破之功。在方中配入倍量的黑大豆、白芍、姜汁，以解其毒性，缓其燥急，故能疗疾而不伤正气。癫痫 2 号方既能开破散结，又能祛风止痉，标本兼顾，休作两宜，临床用于治疗各种类型的癫痫和痫证的不同阶段，长期服用无毒副作用。1979 年以来，应用该药治各种类型癫痫患者约 500 例，无一有毒性反应。总有效率达 78.6%。

癫痫病以发作性的神志改变为主要临床特征。中医认为心主神明，《内经》中有"二阴急为痫厥"的说法，"二阴"指手少阴心。又曰："心者，生之本，神之变，……心伤则神去。"说明心与癫痫的关系密切。张景岳说："痫病多痰气，……壅闭经络，格塞心窍。"根据多年的临床体会，认为：癫痫一病与五脏均有关联，但主要责之于心。并指出，顽痰闭阻心阳是癫痫的主要病机特点之一。心为阳居之地，痰乃阴凝之邪，痰邪交结于胸膈之间，则郁阻心阳，壅遏气机，扰乱心神，致发痫疾。临床上病人多有胸闷、泛痰等症状表现。

治疗痫病尤重治心。在辛热破痰的基础上，善用通阳开窍之法。尝谓："阳气通和则痰无所聚，心窍宣畅则神无不宁。"

通阳开窍的运用，自拟癫痫 1 号方：

桂枝　石菖蒲　陈胆星　法半夏　陈皮　僵蚕　炒黄芩　钩藤　天竺黄　生牡蛎　枳壳　木香　甘草

对发作期患者，在用 2 号方开破痰邪的同时，每以此方为引。方中桂枝辛温通阳，入心经。《本草纲目》谓其能治"惊痫"。石菖蒲则

"入心宣气通窍，醒脾逐痰"（黄宫绣）。此二药用为主药，再辅以化痰、行气、祛风、宁神之品，发作剧者加蜈蚣、全蝎。全方共用则可振奋阳气，宣开心窍，消涤顽痰，宁神止痉。古人曰"离照当空，阴霾自散"，此其意也。此方与 2 号方合用，两者相辅相成，相得益彰。如病人发作持续时间较长，更以息痫膏。

安息香　公丁香　冰片　白胡椒　麝香　凡士林

涂于鼻下，借其香窜之性，直入心、脑，以助开豁之用，临床疗效更著。有一男青年，患痫证十多年，发作较剧，时间且长。先予息痫膏涂鼻，再用 2 号方合 1 号方服用，如此治疗 7 个月，病获痊愈。

痰热内壅，泻热通腑

临诊时，十分重视癫痫病人的面部望诊。病人如两颧、鼻部出现红色瘾疹，常为发作频繁或癫痫欲发的表现。此乃痰热之邪壅滞于内，不得外越，上逆蕴于肌肤所致。痫痰蕴结，日久必郁而化热，或上逆动风，或消灼津液，或阻遏气机。实际上，癫痫大发作患者，在发作期大多伴有痰热内蕴的表现。病人每见心烦寐差，面红溲黄，大便不爽或秘结，舌苔黄腻，脉滑数等临床症状。此时宜用泻热降浊、通腑利气之法，使其内郁之痰浊、热邪泄利于外。具体讲，清热为先，通腑为用。对其气火偏盛者，多选黄芩、黄连、栀子等，清其上焦心火，而不用泻肝平木之品。心为君火，肝属相火，直清心火泻上焦，则心火降肝火亦降，此为清心平木法，同时可用生大黄"泄壅滞、除痰实、通腑道"；枳壳、木香疏利气机，使腑气通利，邪有去路。若患者痰热腑滞较甚，痫证发作频剧，则用巴星散。

巴豆霜　胆南星　黄连

以导滞泻热止痫。对痰热灼伤津液者，多用麻仁丸缓润下之。

扶本澄源，健脾化痰

在治疗癫痫时，注重扶正祛邪，健脾化痰。盖痰之内生，多责之于脾。脾虚精微物质失于输化，则聚而为痰。因此，理脾是治痰的根本之法，若能使根本渐充，则痰将不治而自去。同时，指出癫痫多属本虚标实，临证时要分清标本，治疗应有所侧重。痫证发作期多表现为实证，治用开破宣窍为主。痫作息止，进入缓解稳定阶段，多表现为虚证。此时，病人常会有面色不华、精神不振、头昏乏力、舌边齿痕、脉象濡缓等脾气虚的见症。此时治疗当以扶正健脾化痰为主。

喜用六君子汤为基本方，根据病人的具体情况，血虚气滞者合逍遥散；气虚血瘀者配补阳还五汤；阳气不足者加人参、附子等；肾精亏损者入熟地、益智之辈。总之，随证施治调和气血阴阳，绝其生痰动痰之源，以期达到根治目的。

夏某　女，9岁。1985年4月17日初诊。

患癫痫3年半，有惊吓史。1年多来，痫发频繁，每发则昏仆，肢体抽搐，二目斜视，口吐涎沫，持续约5分钟。

醒后感胸闷、头昏。大便3日1行，解而不爽。脑电图检查示"痫性放电"。长期服苯巴比妥、苯妥英钠等药，仍不能控制。诊见舌边红、苔薄黄微腻，脉弦滑而数。治以破痰开窍，泻热止痫。

桂枝6g　石菖蒲20g　胆南星9g　姜半夏9g　陈皮6g　黄芩9g　天竺黄9g　僵蚕9g　蜈蚣2条　枳壳6g　生大黄6g

每日1剂。另服癫痫2号片4片，每日2次。服药1周，发作仍较频，但持续时间明显缩短，症状亦减轻。大便已正常，黄苔亦退，继用原法。

桂枝9g　石菖蒲20g　胆南星9g　黄芩9g　姜半夏9g　陈皮6g　僵蚕9g　钩藤9g　生牡蛎30g　茯苓9g　枳壳6g　甘草3g　癫痫2号片4片

每日 2 次，嘱原服西药减量。经以上治疗，痫病已 1.5 个月未发作，西药全部停服。精神尚好，大便正常，惟时感头昏、乏力，舌苔薄白，脉濡。治以健脾益气，化痰止痫。

桂枝 6g　党参 12g　胆南星 9g　茯苓 9g　陈皮 6g　白术 9g　姜半夏 9g　僵蚕 9g　石菖蒲 15g　枳壳 6g　炙甘草 3g　癫痫 2 号片 4 片

每日 2 次。上方连续服用 1 年，癫痫未再发作。1987 年 3 月 10 日，经上海儿童医院复查脑电图，已正常。

江育仁

正虚心脾肾，邪实风火痰

江育仁（1916~2003），南京中医药大学教授，著名儿科学家

癫痫通常称为痫证，是一种发作性神志异常的疾病，小儿尤为多见。习惯的分类方法有"风痫""痰痫""惊痫"等，但难以概括和明确区分。常用的"息风""化痰""镇惊"等法亦非完备无缺。由于本病的病因比较复杂，发作症状的表现又差异颇大，因此，在治疗本病过程中，疗效就有显著的差别。有的效果非常满意，特别是对那些发作较频繁的，经治后能在短时间内控制症状，随访结果也较稳定。但有不少患者经治后疗效不显，或近期有效，旋即复发，亦曾以疗效满意的处方，给另一同样患者治疗，都不能获取同样的效果。对本病的治疗，在肯定其有效的基础上，必须看到，目前尚缺少规律可循，还需作进一步的探索和研究。

癫痫病的病因病理，既有"风""火""痰""瘀"的实证因素；又有先天不足，肝肾本虚和心脾亏损的虚证存在。临床辨证常有标实本虚、虚中夹实、先实后虚等错综复杂的表现，故企图使用一方一药能达到理想的疗效，实属难求。

在癫痫病例中，本虚标实的确属不少。此类病例，临床可见先天肾气不足，如智力低下，如痴如呆。有大脑发育不全的虚证，又有痰阻清窍和频繁抽搐的肝火肝风实证。在治疗方面，虽不完全令人惬

意，而在个别案例中，竟有满意的效果。

袁某 男，9岁。1986年1月初诊。

素有"大脑发育不全症"，经常发热抽风（癫痫样发作），智力低下，呈痴呆状，平时走路不稳，动作不协调，常易跌仆，意识朦胧，说话不清楚，无表达能力。此乃肾本不足，肝有实火，宜标本同治，药用下列两组处方。

Ⅰ号方：

人参20g　鹿茸10g　淡苁蓉30g　益智仁30g　巴戟天30g　杜仲30g

Ⅱ号方：

龙胆草20g　石菖蒲20g　矾郁金30g　地龙20g　蜈蚣15g　全蝎15g

均研成细末。朝服Ⅰ号方以补肾，晚进Ⅰ号方以泻火化痰，每次服1.5g，用蜂蜜调服。服药2个月后，发热抽风得到控制，以后继续服用上药，直至1988年3月复诊已2年多未发癫痫，智力也有明显提高。能懂得一般礼貌，说话也比较流利，能以表情和语言表达自己的爱和恨，并提出要求上学。

男性患儿 12岁。

素患"头痛性癫痫"，由于长期反复发作头痛，严重影响学习，学习成绩很差，性情急躁，坐立不宁，每次头痛发作后，自诉头晕，十分疲倦。辨证为标有肝家实火，本为肾阴不足。先给服用龙胆泻肝丸，每次6g，并加服僵蚕粉、蜈蚣粉、全蝎粉各0.5g，每日早晚各服1次。服药3个月后，头痛逐步消失，情绪亦见改善。此后，继服杞菊地黄丸，每次9g，日2次，养肝滋肾培其本。学习成绩明显提高，现任某中学教师。

心脾不足所见的癫痫，常发生于胆怯善惊的病儿，惊恐是其发作的主因，属"惊痫"。这类痫证，同样出现不同程度的抽搐和一时性神志丧失，临床虽有"风"和"痰"证的表现，但不能责之于风、痰作祟，而应归咎于心脾气虚。故在治疗法则上，必须重在养心宁神、补益心脾，方用加味甘麦大枣汤。

组成药物：

炙甘草 20g　小麦 60g　柏子仁 60g　磁石 100g　煅龙骨 100g　煅牡蛎 100g　远志 60g　桂圆肉 100g　莲子 100g

由于长期每日煎煮中药极为不便，且影响食欲，可将上药 10 剂，文火浓煎 2 次，得药汁约 800~1000ml，放入冰糖 250g、蜂蜜 250g，成为糖浆，每次一调羹，开水冲服，早晚各 1 次。有条件的可放置冰箱内，或存放于阴凉处，每天将该药隔水蒸煮 1 次，以防霉变。一般按上方连续服用 6 个月到 1 年，可取得较好的疗效。

来春茂

开窍豁痰平肝逆，治痫效方五石散

来春茂（1916~2011），云南林业总院主任医师，云南省名老中医

癫痫，多由痰火之壅所致。因风痰胶痼经络之中，故有昏仆搐搦之象，迫痰涎排于外而正气苏回，则病若失。治此病必乘正气未虚之时，以药攻之，立法当开窍豁痰、平肝降逆。来氏用民间验方，拟定五石散治疗本病，获得一定疗效。药物组成：

珍珠母 94g　代赭石 62g　青礞石 46g　生明矾 94g　琥珀 62g　石菖蒲 125g　僵蚕 110g　蚱蜢 110g

代赭石、青礞石 2 味置砂锅内用烈火煅，烧红后取出米醋淬之（3~7 次），然后再用清水漂 2 天（中间换水 2 次），捞起晒干；生明矾（即白矾、酸矾），用猪牙皂角 62g 槌碎冷水浸泡后，搓揉汁去渣，将明矾入皂角汁中熬干；珍珠母洗净晒干；琥珀将粘连的泥土夹石去净，选质透明有光泽者。以上 5 味碾细过筛，随后放在盂钵中加水飞至极细，以放在舌上无渣为度，晒干听用。

僵蚕拣去茧衣，筛去屑子，用清水淘净晒干，麸皮拌炒至黄色为度，筛去麸皮。蚱蜢去翅微炒香；石菖蒲切片晒干生用。以上 3 味碾细过筛，和前药共混合成散剂，收贮勿泄气即可。

1~3 岁小儿每次服 2~3g，4~6 岁每次服 3~5g，6~9 岁每次服 3~6g，9~12 岁每次服 5~8g，12 岁以上同成人量每次服 6~10g。

方中珍珠母入心肝二经，具有清肝火、滋肝阴、安神止惊之功用；青礞石有强烈泻痰下气之功用；代赭石多用治惊痫之疾，重以镇之；明矾燥湿化痰治癫痫；琥珀镇惊安神，如琥珀抱龙丸治惊痫烦躁，痰多喘嗽，功效优良；石菖蒲秉芳香清冽之气，辟秽浊不正之邪，振发清阳，宣窍而聪耳明目，凡浊痰蒙闭、清阳不升所致的神识昏迷及惊痫、癫狂等症，耳聋不聪，头目不清，用其芳香利窍清冽宣通；僵蚕善能息风，治惊痫抽搐、痰喘发痉；蚱蜢具有止嗽、镇痉、平喘透疹之功效，其气味甘平，能祛风平肝，单用蚱蜢一味焙干炒香研细，每次 3~6g，治癫痫颇有良效。综合本方用药之意，以金石之药清其里，有重镇清热、收摄浮阳之作用。佐以平肝、开窍、豁痰、定惊安神之品，故能见功。

胡某 8 岁，住昭通县。1963 年 2 月 4 日初诊。

患癫痫病已 4 年，经常猝然仆倒，口吐涎沫，牙关紧闭，双下肢伸直，足内翻，每月平均发 5~6 次。历约 5 分钟即苏，舌苔白，脉弦缓，面色淡白，饮食不佳。平素染有肺门淋巴结核。断为脾肺两虚，挟痰为痫，处以五石散，每日 2 次，每次服 5g，用百合 15g、莲子 10g 煎汤送药末以清肺养心健脾。

复诊：2 月 25 日。服药期间痫证已停发，惟感疲乏，食量未增。方用：五石散 125g、百合 15g、莲子 10g，加太子参 15g、怀山药 12g，煎汤送药末。

三诊：3 月 20 日。痫证未发，饮食增加，面色亦较有神，再处以五石散 125g，减为每次服 3g，引药同上。患者 1997 年（时已 22 岁）从昆明某厂回家探亲，伴他母亲来诊，其母谈及此事，自从 1963 年治疗后，至今癫痫未复发过。患者身体非常健康，神志清晰活跃。

刘渡舟

气郁腑结柴加龙牡，肝热动风桑菊钩藤

刘渡舟（1917~2001），北京中医药大学教授，著名中医学家

尹某 男，34岁。

因惊恐而患癫痫病。发作时惊叫，四肢抽搐，口吐白沫，汗出。胸胁发满，夜睡呓语不休，且乱梦纷纭，精神不安，大便不爽。视其人神情呆滞，面色发青，舌质红、舌苔黄白相兼，脉象沉弦。辨为肝胆气郁，兼有阳明腑热，痰火内发而上扰心神，心肝神魂不得潜敛之故。治宜疏肝泻胃，涤痰清火，镇惊安神。

柴胡12g　黄芩9g　半夏9g　党参10g　生姜9g　龙骨15g　牡蛎15g　大黄后下，6g　铅丹布包，3g　茯神9g　桂枝5g　大枣6枚

服1剂则大便通畅，胸胁之满与呓语皆除，精神安定，惟见欲吐不吐，胃中嘈杂为甚，上方加竹茹16g，陈皮10g服之而愈。

病因惊恐等情志因素，发生癫痫。《临证指南医案》认为，癫痫"或由惊恐，……以致内脏不平，经久失调，一触积痰，厥气内风猝焉暴逆"而发。所用之方为《伤寒论》的"柴胡加龙骨牡蛎汤"，由小柴胡汤去甘草，加桂枝、茯苓、大黄、龙骨、牡蛎、铅丹而成，治少阳不和，气火交郁，心神被扰的胸满、烦惊、谵语、心烦、小便不利等症。本方治肝胆气郁，又兼阳明腑热内结。方中小柴胡汤和解少阳之邪，龙骨、牡蛎、铅丹镇肝安魂，大黄泻内结之热，茯苓利三焦之

水，务使内外之邪热能解，肝胆之气得以调畅为宗旨。刘老常用本方治疗精神分裂症、癫痫、小儿舞蹈症。在具体运用时，可随症灵活加减化裁，如肝火偏盛者，加龙胆草、夏枯草、山栀子；病及血分，加白芍、桃仁、丹参；顽痰凝结不开者，加郁金、胆南星、明矾、天竺黄。方中之铅丹有毒，用量宜小不宜大，服之宜暂不宜久，并以纱布包裹扎紧入煎保险。

史某 男，22岁。

患癫痫病，每月发作2次。发作时人事不知，手足抽搐，头痛目赤，喉中痰鸣。视其舌质红绛、苔黄，切其脉沉弦滑数。辨为肝火动风、动痰，上扰心宫，发为癫痫。脉弦主肝病，滑数为痰热，而舌苔色黄故知其然也。法当凉肝息风，兼化痰热。

桑叶 10g　菊花 10g　丹皮 10g　白芍 30g　钩藤 10g　夏枯草 10g　栀子 10g　龙胆草 10g　生地 10g　生石决明 30g　甘草 6g　竹茹 12g　黛蛤散 10g　玄参 12g

服药后颓然倒卧，鼾声大作，沉睡2日，其病竟瘥。

本案证属肝脏火热为患。热盛动风，火盛炼痰，风助火热，火借风威，痰随风动，则火、风、痰三者随肝气俱升，直犯高巅，发为癫痫。故并见有头痛目赤、喉中痰鸣、舌红苔黄、脉弦滑而数等症。因本案肝火上炎为主要矛盾，故治疗以清泻肝火为主，兼以息风化痰为辅。方以桑叶、菊花、钩藤辛寒轻清之品，息风宣上，以散上炎之火。正如叶天士所说："辛寒清上，头目可清"；龙胆草、夏枯草、黛蛤散清泻肝火并化痰浊；栀子发火之郁，丹参能上能下，凉血行血，诸药皆苦寒，可直折上炎之势；用生石决明在于潜阳息风；佐以生地、白芍、玄参凉血养阴护肝，意在安未受邪之地；竹茹化痰和胃，甘草益脾胃和诸药。全方辛散、苦折、酸泻、甘缓并用，切合《内经》"肝苦急，急食甘以缓之"，"肝欲散，急食辛以散之，用辛补之，酸泻之"之宗旨。

薛 盟

治当养心调肝，方用甘麦大枣

薛盟（1917~   ），浙江省中医研究院主任医师

甘麦大枣汤由甘草3两、小麦1升、大枣10枚组成，源出《金匮要略·妇人杂病脉证》篇，为汉代张仲景治"妇人脏躁，喜悲欲哭，像如神灵所作，数欠伸"的专用方。脏躁可能是精神系统疾患的古代病名，其症状与癫痫、癔病亦相近似，其不同之处，前者则猝然倒仆，神昏不省，醒后一如常人；后者则长期精神忧郁，或言语善恶不避亲疏，眩晕、不寐，发作无时等为其鉴别特征。仲景设此方，系本着"肝苦急，急食甘以缓之"的治则，以治妇科诸郁证。

近年来，笔者以此作为基本方，改大枣为枣仁，随症加味，用于多种原因导致的痫证，疗效确较满意。

痫与痉厥是相连的，方书按其发作时突然昏仆，惊叫附声之状，分称马、牛、猪、羊、鸡"五痫"。病因有主痰、主风、主火、主虚，或由颅脑外伤后遗症所引起。凡气郁则痰迷，风胜则筋掣，火升则呕逆，血瘀气滞则昏厥，治疗均应与肝郁、肝风、肝火等相联系。痫证发病时间无一定规律，或一月数发，或数月一发，发作前可有眩晕泛恶等预兆。苏醒后生活如常，但感神疲乏力，四肢酸软。此证与精神因素也密切相关。我用甘麦大枣汤加味，1984年共治37例，大部分患者都获得长期稳定的效果，其中有例一诊后即未再发。

沈某　女，21 岁，工人。

素体阴血虚亏，患本证已 2 年，每月发作 2~3 次，多于夜间出现，自觉胸膺督闷，心悸怔忡，头晕，口干，手足抽搐，五心烦热，大便偏溏，饥不欲食。舌淡苔薄，脉沉细。此血虚不能涵木，肝强脾弱。拟和养中焦，疏肝镇痉。

方用：

炙甘草 10g　炒枣仁 10g　辰茯神 10g　辰麦冬 10g　天麻 10g　钩藤 10g　淮小麦 30g　丹皮 9g　地骨皮 g　制胆星 9g　石菖蒲 9g　生黄芪 20g　百益镇惊丸入煎，1 粒

二诊：上方服 10 剂后，痫证未再出现，惟仍感眩晕，指端有时震颤，甚则四肢厥冷麻木，眠食略有好转，因去胆星、菖蒲、丹皮、地骨皮，加白芍 15g、丹参 15g、珍珠母 18g、生龙骨 18g、生牡蛎 18g，坚持服药 40 剂余，诸症悉平。半年后，因患胆病复来就诊，询及旧疾，并未再发。

李某　女，32 岁，工人。

1 年前，因遭车祸，颅脑严重损伤，经杭州某医院抢救，先后手术 2 次，换置人造颅骨 1 块，在右前脑部留下瘢痕组织病灶 1 处。手术创口愈合后，时感剧烈头痛，伴阵发性眩晕，同时出现痫证，每月发作 1 次，昏厥不省人事，手足瘈疭，口泛涎沫。平日形寒肢麻，月经闭止已半年以上，纳呆寐少，面色苍白浮肿，两眼直视无神，问诊时语言对答不清，记忆力衰退。苔黄腻、舌有齿印，脉弦迟。证属脑室痹阻，经络失荣，不仅络虚，脏气亦趋衰惫。亟宜养血息风，柔肝通络。

方用：

炙甘草 9g　川芎 9g　蜂房 9g　天麻 9g　制首乌 15g　石决明 15g　枸杞子 15g　炒枣仁 15g　淮小麦 30g　制全蝎 5g　北细辛 2g　当

归 20g　羚羊角粉吞服，0.6g　百益镇惊丸入煎，1 粒

另配痫证镇心丸（中成药），每日晨晚各吞服 1 丸。

二诊：服上方 10 剂后，头痛眩晕缓解，手足抽搐消失，痫证轻度发作 1 次，2 分钟后即苏醒，本人几乎无感觉，再守原方续服 20 剂。

三诊：头痛、眩晕小有反复，痫证发作周期延长，到时未发，经闭已通，气血有来复之机。此后多次处方，其配伍药物，有黄芪、沙参、芍药、菊花、牛膝、白术等，主要针对当时见症变通应用，2 个月来，本证已少发或不发。

应某　女，31 岁，职工。

患痫证已 12 年，近来发作较频，目眶黧黑，面有痞瘟，左偏头痛，头晕，四肢抽搐，夜寐常有噩梦，喉间多痰，胸闷气逆，全身关节酸胀，口苦而干，舌有紫斑，脉细涩。此证为痰湿阻络，肝风化火内扰，所见痛症，乃虚痛也。宜柔肝养血，祛痰通络。

炙甘草 7g　淮小麦 30g　炒枣仁 12g　秦艽 12g　炒白芍 12g　蜂房 9g　制苍术 9g　制胆星 9g　川芎 9g　制全蝎 6g　当归 15g　白蒺藜 15g　百益镇惊丸入煎，1 粒

二诊：服药 7 剂后，痫证未作，头痛亦缓。但痰壅是恙根所在，去秦艽、全蝎、苍术、白蒺藜，加竹沥、半夏、制首乌、石决明，再服 7 剂。

三至五诊：服药如前，痫证迄无续发征兆，惟颠顶及手足时感麻木，并有腹胀便溏现象，仍用甘麦大枣汤加当归、芍药、川芎、白术、木香、绿萼梅、左金丸 1 粒（入煎），连服 20 剂。

六诊略。

七诊后，目眶黑已消失，面痞未除，因予本方合扁鹊三豆饮，协调肝肾功能。方用：

炙甘草 9g　稽豆衣 9g　绿豆衣 9g　炒枣仁 12g　淮小麦 30g　赤小

豆 30g　生地 15g　熟地 15g　忍冬藤 15g　山萸肉 10g

　　服 15 剂后，痞瘤转淡以至消退。除肢节痹痛尚未根治外，余症全告瘥减，后停药观察，病情已臻巩固。

　　甘麦大枣汤甘平轻柔，药仅 3 味，用治诸疑难杂病，能小方见大效，似难令人置信，须知用药如用兵，仲景制方之妙，贵在以寡敌众，以精取胜。方中甘草为脾胃之药，能缓解寒热虚邪；淮小麦清心润燥，以益谷气；大枣温养中州，生津补血，但因性偏滋腻，难免助湿碍胃，故易以枣仁，取养心敛肝之力专，收效尤著。笔者多年来，以本方化裁，治疗各种类型痫证，颇感得心应手。而于其他内伤杂病，如神虚胆怯，夜寐不宁，癫狂躁扰以及老年性或妇女围绝经期出现的精神异常各症，用以综合治理，每获异曲同工之效。

贾 堃

开窍豁痰息肝风，补肾健脾五效方

贾堃（1919~　　），陕西中医药研究院主任医师

癫痫病，实则由于大惊伤及心神，或由邪热、浊痰壅闭心窍，喜怒忧思或邪风伤及肝，大恐伤及肾而大脑荣养不足，或先天大脑发育差，饮食不节而伤脾，运化失司而痰浊内生，气血津液化源不足，经脉失养。据此，我自拟了一些处方，其主旨为开窍安神，定惊豁痰，养心镇静，平肝息风，补肾醒脑，健脾益气，泻热除烦，补血凉血。

一、蝎蚕珀牛散

症见仰卧面赤身热，两目上视，嚼沫咬牙，自汗，手足掣搦，啼叫不止，口吐涎沫，牙关紧闭、苔黄，脉浮数，或洪数，指纹青紫。此乃为邪热壅闭心窍，治宜泄热豁痰、镇惊安神，可用蝎蚕珀牛散。

全蝎 90g　僵蚕 30g　琥珀 30g　天麻 30g　贝母 45g　赤金 30g　牛黄 3g　麝香 1.2g　冰片 1.2g

上药共研为极细粉。1 岁内小儿，每次服 0.15~0.3g；1~3 岁小儿每服 0.2~0.4g；3~6 岁小儿，每服 0.3~0.6g；6~9 岁小儿，每服 0.5~1g；9~12 岁小儿，每服 0.6~1.2g；成人每服 1~1.5g。日服 3 次，开水送下。

本方用全蝎、僵蚕、天麻清热解毒，镇静解痉；用琥珀、赤金养心安神，平肝镇惊；用冰片、麝香、贝母、牛黄泄热豁痰，通络开

窍。诸药配伍，有泄热豁痰、清热解毒、镇惊安神、平肝息风、镇静解痉、通络开窍之效。

二、雄矾磁神散

症见突然气闭，颜面发红，目瞪，烦躁不安，口唇青紫，疲倦乏力，喉中有痰声，脉弱，或浮滑。此为气血双虚，浊痰扰心。宜补养气血、祛痰安神，可用雄矾磁神散。

高丽参 30g　川黄连 30g　明雄黄 30g　生地黄 120g　当归 60g　茯神 90g　柏子仁 60g　灵磁石 60g　石菖蒲 60g　远志 90g　麦冬 60g　天冬 60g　玄参 90g　炒枣仁 180g　明白矾 60g　郁金 90g　砂仁 60g　五味子 45g

上药共研为极细粉。1~3 岁小儿，每次服 0.9~1.8g；3~6 岁小儿，每次服 1.2~2g；6~9 岁小儿，每次服 1.5~3g；9~12 岁小儿，每次服 1.8~6g；成人每服 2~10g。1 日 3 次，开水送下。

本方用高丽参、川黄连、雄黄益气定惊；生地、当归补血；茯神、柏子仁安神镇静；磁石、菖蒲、远志、麦门冬、天冬祛痰除烦；玄参、炒枣仁、白矾、郁金、砂仁、五味子清火安神，解郁平肝。诸药配伍，有补气养血、祛痰安神、解郁平肝、清火除烦之效。

三、磁朱白金散

症见惊惕不安，面色乍红乍白，吐舌惊悸，抽搐烦躁，脉弦或忽大忽小，指纹青。此为肝火痰浊，扰动心神。治宜安神定惊、平肝健脾、祛痰和胃，可用磁朱白金散。

磁石研细水飞, 60g　朱砂研细水飞, 30g　明白矾 30g　郁金 60g　清半夏 60g　生赭石 60g

上药共研为极细粉。1~3 岁小儿，每服 0.9~1.8g；3~6 岁小儿，每次服 1.2~2g；6~9 岁小儿，每次服 1.5~3g；9~12 岁小儿，每次服 1.8~6g；成人每次服 2~10g。日服 3 次，开水送下。

本方用磁石、朱砂安神定惊；白矾、郁金、清半夏、赭石平肝解郁、健脾祛痰和胃。诸药配伍，有安神定惊、平肝解郁、健脾祛痰、和胃化浊之效。

四、茶耳散

症见抽搐，口吐白沫及黏痰，精神萎靡不振，目光吊滞。此为大惊卒恐伤及心肾。治宜清心醒脑、补肾健脾，用茶耳散。

黑木耳 60g　胡桃格 30g　紫阳茶 15g　明白矾 15g

上药共研为极细粉。1~3 岁小儿，每次服 1~2g；3~6 岁小儿，每次服 1.5~3g；6~9 岁小儿，每次服 2~4g；9~12 岁小儿，每次服 3~6g；成人每次服 5~10g。日服 3 次，开水送下。

本方用黑木耳、胡桃格清心健脾，补肾；紫阳茶强心兴奋；白矾定惊安神。诸药配伍，有清心醒脑、补肾健脾、安神定惊之效。

五、茶矾汤

症见角弓反张，惊搐，眼翻目直视，面红目青，不省人事，脉浮数等。为肝郁而成风火相煽，扰心伤肾。治宜疏肝解郁、清心补肾，可用茶矾汤。

紫阳茶 6g　明白矾 1.5g　广郁金 6g　胡桃格 12g　生黄芪 18g　炒枣仁 18g

1 剂药煎 2 次，兑在一起，约煎取 1 茶杯，1 日服 2 次。1~3 岁小儿，分 6 次服；3~6 岁小儿，分 5 次服；6~9 岁小儿，分 4 次服；9~12 岁小儿，分 3 次服；成人分 2 次服。

本方用紫阳茶、胡桃格清心补肾；广郁金、炒枣仁疏肝解郁；生黄芪补气；明白矾定惊除烦。诸药配伍，有疏肝解郁、清心补脑、定惊除烦之效。

徐某　男，6 岁。1964 年 3 月 12 日初诊。

患儿于 1963 年 7 月发高热，昏迷，抽搐。当时，在某医大第一附属医院诊断为"中毒性痢疾"并给予治疗，约十几分钟后清醒，同年国庆节在院外玩耍时，突然昏迷，但时间很短。本月 6 日午饭前突然两眼上翻，牙关紧闭，两手抽动，面色苍白，约十几分钟后清醒，在某医大第一附属医院诊断为"癫痫"。诊见印堂青，舌白苔，指纹青紫，脉弦细。拟安神定惊，平肝涤痰。方用磁朱白金散。

磁石 120g　朱砂 60g　白矾 60g　郁金 120g　清半夏 120g　代赭石 120g

上药共为细粉。每服 1g，每日 3 次，开水送下。

复诊：4 月 16 日。2 周前患腮腺炎，住院 2 周，前症未发作，仍以前方继服。

三四诊略。

五诊：6 月 19 日。病未发作已 3 个月，食欲佳，精神好，二便正常，舌苔白，脉弦数。原方继服。

1979 年一位患者来诊，告知此人健壮。

苏某　女，1.5 岁。1957 年 9 月 19 日初诊。

母代诉，小儿出生 4 个月后，有时在啼哭时突然气闭，颜面发红，眼瞪，口唇青紫，两拳紧握，经过十多分钟，又一切如常，约 2~3 天发作 1 次。经某医院诊断为癫痫，介绍来诊。舌白苔，指纹青紫。拟补益气血、化痰安神，方用雄矾磁神散。

高丽参 3g　川黄连 3g　明雄黄 3g　生地黄 12g　当归 6g　茯神 9g
柏子仁 6g　灵磁石 6g　石菖蒲 6g　远志 9g　麦冬 6g　玄参 6g　炒枣仁 8g
明白矾 6g　郁金 9g　砂仁 6g　五味子 4.5g

上药共研极细粉，装入有色瓶中，每次服 0.6g，日服 3 次，开水送下。

复诊：9 月 22 日。患儿精神好转，病未发作，用原方继服。

三四诊略。

五诊：10 月 4 日。一切正常，仍原方继服。

1958 年 3 月，患儿因伤风来诊，其母说癫痫一直未再发作。

詹起荪

定痫豁痰汤治疗癫痫

詹起荪（1919~2009），浙江中医药大学教授

痫证为小儿比较常见的疾病，若经常发作，对小儿的生长发育尤对智力发育影响较大。根据痫证病理特点，结合多年临床经验，拟就定痫豁痰汤，疗效显著。处方组成：

明天麻　钩藤　辰茯苓　制僵蚕　地龙　陈胆星　炒当归　炒白芍　郁金　陈皮

方中明天麻息风定痫，钩藤平肝息风、镇痉止搐，制僵蚕祛风化痰、定痫镇痉，地龙祛风定痫通络，陈胆星清痰热止惊搐，为治痫之要药。如《婴童百问》曰："南星调雄猪胆汁少许啖之辄效。"辰茯苓健脾化痰、宁心定痫，当归、白芍和血活血，郁金清心解郁、行气破瘀，陈皮理气解郁、宽中化痰。诸药配伍共奏息风定痫、豁痰活血之功。

如风邪外袭痰阻气道者，可加贝母、橘红豁痰理气；有乳食停积者，可加神曲、炒薏仁消积；血滞心窍者，可加丹参活血。

药物剂量随病程长短、病儿年龄、体质和症状轻重而定，一般应轻量维持以避免不良反应和巩固疗效。每日1剂，2次煎服为宜。1岁内幼儿可1次煎，少量多次给药，以保证体内一定的药物浓度并避免呕吐。

高某 男，15 岁。1982 年 7 月 7 日初诊。

有癫痫病史。脑电图检查提示"癫痫"可疑。去年至今反复发作，发时目呆、痰壅、四肢抽搐，以夜间为主。胃纳一般，大便干，溲短而浑，苔薄腻，脉弦滑。拟平肝息风，镇痉豁痰。

辰茯苓 9g 钩藤后下，9g 白蒺藜 9g 地龙 6g 竹沥半夏 6g 菊花 6g 制僵蚕 6g 明天麻 5g 陈胆星 5g 郁金 5g 陈皮 5g

复诊：7 月 10 日。服上方 3 剂，目前喉间痰鸣、胃纳一般，大便干，溲黄，苔薄黄腻，脉弦滑。拟前方出入。

辰茯苓 9g 钩藤后下，9g 竹沥半夏 6g 杏仁 6g 制僵蚕 6g 明天麻 5g 陈胆星 5g 郁金 5g 炒当归 5g 炒白芍 5g 陈皮 5g

三诊：7 月 17 日。服上药 7 剂后，近日未见发作。时惊恐不安，喉间有痰，咳不多，胃纳一般，大便尚可，溲浑而短，苔薄腻，脉弦滑。拟前方出入。

辰茯苓 9g 钩藤后下，9g 冬瓜子 9g 竹沥半夏 6g 制僵蚕 6g 明天麻 5g 陈胆星 5g 郁金 5g 贝母 5g 橘红 5g 菊花 5g

四诊：7 月 24 日。服上药 7 剂后，现寐欠安，喉间痰鸣，肢酸乏力，胃纳一般，大便尚可，溲浑，苔薄白，脉细滑。拟前方出入。

辰茯苓 9g 钩藤后下，9g 白蒺藜 9g 制僵蚕 6g 桑叶 6g 贝母 6g 陈胆星 6g 菊花 6g 明天麻 5g 郁金 5g 橘红 5g

连服上方 10 剂余。随访观察 5 年，未见复发。

叶某 女，7 岁。1982 年 3 月 27 日初诊。

去年春季突然目呆神昏跌倒，口中有痰涎，手足拘急，曾发作四五次。前天又作，作后头痛，智力迟钝，纳呆，二便尚可，苔薄腻，脉弦滑。近日鼻塞流涕，咽红，咳嗽不爽。拟清宣豁痰，平肝镇静。

钩藤后下，9g 白蒺藜 9g 制僵蚕 6g 竹沥半夏 6g 桑叶 6g 杏仁 6g

贝母 6g　明天麻 5g　橘红 5g　天竺黄 5g　苏梗 4g　蝉蜕 2g

复诊：3 月 31 日。服上方 4 剂，近 2 日夜间再未发，痰滞稍松，胃纳不思，二便尚可，苔薄腻，脉弦滑。拟前方出入。

钩藤后下，9g　白蒺藜 9g　炒谷芽 9g　制僵蚕 6g　竹沥半夏 6g　贝母 6g　菊花 6g　神曲 6g　明天麻 5g　前胡 5g　橘红 5g

三四诊略。

五诊：4 月 10 日。近阶段未见发作，胃纳一般，二便尚可，拟前方出入。

辰茯苓 9g　炒谷芽 9g　桑叶 6g　制僵蚕 6g　地龙 6g　神曲 6g　明天麻 5g　炒白芍 5g　炒当归 5g　陈皮 3g　炙甘草 3g

六诊略。

七诊：4 月 28 日。服药后未见再发，智力有所减退，纳谷不香，二便尚可，苔薄白，脉弦滑。拟平肝安神，佐以豁痰。

辰茯苓 9g　白蒺藜 9g　丝瓜络 9g　炒谷芽 9g　桑叶 6g　制僵蚕 6g菊花 6g　钩藤后下，6g　炒当归 5g　陈皮 5g

续以前方出入，随诊观察 5 年未见复发。

梁剑波

豁痰宣窍乌沉益智，经年峻补远癎有方

梁剑波（1920~2003），肇庆市中医院主任医师

一、大发作的治疗

先宜豁痰宣窍、息风定癎，用家传验方乌沉益智散。

制川乌20g　沉香20g　益智仁20g　天麻30g　白附子30g，防风30g
法半夏30g　羌活25g　独活25g　当归15g　僵蚕15g　甘草15g
雄黄精3g　冰片3g　全蝎10g　蜈蚣6条

上药共为细末，瓷瓶收贮。发作时以生姜汤送服。本方亦可酌情减量改作煎剂，并可用于癎证持续发作。俟患者醒后，还须根据病因症状分别给予治疗。

如惊忧积气，心受风邪，发作时牙关紧闭，涎潮昏仆，醒后精神若痴，宜镇惊开窍、息风定癎。用《本事方》惊气丸加减：附子、木香、天麻、僵蚕、白花蛇各15g，橘红、麻黄、全蝎、苏子、制南星各10g，朱砂5g。为极细末，入麝香、冰片各1g和匀，炼蜜为丸如龙眼大，每服1丸，薄荷汤下。本方并治惊癎风癎。

如属肝火上逆，肝风夹痰，蒙蔽心窍，发作时惊叫，声如猪羊，手足颤动，面色潮红，痰声辘辘，舌质红，脉洪数或弦滑数者，宜清火平肝、消痰定颤。予经验凉肝丸：胆星、钩藤、黄连、滑石、川

贝、青黛、生铁落、僵蚕、天麻、丹参、甘草各 20g，羚羊角 5g，桑叶 30g。共为极细末，姜汁、竹沥水打糊为绿豆大小丸，朱砂为衣，每次服 5g，清茶送服，日服 3 次。

二、小发作的治疗

治宜健脾息风养络，杜绝其生痰之源。痰盛者用温胆汤加石菖蒲、全蝎、钩藤；脾虚者用六君子汤加胆星、木香、黄连、丹参。小发作得到控制后亦不要停药，可予梁师的断痫良方。

人参 10g　远志 6g　石菖蒲 6g　茯苓 12g　钩藤 12g　胆星 10g　炒枣仁 12g　黄连 3g　川木瓜 12g　僵蚕 10g　甘草 5g

每日 1 剂，直至病情完全控制。本方意在益气安神、涤痰息风，以巩固疗效。

小儿痫证临床上表现为肌肉惊惕、手足多动、面红烦躁、睡觉露睛等症，梁师认为多是火盛动风所致，与小儿"肝常有余""心火亢盛"的生理特点有关。可予凉肝镇惊、泻心解痉的龙胆镇惊汤。

龙胆草 10g　山栀 10g　生地 12g　钩藤 10g　莲子心 6g　天竺黄 10g　水牛角 15g　龙齿上 2 药先煎，12g　远志 5g　郁金 10g　生甘草 5g

每天 1 剂，煎煮 2 次，兑合分 2 次温服。

三、局限性发作治疗

患者常口唇或手足局部抖动，脑电图检查常有轻度异常，治标时可予严用和的乌药顺气散化裁。

白芷 10g　川芎 5g　炙麻黄 5g　姜炭 3g　橘红 3g　枳壳 5g　桔梗 10g　僵蚕 10g　钩藤 10g

姜、枣为引。

本方意在行气温运，祛风止痉。若小儿出现腹痛、呕吐者，可加白芍 12g、广木香 6g、元胡 10g。俟发作控制后，可改服养心汤、天王补心汤化裁，以防止因发作频繁损及胞络心营，导致意识丧失。这一治疗措施为必不可少的。

四、精神运动性发作的治疗

患者以发作性运动障碍并伴有精神异常为特点，发则昏仆抽搐；或神志恍惚，幻视幻听，平素性情固执；或神疲思睡，夜间游走等。必须舒畅气机，豁痰开窍。梁师的经验是先予乌沉益智散（方见前），待病情缓解后，再予定痫丸或清心温胆汤。

陈皮 5g　法半夏 12g　茯苓 12g　枳实 10g　竹茹 10g　黄连 10g　麦冬 10g　石菖蒲 10g　远志 6g　香附 10g　地龙 10g　珍珠母先煎, 30g　甘草 5g

每天 1 剂，坚持连服 30~50 剂，顽疾可愈。

五、发作后的调摄

梁师常告诫痫病经发作期治疗后，须防间歇期再发。并根据沈芊绿的经验"痫证必经年峻补，才保无虞"，认为痫证的患者在控制病情之后，仍须坚持服药 6~12 个月以上，使体质改善，荣卫周流而疾病乃得根治。对常服抗癫痫西药的患者，在用中药治疗的同时，不宜立即停服西药，而应逐步减量，或服维持量，最后过渡至完全改用中药治疗。

小儿为纯阳之体，多见食欲不佳，面色无华，心烦吵闹，宜健脾益气、和胃化浊，兼以清心凉肝，方选参苓白术散或六君子汤加黄连、川贝、钩藤、白芍等。成人多有记忆力减退，失眠多梦，腰酸便干，可予滋阴宁神汤（川芎、当归、白芍、熟地、人参、茯苓、紫河车、远志、熟枣仁、山萸肉、黄连、甘草、牡蛎）或左归丸等以滋养肝肾、益阴安神。妇人多见月经不调，或经期发作者，则予丹栀逍遥散加地骨皮、丹参、胆星、石决明。此外，临床上还有发作控制后，手足颤震的患者，属肝虚风动，可以家传定震丸：川芎、当归、熟地、白芍、天麻、秦艽、全蝎、细辛、防风、白术、黄芪、威灵仙各15g。

共为细末，炼蜜为丸，每服6g，开水送，日2次。本方还可治老人手足震颤，有良效。

（张宏正 整理）

何炎燊

痰热为本白金加味，清心解郁服蛮温胆

何炎燊（1922~　），东莞市中医院主任医师

用古方白金丸加味治痫，已历多年，曾撰文介绍此方刊载于《中华内科杂志》1977 年第 5 期，至今又十余载。阅历既多，则从前所论，未尽惬意，兹再论之。

痰热为本，惊风是标

原发性癫痫多见于儿童及青壮年。《巢氏病源》有"风痫，惊痫，食痫"之名，后世医家因之，见其发作突然，眼翻肢搐，故多从风立论。近年出版之《儿科学》也说"其机制皆属于风"，更有谓此病之本，乃心、肝、脾、肾四脏皆虚者，莫衷一是。笔者多年体验，痫发之际，"风"证虽重，然片刻即退，未治其风而风已自息，与乙脑、破伤风等病，搐搦持续者有别。而心烦梦扰、夜啼、惊悸、筋骨酸疼、目中冒火、口苦、痰多、纳差、胸脘痞闷等痰热内郁之证，虽醒后仍长期存在，且脉多滑数，舌赤苔黄，故谓痰与热乃此病之本。有个别幼儿，因受惊而发病，或感受外邪发热，或伤于饮食，皆能诱发者，概属诱因。故辨证须分主次，投剂自然中肯。

白金丸乃古代民间验方，不知始于何时，李时珍《本草纲目》收载此方，谓癫狂之证，乃"惊忧痰血络聚心窍所致。郁金入心去恶血，明矾化顽痰故也"。明清以后方书，皆用此方治痫，原方是郁金350g，白矾150g，薄糊为丸，每服50丸白汤下。

经40年之临床探索，将古方扩展而为加味白金丸。

白矾 50g　郁金 100g　苦参 100g　黑丑 75g　法半夏 50g　胆南星 50g　远志 50g　节菖蒲 50g　茯苓 50g　珍珠层粉 25g

制法：郁金、白矾、半夏、茯苓、珍珠层粉为细末，苦参、黑丑、远志、菖蒲四者分别用水或乙醇提取，溶化胆星，与诸药末和匀，通风干燥，压成小片，上药制成500片。

服法：成人每服5~6片，儿童3片，每日3次，3岁以下幼儿每服2片，每日2次。可连服0.5~1年。未见任何副作用。

据李时珍所言，病由痰血蕴聚心窍所致，故在白金丸原方中加入远志、菖蒲通窍，胆星、半夏涤痰。且此病固由于痰凝，同时亦多热郁，必须涤痰清热兼施，乃能奏效。而清热之药，独取苦参、牵牛者，以两药苦寒沉降，不仅清热，且能除湿泄浊，盖痰亦湿浊之类也。茯苓养心气，珍珠层粉潜肝阳，同为佐使。方中独不用风药，盖痰热既清，则内风无从旋动矣。此方较前所发表之方效果更佳，自1980年使用以来，随访3年以上未复发者已逾20例。

景岳服蛮煎，清心解郁
加味温胆汤，养正除痰

加味白金丸乃通治之方，以解决矛盾之共性，即所谓"辨病"治疗者也。然而，病人年有长幼，气有盛衰，形有厚薄，脏有寒热，病有新久，故临床见症各有差异，因此不能一概而论，必须区别对待，辨证施治。故病者于服白金丸时，又应加服汤药，"谨察其阴阳所在而调之"，实为提高疗效之关键。

方书有谓此病年深日久，脾肾虚衰，阳气式微，而用参、茸、附、桂治之者，笔者所见极少，兹不详论。然所见者，以火升气郁与心虚有痰两型为多。

火升气郁者，平日心烦懊恼，夜寐不安，遇事则暴躁，独处则郁郁不乐，时作太息，咽干口苦，溺赤便实，脉弦大而数，舌边尖红、苔薄微黄。宜用景岳服蛮煎加味。

生地 30g　麦冬 15g　丹皮 10g　白芍 15g　知母 10g　陈皮 5g　菖蒲 6g　石斛 15g　朱茯神 15g　木通（以上是景岳原方）10g　当归 10g　川黄连 5g　甘草 5g　小麦 30g

我国古籍有东夷、西戎、南蛮、北狄之说。蛮者，南方也，属心，属火，景岳用"服蛮"为方名，取降服心火之义；并谓此方"行滞气，开郁结，通神明，养正除邪，大有奇妙"。余于方中加入《金匮要略》之甘麦大枣汤（去枣之壅）与东垣之朱砂安神丸，治狂躁抑郁诸症，常收熄火安神之效。今用治痫证之火升所郁者，与白金丸并进，亦颇应手。

心虚有痰者，平时面色乍赤乍白，口唇干黯，但舌润苔滑，脉多细软，神思不清，触事易惊，心悸短气，胸窒脘闷。宜用加味温胆汤。

人参或太子参 25g, 10g　枣仁 15g　远志 10g　龙齿 30g　龟甲 30g　半夏 15g　茯苓 20g　陈皮 5g　甘草 5g　竹茹 15g　枳实 10g

方书多用温胆汤治痫，取其降痰泄热也。《证治准绳》有十味温胆汤，治心胆虚怯、气郁生涎、虚实错杂之证。今借治痫证之心虚有痰者，则无取于熟地之腻补、五味子之酸敛，故一并去之，而加龙齿、龟甲之潜镇浮阳。余用此法加减，治疗痫证日久、成人健忘、少年弱智、儿童之频发性小发作（失神），及乙脑愈后继发性癫痫等，屡收安神益智之效。

李寿山

阳痫每用风引汤，柴胡龙牡阴痫方

李寿山（1922~2013），大连市中医院主任医师

阳痫主用风引汤

我治此病先分阴阳。阳痫多呈大发作，成年人居多。急则治标，以清热息风、涤痰定痫。如发作较频，发作前头痛眩晕，舌红脉大者，常用风引汤加减。

桂枝 10g　大黄 7.5g　干姜 7.5g　生石膏 30g　寒水石 15g　滑石粉 15g　紫石英 30g　丹参 25g　生龙骨　生牡蛎各 25g　赤石脂 20g　钩藤 30g　全蝎 5g　蜈蚣 2 条

水煎服，每日 1 剂。待症状缓解，发病次数减少后，继服验方止痫丹。

郁金 15g　胆南星 15g　清半夏 15g　血竭 15g　乌蛇 15g　全蝎 15g　蜈蚣 15g　朱砂 5g　明矾 7.5g　皂角 7.5g　冰片 3g　麝香 0.2g　牛黄 0.2g

共研细末，成人每服 3g，早晚各 1 次，儿童酌减。

余某　男，16 岁，学生。

自 8 岁始有癫痫大发作史，随年龄增长而加重，常 3~5 日大发作 1 次，甚则昼夜发病 1~2 次。体质较弱，发病前有头痛幻视，继则昏

倒不省人事，惊叫如羊叫声，抽搐吐沫，目睛上视，牙关噤急，常咬破唇舌，每发约 2~3 分钟，渐醒如常人，仅感倦怠无力。平素靠西药苯妥英钠维持，但仍时有发作。诊脉弦大，舌红、苔白薄。证属阳痫肝风痰火较盛。治以清热息风、豁痰定痫，方用风引汤化裁。

药用：

桂枝 10g　大黄 7.5g　干姜 6g　生龙骨 25g　生牡蛎 25g　生石膏 30g
寒水石 20g　紫石英 20g　滑石粉 15g　灵磁石 30g　丹参 25g　钩藤 30g
全蝎研末冲服，5g　蜈蚣研末冲服，2 条

水煎服，每日 1 剂。进药 15 剂仅发病 1 次，症状轻微再服 15 剂未发病。停汤剂续服验方止痫丹，早晚各服 3g，服药后 2 个月未发病，同时逐渐减量而停服苯妥英钠。先后服验方止痫丹约 1 年未发病，停药观察。随访 20 年余，一切正常。

阴痫柴胡加龙骨牡蛎汤

阴痫多呈小发作症，少年患者居多，治以镇肝息风、安神定痫。如发作较频，发病前惊恐烦躁，舌淡脉细者，常用柴胡加龙骨牡蛎汤加减。

柴胡 15g　半夏 15g　黄芩 10g　酒大黄 10g　桂枝 10g　茯苓 20g
生龙骨 25g　生牡蛎 25g　灵磁石 50g　丹参 30g　生姜 10g　大枣 5 枚
水煎服，每日 1 利。待发病次数、症状缓解后，继用五味止痫散。
全蝎　僵蚕　丹参　蜈蚣　蝉蜕
各等份，研细末，每次 3g，早晚各 1 次，儿童酌减。

张某　女，8 岁。

幼儿时患惊风治愈后，5 岁始常在昼间一时性失神，频频点头，或持物落地，约 1 分钟即如常人，照常玩耍。平时易哭闹，烦躁夜不

安眠，不欲饮食，大便溏软，屡用中西药无效。诊脉细弦，舌淡红无苔，面色不华，神识正常。

证系阴痫，痰浊内伏，肝脾失调。治以平肝息风，安神定痫。

药用：

柴胡 5g　生龙骨 15g　生牡蛎 15g　清半夏 5g　茯苓 15g　黄芩 5g　白术 10g　丹参 10g　桂枝 5g　全蝎研末冲服，3g　灵磁石 20g　生姜 5g　大枣 3 枚

进药 6 剂，仅发病 1 次极轻微，续服 10 剂未再发病。停汤剂，服五味止痫散，每次 2g，早晚各 1 次，连服 1 个月未发病。予六君子汤合四逆散加钩藤研末炼蜜为丸，1 丸重 3g，早晚各服 1 丸，以疏肝健脾、理气化痰、扶正祛邪，巩固疗效。连服 3 个月余未再发病。停药观察半年，一切正常。

勿论阳痫或阴痫，若因囊虫致病者，则合服化虫丸。

槟榔 60g　雷丸 30g　干漆 30g　郁金 25g　枯矾 20g　白芥子 15g

共研末，炼蜜为丸，每丸 5g 重，早晚各服 1 丸，儿童酌减。因脑部外伤发病者，则用血府逐瘀汤加减治之。

休止期当辨虚实，一般多为虚中夹实。缓则治本，以扶正为主兼祛痰瘀息风。心肾不足者，多为痫证日久，发作过频，或病由先天不足引起，方用河车首乌丸。

紫河车粉 100g　何首乌 100g　丹参 100g　橘红 50g　清半夏 50g　焦白术 50g　茯苓 50g　枸杞子 50g　郁金 50g　钩藤 50g　远志 30g　明矾 15g　朱砂 5g

共研细末分装胶囊，早晚各服 3g，儿童酌减。肝脾不调者，平日痰盛，脉滑苔腻，以六君子汤合四逆散重用钩藤治之。

我治本病有 3 点体会：

（1）发作期急则治标，按法治之，病情缓解后，阳痫用验方止痫

丹，阴痫用五味止痫散，虫痫合服化虫丸。血痫用血府逐瘀汤，自能控制或缓解发作，再按休止期治疗。可能有的患者再次发病，勿妨。此乃伏邪未净，调补过早之故，可按前法再治之，仍能获得良好效果。

（2）常服抗癫痫西药的患者，用中药治疗同时，不能立即停用西药。因中药尚未奏效，停药会引起频发和大发作，宜渐减量而后停药，或服维持量。

（3）癫痫完全控制后，应注意诱发因素，同时要加强锻炼，心胸开朗，成年人最好辅以气功疗法（宜内养静功）善后，争取持久地完全控制以至根治。

（王春玲　整理）

李修伍

脏气不平，神赭镇逆

李修伍（1923~　），河南中医药大学教授

自拟"神赭散"治疗癫痫，对大发作、小发作以及久病体弱等各类典型之痫证，临床治愈甚多，确有卓效。

药物组成：神曲、生赭石各等份，研为极细末即成。1~5岁，每次6~10g；6~10岁，每次10~15g；11~15岁，每次15~20g；16岁以上每次20~25g。每日3次，饭后开水冲调服下。1个月为1个疗程。忌食腥荤油腻，避免过重劳动及精神刺激。

中医认为癫痫之作，多因风阳痰浊，蒙闭心窍，流窜经络，脏气不平为其基本病理机转。余认为，此病本虚而标实，病在肝脾，与心、脑有关，故镇逆气、化痰浊是治疗大法。赭石入肝、心包经，善镇逆气、降痰涎；神曲入脾、胃经，善消食和胃而化痰浊，与代赭石为伍内服，且防代赭石之难于吸收消化。善用代赭石者，张锡纯最具心得，其在治痫风方中用加味磁朱丸，代赭石及神曲的用量均较大。

毛某　男，12岁，学生。1978年9月12日初诊。

其父代诉：患儿于1978年4月间，因学习紧张，睡眠不好而突然昏倒，牙关紧闭，口吐白沫，四肢抽搐，约1分钟后苏醒。醒后表情淡漠，胸脘痞闷，饮食减少，1个月内发作4~5次，且有逐渐频繁之势。经脑电图检查，诊为"症状性癫痫"。曾服苯妥英钠，未能控制

发作。诊见患儿形体消瘦，表情淡漠，舌质红苔腻，脉弦。属痰气上逆、肝风内动之癫痫证，治宜豁痰降逆、镇惊息风。服神赭散 1 个疗程后，精神好转，纳增，癫痫未发作。服第 2 个疗程后，仅短暂小发作 1 次，精神继续好转，体质有明显改善。服完第 3 个疗程后，未再发作，精神活泼，身体健康状况复原。随访 2 年，未有发作。

张某 男，3 岁。1981 年 12 月 9 日初诊。

其母代诉：患儿素体较弱，10 日前因受惊导致突然昏倒，不省人事，口吐白沫，四肢抽搐，两目直视，1 日数次发作。在他院诊为癫痫。诊见患儿不发作时一般状况良好，嘱服神赭散 1 个疗程，每次 6g。服药 7 天后即控制未发作，坚持服完 1 个疗程后痊愈。随访 8 年一切良好。

李少川

扶正祛痰，标本并筹

李少川（1923~   ），天津中医药大学第一附院教授

小儿癫痫主要病机应责之于痰。痰是造成痫证的中心环节，而脾虚不能运其津液，又是痰产生的主要根源，所以说"痫由痰致，痰自脾生，脾虚痰伏"乃是小儿痫证的主要病理基础。由于痰浊内阻，气机逆乱，涉肝动风则抽搐不已，犯及心宫则神昏目瞑，蒙迷清窍，则头晕目眩，因此，豁痰息风、豁痰开窍、豁痰镇惊，已成为常用之治疗法则。

癫痫病儿，大都反复发作，缠绵不愈。病延时久必然伤其正气，从而更导致脾运不健，升降气化失司。临床表现多为面㿠神疲，沉默寡言。所以，虽有抽搐痰鸣，也不能单以清热镇惊，或镇肝息风，取效于一时而治其标。应考虑到小儿痫证乃为"本虚标实，痰气上逆"，应在治标之时并调其本。治标多从心肝入手，以祛风热痰火之实邪，扶正固本多以益气健脾、养心、滋肝、益肾。益气健脾以绝生痰之源，养血宁心以安神定志，补益肝肾意在滋水涵木，以防肝气横逆。故针对小儿癫痫发生发展的特异性，标本论治，不可截然分开，标本兼顾，方能恰到好处。通常治疗经验如下。

一、大发作

我常以《证治准绳》的"涤痰汤"化裁。

药用：

节菖蒲 9g　茯苓 9g　太子参 10g　胆南星 9g　半夏 9g　橘红 6g　青果 9g　竹茹 6g　琥珀冲服，0.5g

此方意旨在益气安神，豁痰息风。若苔黄便秘、痰声辘辘者，加瓜蒌、黄连、郁金以涤痰开胸散结；面㿠汗出正气偏虚者，可重用太子参，或易党参，以扶其正；若情绪急躁、肝经热盛者，可加钩藤、生石决明以镇肝息风。

二、小发作

常以《幼幼集成》的"定痫丸"化裁。

药用：

节菖蒲 9g　茯苓 9g　半夏 9g　太子参 9g　陈皮 6g　胆南星 9g　炒白术 6g　知母 5g　当归 6g　龙齿 10g　朱砂冲服，0.5g

此方意旨在理气健脾，豁痰息风。若头晕目眩重者，加天麻以疏肝风；夜寐汗出者，加糯稻根、小麦、生龙牡以敛液止汗，滋阴潜阳；胃不思纳，加厚朴花、佛手、荷梗以调和胃气。

三、精神运动性癫痫

除有周期性的抽搐外，多伴有言语兴奋，打人摔物之举。其治疗常以王清任的"癫狂梦醒汤"加万全的"断痫丸"化裁。

药用：

节菖蒲 10g　胆南星 10g　茯苓 10g　青礞石 25g　陈皮 6g　半夏 10g　生铁落 25g　桃仁 9g　朱砂冲服，0.5g

此方意为重坠豁痰，镇肝息风。若胸膺痰鸣加瓜蒌、黄连；便秘加风化硝；肝经热盛，烦扰不宁加龙胆草、代赭石等。

对于间脑性癫痫、小儿痉挛性癫痫等，也都要参照益气安神、豁痰息风这一治疗原则，随症化裁。若表现头痛加菊花、川芎以清头风；腹痛加川厚朴、杭白芍、甘草，以调胃理肠；肢体疼痛加丝瓜络、桑枝、寄生以宣痹通络。

　　总之，小儿癫痫的治疗，始终要以标本兼顾、顺势利导、以柔制刚为法则。也就是说，既要积极消除病因，豁痰祛痰，又要重视脏腑阴阳调理，二者相互为用，方能相得益彰。

胡建华

惊风痰瘀蝎蜈蚕蚓，为竟全功南星用生

胡建华（1924~2005），上海中医药大学附属龙华医院教授

癫痫的病因病机，常与"惊""风""痰""瘀"有关，故其治疗法则，不外镇惊、息风、豁痰、化瘀为主，此乃一般医家所常用的基本方法。但是治法虽然大同小异，而其临床效果，却有霄壤之别。其故安在？究其原因，常与遣方选药是否精细、给药方法是否对头、权衡攻补是否得当以及必要的医嘱是否落实，均有非常密切的关系。

四虫相配力专效宏

我治癫痫，常用全蝎、蜈蚣、僵蚕、地龙相配，颇有效果。全蝎、蜈蚣为虫类药物中息风镇惊（痉）之要药，且能化瘀散结。两药作用基本相同，所异者全蝎偏于辛平，蜈蚣偏于辛温。地龙即蚯蚓，咸寒而能息风通络。僵蚕咸辛平，除能息风解痉外，且有较强的化痰散结的作用。四虫相配，确具镇惊、息风、豁痰、化瘀之全能，以其药力专一，针对性强，故其治疗癫痫的效果亦相应提高。

但这4味药的使用方法和剂量，必须掌握恰当。根据我长期临床实践探索，全蝎、蜈蚣因其成分不易溶解于水，故入煎效果较差。可将其制成片剂，或研成细末（微火烘脆，勿使焦，然后研

粉）吞服，成人每天两药总量，小儿 1~2g，分 2 次吞服，即达到有效剂量。僵蚕入煎每日量为 9~12g，亦可研粉，每日量 3~4g，分 2 次吞服。地龙入煎每日量则为 9~12g。

在上述 4 味虫药的基础上，选药配伍，再细加揣摩，以竟痉功。我常选用生南星治疗痫痫。由于南星苦、辛温、有毒，一般认为具辛烈开泄之性，为了减轻其毒性，在炮制时反复用清水浸泡后，再加生姜、明矾淹拌淘洗，直至入口无麻涩味为止。但经这样处理后，有效成分大为减少，药效亦随之而明显降低。数十年来，我在临床中使用生南星治疗痫痫及其他神经系统疾病，达上万人次，并通过动物实验，均未发现毒副反应，故可放心使用。生南星治疗痫痫，有息风豁痰定痫作用，每日剂量为 12~15g，小儿酌减。并可以与生铁落 60g、钩藤 15g 同用，以加强平肝息风作用。

我常喜用白芍治疗痫痫。因白芍酸入肝，养血柔肝以平息肝风。实践证明，白芍有较好的降低肌张力和抑制运动的作用，故为治疗痫痫之要药，一般剂量为 12~15g。如患者腹痛反复发作，并已排除其他疾病，经检查后，诊断为"腹型痫痫"，则白芍更为必用之要药，剂量可达 30g，有较好疗效。

如痫痫呈精神运动性发作，在发作时出现神情恍惚、躁扰不宁等精神异常症状，可在上方加入炙甘草 9g、淮小麦 30g、大枣 5 枚，以养心宁神、甘润缓急。

如外伤性痫痫或有难产史，可加入红花 6g、川芎 9g，以加强活血化瘀之力。

标本毋需截然划分，冲任尤当及时调理

一般治疗痫痫，主张发作期以治标（镇惊息风、豁痰化瘀）为主，

间歇期以治本（补虚）为主。我在临床上体会到，癫痫虽属慢性疾病，反复而缠绵，然而发作时间短暂，在治疗上无需分发作期以攻邪为主、间歇期以补虚为主。而是只要虚象显露，即可并用补益法。但因癫痫发病常与痰瘀有关，故进补时，应尽量避免滋腻之品。补气可用党参、黄芪；养肝可用枸杞子、旱莲草；益肾可用桑寄生、山萸肉。实验证明，息风豁痰药物对于脊髓和大脑皮层的异常兴奋，有一定的抑制作用。同时，在临床观察补虚药与息风豁痰药物同用，对小儿的智力提高，也具有一定的作用。

在癫痫女性患者中，亦有常于月经期必发癫痫者。同时，经期还出现抑郁疲惫等症状，此乃冲任不调之征，常与内分泌失调有关。我对这类病人，常在处方中选用仙灵脾、肉苁蓉各 9~12g，以调和冲任，有助于提高疗效。

服药时间细加斟酌，生活调摄必须重视

癫痫的服药时间和方法得当与否，可以直接影响治疗效果。我对从未服过西药的初诊病人，就单独使用中药治疗。如已长期服用抗痫西药，但未能控制病情者，一般不立即撤去西药，可与中药并用，但中西药服用时间，可以隔开 30 分钟左右。中药服用时间一般上下午各 1 次，每次距离 6~10 小时，应该尽量把时间固定下来。有的患者发作时间有一定的规律，则服药时间应作特殊安排。例如固定在晚间睡梦中发作，则上午不必服药，可以安排在傍晚及寝前各服 1 次。又如固定在傍晚发作，可安排在上午 8 时及下午 3 时各服 1 次。这样根据不同情况，规定不同服药时间，则有利于药效的充分发挥。

癫痫服药的特点是持久而不能轻易地骤然停药。否则，容易影响治疗效果。一般要在持续停发 2 年左右，而脑电图又同步好转，方可

适当减少剂量（约减三分之一）；持续停发 3 年左右，可以再次减量三分之一；持续停发 4 年左右，可以考虑停药。但是对婴儿的服药剂量，则应根据其年龄增长，而相应地增加其服药剂量。

对待癫痫病人，要关心其思想，鼓励其心情舒畅，保持其情绪安定。因为恼怒、惊恐、紧张等情志因素，往往可以诱发癫痫。同时，还应注意饮食调理，忌辛辣刺激性食品，如咖啡、浓茶、辣椒之类。尤其酒类（包括低度酒）及羊肉，最易诱发，必须终身禁绝。

胡永盛

自拟效方定痫散

胡永盛（1925~　），长春中医药大学教授

刘守真在所著《素问玄机原病式》中说癫痫"热盛风搏，并于经络，风主动而不守，风火相乘，是以瞀（义为抽搐、意识模糊或昏迷）生矣"。本人据此理论，对于痰热型癫痫患者，常以自拟定痫散治疗，尚有一定效果，兹以介绍，以求同道匡正。

定痫散（丸）组成：

牛黄5g　珍珠5g　琥珀5g　朱砂5g　冰片1g　麝香1g　蜈蚣10g 全蝎10g　僵蚕15g　蝉蜕15g　川贝母20g　远志10g　香附15g　炮甲15g 甘草10g

制法：各取净粉，先将牛黄、珍珠、琥珀、朱砂4味细粉和匀，再加入冰片、麝香研匀，兑入群药合用研匀为散剂；或用生山药20g，煎汁打糊调剂为豆粒大丸（定痫丸）。瓷瓶收贮，备用。

服法：成人每服散剂3g，丸剂5g；12岁以下散剂1.5g，丸剂2.5g（婴幼儿酌减）。1日2次（重者日服3次），白水送下。

本药具有清热化痰、息风镇痉之功。方中牛黄味苦性凉，其气芳香，既能开窍豁痰，又可凉肝定惊解痉；朱砂、琥珀、珍珠3味同为镇心定惊、平肝息风要药（如古方"金箔镇心丸"）；蜈蚣、全蝎性善走窜，截风定搐，作用强烈，同为息风止痉之要药（如现代方止痉散）

僵蚕、蝉蜕既能凉散泄热，又能散结解痉；炮甲活血化瘀，协同虫类药能达经络，上行头颠，下贯肢节；得开窍醒脑麝香、冰片之助，集中优势药力可以迅速解痉止搐；更有川贝母、远志、香附清热化痰、解郁疏肝，使前进大军无后顾之忧，并与开窍安神、平肝息风诸药，标本兼顾；甘草调和诸药，可避免虫类药与寒凉药妨胃碍胃之弊。群药配合，具有息风化痰、定痫止搐的作用，故名之曰定痫散（丸）。

林某 男，20岁，学生。

既往健康，因高考失意，近2年来每1周左右发作1次癫痫，西医用过苯妥英钠，初服有效，继服效果不显，遂停服西药。发病前兆为心烦意乱，头昏脑胀，逐渐加甚，到一定时间，突然意识不清而跌倒，口中喃喃自语，不吐沫，四肢微抽搐，1~3分钟自解，醒后头稍胀，食纳尚可，大便正常，小便无失禁，平时多梦纷纭，舌苔薄白，脉沉弦。

嘱自配定痫散。1985年2月10日服药1周后，有一次轻发作，没有丧失意识，心情较稳，头胀有所缓解；继服药，每逢情绪波动，或身心过劳，仍有小发作。坚持服药至3月，已恢复健康，至今未见复发。

任继学

癫痫秘方治痫宝丹

任继学（1926~2010），长春中医药大学教授，国医大师

原发性癫痫的发病原因有二：一为先天所生，一为后天所成。所谓先天所生者，是因父母受惊恐之扰，或罹患癫痫之疾，将其遗于胞胎；所谓后天所成者，是由惊恐不解，或郁怒忧思所致。其症状表现为：突然昏仆，不省人事，口吐涎沫，两目上视，四肢抽搐，或发出异常怪叫，终则清醒，平若常人。久则必然引起脑之元神失主，神机失用而成痴呆之疾。所以，它是一种发作性的疾病，其发病周期不定，有 1 日数发，数日一发，或数月一发，数年一发者不等。因此，治疗本病，必以调整阴阳、协调脏腑、镇静安神为法。方用师传治痫宝丹。

白花蛇头（其他蛇头亦可）3 具　玳瑁 20g　郁金 25g　天竺黄 30g　天麻 15g　真沉香 10g　白芍 5g　清半夏 10g　全蝎 10g　蜈蚣 5 条　僵蚕 15g　牛黄 0.15g　麝香 0.3g　琥珀 5g　西红花 5g　动物脑（以猴、羊脑为优，牛、马、猪脑多不用）1 具

上药共为细末，每服 10g，日 2 次，白开水送下，儿童药量酌减。

方中以白花蛇头、玳瑁、郁金、天竺黄、天麻、真沉香为君，理气散结、平息内风、镇静安神；以胆南星、白芍、半夏为臣，疏达肝

气，宣运中土，以达豁痰之功；全蝎、蜈蚣、僵蚕为佐，以镇静止抽；牛黄、麝香、琥珀、西红花、动物脑以安脑养心，镇静安神，燮理阴阳。本方为师传秘方，余在临床中用之以治疗癫痫，较为理想。

徐景藩

治痫必祛痰，有瘀当活血

徐景藩（1927~2015），南京中医药大学教授

痫证之作主要由痰浊、痰聚、气逆、风动而导致，痰散、气平、风息则发作停止。痰浊聚散无常，以致痫发无定时，故治疗痫证的关键当以祛痰为要，配以顺气、息风、镇痉之法。临床所见，痫发有轻重，病程有久暂，病人体质有差异，内脏功能障碍程度和痰浊的性质有所不同，故难以一方统治所有患者。但关于祛痰剂的运用，尚有一定的规律可循，如菖蒲、郁金、贝母、半夏、陈皮、茯苓等药，一般均可投之。

一是力求痰浊有出路。对咽中不适，兼有咳嗽的患者，可用远志、桔梗，可刺激喉头气管黏膜而促使其咯痰。大便不畅的患者，可用大黄、瓜蒌、黑丑等荡涤邪浊使从肠腑下泄，其中大黄可以生、熟间断用之，生者后下，制大黄要求半熟，用量适当，保持大便1日1~2次。

二是防止痰浊的产生。鉴于痰饮与水同源，应嘱病人尽量少饮水，少喝汤（夏季汗多时例外），饮食菜肴坚持低盐，以免过咸而聚水凝湿酿痰。可常吃一些白果（银杏肉）、萝卜，少吃油脂食品、花生米等。如病人在不发作时常觉头眩、头昏，亦可参用金匮泽泻汤，重用泽泻（25~30g），配用白术（10~12g），保持5：2的剂量。小便欠利者，

加入玉米须、车前子、通草等药。

因病久痰留气滞，容易导致血瘀。血瘀之症，常表现为舌有紫色（舌质或舌下），神情有呆滞之状，女子经来涩少，脑部曾受外伤等等。

关于颅脑外伤后引起的痫证，因脑髓气血失调，窍络易生瘀阻，痰浊内生。遇此等病证，可用菖蒲、全蝎、炒川芎、桃仁、红花等，如能加入少量麝香（吞服），其效尤良。若不用麝香，亦可用乳香、凌霄花等化瘀通窍。凌霄花可上行头脑，祛脑络之瘀，并能下行，若女子月经已潮而涩少者，亦助通经。

韩某　女，14 岁。

痫疾发已 8 年，月经已潮数次，但涩少愆期，舌苔薄白，脉象细弦。观以前所用诸方，化痰息风定痫诸药服已久，痫发未止。乃转从化痰祛瘀通经立方。

药用：

法半夏　陈皮　石菖蒲　广郁金矾水炒　地龙　炒川芎　凌霄花红花　月季花　益母草　香附　黑丑　熟大黄

守上方加减续投，历 4 个月后，月经按时而至，色量基本正常，痫发减轻，发作间期延长，由原来 1 个月数发为逐渐减少至 2~3 个月一发。继予原法出入，制丸常服，治疗 3 年，痫发控制。随访 9 年，病已痊愈。

此例经化痰祛瘀、调整月经而获效，且正处发育时期，药物治疗结合心理、饮食疗法（如鼓励其树立信心，情绪乐观，克服自卑感，欣赏音乐，饮食低盐，少饮水等），家长认真配合，患者按时服药，遵从医嘱，这些也都是极为重要的有利因素。

徐迪三

癫痫治验选录

徐迪三（1929～　　），上海医科大学儿科医院教授

中药对各种癫痫均有明显的疗效，对于应用西药无效或有不良反应的病例，改用中药后，也能取得满意的效果，现将各型癫痫病例选录如下。

一、癫痫持续状态

蒋某　女，7岁。住院号76-1329。

患者于1975年初，由呕吐多次后出现抽搐，昏倒于地，经医院诊治，做脑电图检查，诊断为腹型癫痫，用苯妥英钠、利尿宁等药物治疗将近1年。1976年5月再次抽搐、昏倒于地，连续发作多次，经某医院治疗，得到控制，5月7日阵发性抽搐复作，昏迷、小便失禁，再服苯妥英钠、氯氮卓、扑痫酮等均未见效。5月10日突然高热伴咳嗽，体温高达40℃（腋下），阵阵抽搐不止，神志不清，胸透见左上肺并发肺炎，因癫痫持续状态，病情危笃而转入我院。经扑痫酮等各种抗癫痫药物及抗生素治疗，病情仍未好转，因长期服用西药未能控制症状，即于5月12日加用中药，15日改为中药治疗，停用西药。

5月12日初诊时，患孩阵发性抽搐不止，神志昏迷，醒后则感觉

软弱无力，嗜睡而经常处于半清醒状态，小便失禁。面色红润，四肢温暖，苔黄厚腻、舌质红，脉滑数小弦。证属外风引动内风，痰浊蒙闭清窍。治宜祛风清热，平肝化痰。

处方：

羚羊角粉0.1g，冲服，1日3次。

琥珀抱龙片，每次2片，1日3次。

玳瑁9g　黄芩9g　夏枯草9g　珍珠母30g　牡蛎30g　白金丸9g　地龙9g　蜈蚣9g　蝎尾3条

上药服3剂后，抽搐减少，续服3天后，抽搐已止，神志清醒，住院1周后出院。门诊随访，连续服药5年余，3年每日服药不断，后2年采用隔日及每周1次的服药方法，其间未再出现抽搐昏迷。精神、智力发育正常，学习成绩良好。1983年随访脑电图1次，未见痫样放电，已全治愈。

二、头痛型癫痫

孙某　男，6岁。门诊号41137。

1980年8月开始，出现阵发性头痛，痛势非常剧烈，头像裂开一样，以右侧太阳穴为甚，时发时止，服止痛药完全无效。2个月后，疼痛更加厉害，每晚要发作多次，在床上翻滚呼痛不已，每次约15~30分钟，十分痛苦。经某院脑电图检查，见到痫样放电。初诊时，患儿一般情况尚好，诉3个月来每日下午及晚上、半夜，多次出现阵发性的头痛，每次约15~30分钟，疼痛剧烈，睡眠不宁，服药无效。舌剥、苔薄黄，脉细数。证属阴虚肝阳上亢，治宜育阴潜阳。

处方：

珍珠母30g　牡蛎30g　夏枯草9g　磁石30g　淡黄芩9g　钩藤9g　朱茯苓9g　天麻9g　麦冬9g　玄参9g　生地9g

10 剂。

开始时，疗效并不明显，经过 1 个月的治疗，发作次数减少，发作时间却反延长，每次延长到 1~2 小时；服药半年后症状得到控制，发作次数与发作时间均明显减少，每月发作一二次，每次数分钟即止，疼痛亦明显减轻。服药 3 年后，临床症状消失，1985 年复查脑电图，未见痫样放电，头痛已经痊愈。

三、癫痫大发作

赵某 男，6 岁。门诊号 77-94186。

1981 年 5 月 30 日首次出现抽搐，四肢抖动，乱舞，谵妄不安，神昏呓语，经我院脑脊液检查，诊断为病毒性脑炎。此后又同样发作多次，至 1983 年初共发过 7~8 次，8 月经我院神经科诊治，做脑电图，见两半球有尖波和尖 – 慢波阵发，诊断为癫痫，应用西药抗癫痫药物，因疗效不显，而改用中药治疗。

1983 年 9 月 3 日初诊时，诉 1 个月前出现过抽搐，上肢握拳抖动，牙关紧闭，神志不清，约 5 分钟后苏醒，醒后疲惫无力，只想睡觉。舌质红、苔薄白，脉滑数。辨证为痰热肝风。

处方：

夏枯草 6g　淡子芩 9g　陈胆星 9g　磁石 30g　钩藤 9g　石菖蒲 9g　白金丸 9g　蜈蚣 3 条　蝎尾 3 条　地龙 9g

7 剂。

在应用中药的半个月中，癫痫发过 1 次，发作情况如前，此后未再出现。服药 3 年余，症状已控制，从未出现过抽搐昏迷。1985 年做脑电图，仍见两半球有较多 θ 波及一些尖波，并以左侧顶 – 枕部偏多。继续服药，至 1986 年 3 月脑电图随访结果，与 1985 年脑电图相比，痫样放电已明显减少。

四、癫痫小发作

陈某 女，6 岁。门诊号 250100。

1983 年 4 月出现第一次发作，患孩先有害怕感觉，继而大声尖叫，扑向父母怀中，约 20~30 秒后平复，惊叫之后随即出现尿失禁，每次如此，1 日数发，或数日一发，持续 1 个多月。1984 年 4 月再次出现上述症状，连续发作 2 个月左右。1985 年起发作次数频繁，每日 5~6 次，甚至 30 次余。经市某医院神经科诊治，脑电图检查见到异样放电，两半球见到较多尖波。服抗癫痫西药无效。1986 年 2 月 17 日初诊时，患孩神清，活动如常，在门诊诊治中，当场发作，症状同前，惊叫后并无疲惫想睡的感觉，精神正常。面色㿠白，舌质正常、舌苔薄白，脉濡数。证属气虚肾亏，痰浊生风。治宜益气补肾，祛风化痰。

处方：

炙黄芪 9g　党参 9g　姜半夏 9g　陈皮 4.5g　制南星 9g　白金丸 9g 金樱子 15g　覆盆子 9g　菟丝子 9g　蚕茧 10 枚　钩藤 9g　蜈蚣 9g　地龙 9g

服 10 剂药，10 天中，曾有 3 次发作。连续服药半年后，症状逐渐控制。近来发作次数已减少至二三周 1 次，发作时仅有呼叫而无尿失禁出现，面色红润，体重明显增加。

五、局限性癫痫

李某 男，7 岁。门诊号 1137。

1985 年 4 月玩时从车上摔下，后头部着地，出现过血肿。5 月中旬开始，出现下嘴唇抖动，每次约数秒钟，1 日数次至十余次，发作时神志完全清醒。经脑电图检查，提示病性活动，左颞病灶可能，服苯巴比妥从未间断过。1986年2月初再度发作，仍数秒钟即止，因服苯巴比妥无效而改用中药治疗。

初诊时，患孩精神如常，诉近来下唇抖动，每天发作多次，面色萎黄，舌质正常、舌苔薄白，脉滑。辨证为气血不和，血瘀生风。治宜益气和营，祛风平肝。

处方：

党参9g　茯苓9g　胆星9g　地龙9g　蜈蚣9g　白金丸9g　珍珠母30g牡蛎30g　淡黄芩9g　夏枯草9g

自服中药以后，下唇抖动未复发，症状已经控制。

刘茂甫

治痫验方定痫汤

刘茂甫（1930~ ），西安医科大学教授

笔者先父芾村先生在世时针对气痰火风之因所创制之刘氏定痫汤业经两代临证应用，卓有成效。

定痫汤之组成：

天麻 12g　钩藤 15g　橘红 15g　姜半夏 12g　栀子 12g　黄芩 9g　天竺黄 12g　胆南星 15g　竹沥 12ml　远志 9g　茯苓 12g　川贝母 12g　生甘草 6g

上方适用于重型癫痫，轻型者亦可。

痹证型癫痫上方加防己 18g；癫狂型癫痫加龙齿 18g；惊恐伤肾者加山萸肉 15g。血瘀者效果次之，加丹参 18g、红花 12g。

儿童用量酌减。每日 1 剂，水煎服，连服 2 个月为 1 个疗程。一般服 1 个疗程即可治愈。

陈建家

癫痫大发作，达药石菖蒲

陈建家（1931~　），无锡市第二人民医院主任医师

我们于 1972~1975 年在癫痫门诊试用单味中药石菖蒲治疗由于各种原因引起的癫痫大发作者患者 60 例，经 3 个月至 3 年的初步临床观察，取得了较好的疗效。现小结如下。

60 例中男 36 例，女 24 例。年龄最小 8 个月，最大 50 岁，20 岁以内 32 例（53%）。原发性癫痫 16 例，症状性癫痫 44 例（73%），其中包括脑外伤 13 例，产伤 5 例，脑炎 9 例，脑膜炎 2 例，脑血吸虫病 6 例，脑动脉硬化症 1 例，大脑发育不全 3 例，脑缺氧 1 例，原因不详 4 例。发作频率：每月最少 2 次，最多 56 次。病期最短 3 天，最长 30 年，其中 10 年以内 43 例（72%）。中医辨证分型：痰湿型 38 例，痰热型 11 例，其他类型 11 例。脑电图检查 40 例，其中 35 例符合癫痫大发作波型。

治疗方法：自制石菖蒲煎剂，每 30ml 含石菖蒲干品 10g，每次服 10ml，1 日 3 次，以 30 天为 1 个疗程，可连续服药，中间不停药。

显效（治疗后癫痫大发作停止）17 例；有效（治疗后发作次数减少至 50% 以下）28 例；无效（服药前后无显著改变）15 例；总有效率为 75%。

本组病例中，原发性癫痫和颅脑外伤所致症状性癫痫的疗效较

好，有效率分别为 82% 和 78%。另外，年龄在 20 岁以内者有效率为 91%，20 岁以上者为 57%，两者有非常显著差别（$P<0.01$）。病期在 5 年以内者有效率为 82%。治疗 3 个疗程以上者有效率为 87%，而 3 个疗程以下者为 65%，两者有显著差别（$P<0.05$）。脑电图治疗前后对比共 10 例，治疗后脑电图恢复正常者 3 例，有改善者 2 例，无变化者 5 例。

动物实验：将小白鼠（体重 20±1g）30 只，雌雄各半，分成 2 组，每组 15 只。给药组用配制成 33% 石菖蒲混悬液以 10ml/g 体重和对照组用淀粉混悬液灌胃后观察其活动状态，30 分钟后用戊四氮以 0.09mg/g 体重皮下注射，观察小白鼠抽搐情况。实验结果：给药组小白鼠自主活动能力有一定程度降低，抽搐开始时间推迟，抽搐鼠数比对照组少。以惊厥率比较，给药组 60%，对照组 93%，两组有显著差别（$P<0.05$）。实验表明石菖蒲具有一定的镇静作用和对抗由戊四氮所引起的抽搐作用。

中医学认为癫痫大发作是由于"痰迷心窍"所致，石菖蒲有化痰开窍与镇静止痉作用。古方定痫丸以石菖蒲配伍，抗癫痫有一定疗效。近年来，石菖蒲用于急性传染病合并中毒性脑病、脑炎、脑膜炎、脑动脉硬化症、震颤性麻痹、面肌痉挛、痉挛性斜颈、精神分裂症、躁狂症、癔病性精神发作、神经衰弱以及消化不良、肠炎、菌痢和尿路感染等都有不同程度的疗效。我们治疗癫痫大发作临床有效率达 75%，未发现副作用，并经动物实验证实确有一定的镇静、抗癫痫作用。

熊继柏

痰痫需顾本，扶脾乃要策

熊继柏（1942~   ），湖南中医药大学教授

唐某 女，12 岁，学生。1970 年冬就诊。

罹患癫痫，已历 7 载。初起发作尚轻，半月一发，每次昏倒约 3 分钟。以后逐渐加重，少则三五日一发，多则 1 日一发，甚则 1 日数发。有时昏倒时间长达 20 分钟。

每发时则突然昏仆，两眼上吊，手足抽搐强直，口角流出白色涎沫，喉中辘辘痰鸣。发作前无明显诱因，亦无先兆发后但觉异常困倦。平时精神委顿，食欲不振，食量甚少。稍微过食或偶进生冷油腻则易发便溏泄泻。患儿面色少华，精神颇显疲乏，且常有表寒畏冷之感。舌淡苔白、边有明显齿痕，脉细而缓。

询其治病情况，谓长期服用西药苯妥英钠及苯巴比妥。也曾服用过麝香、蜈蚣以及大量的抱龙丸、牛黄丸之类的中成药。初起尚可以控制，时日既久则痫发愈频愈重。由于发作时昏倒抽搐的时间过长，故每发时则急请医生用艾灸、灯火、针刺等法，以冀缓痉醒神。家长边诉边让患儿掀衣伸手，只见其内关、合谷、神门、间使及人中穴等处，烧痕累累，望之使人凄然。

详审此证，其发病时突然仆倒，昏不知人，口吐涎沫，两眼上翻，肢体抽搐强直，确具明显的痫证特点，且其发作时喉中痰声辘

辘，啼喘吼鸣，痰象亦十分显露。然患儿食少、体倦、便溏、舌淡以及舌边见齿痕等，又呈一派脾虚之状。由于脾虚失运，乃致湿痰内阻，脾愈虚而痰愈盛则痫病发作愈烈。根据这一病机特点，于是在治法上一方面健脾益气，一方面豁痰息风，用六君子汤为汤剂，再以定痫丸为丸剂，丸、汤并进。

汤剂处方：

党参 15g　炒白术 15g　茯苓 15g　陈皮 10g　法夏 10g　炙甘草 10g

水煎服，1 日 1 剂。

丸剂处方：

丹参 100g　麦冬 60g　炙远志 50g　僵蚕 60g　全蝎 50g　琥珀 30g　陈皮 60g　法半夏 60g　茯神 100g　甘草 30g　天麻 100g　川贝母 60g　胆星 50g　石菖蒲 60g　竹沥汁 100g　生姜汁 100g

碾细粉和蜜为丸，外以水飞朱砂 10g 为丸衣。早晚吞服，每次服 8g。

上方服至 1 个月，患儿痫发次数已见减少，且发作时昏倒及抽搐等症亦明显减轻，且见饮食增进，精神转佳，这样大大增强了其治愈的信心。遂嘱其服完第一剂丸药之后，再以原方制成第二剂，仍用六君子汤送服。如此坚持服药，治疗达 3 个月左右，共服完丸药 2 剂，汤药 80 剂，其病终获痊愈。追访至今，未见复发。

"无痰不作痫"，程钟龄《医学心悟》云："痫者忽然发作，眩仆倒地，不省高下，甚则瘛疭抽搐，目斜口㖞，痰涎直流，叫喊作畜声，医家听其五声，分为五脏。……虽有五脏之殊，而为痰涎则一，定痫丸主之。"又"痫久必归五脏"，每致虚实夹杂。而其中尤多脾虚痰盛之证，盖"脾虚则生痰"。本案取定痫丸豁痰息风定痫；取六君子汤调补脾气。虚实兼顾，标本兼施，俾脾气得以健，痰浊得以清，以是痫病获愈。

跋

余有幸受教于经方家洪哲明先生，耳提面命，启迪良多。并常向陈玉峰、马志诸先生请益，始悟及古今临床家经验乃中医学术之精粹，舍此实难登堂入室。

自 1979 年滥竽编辑之职，一直致力于老中医经验之研究整理。以编纂出版《吉林省名老中医经验选编》为开端，继之编纂出版《当代名医临证精华》丛书，并对整理方法进行总结，撰写出版了《老中医经验整理方法的探讨》一书。1999 年编纂出版《古今名医临证金鉴》，寝馈于斯，孜孜以求，已 30 余年矣……登门请益，开我茅塞；鱼素往复，亦如亲炙，展阅名师佳构：一花一世界，千叶千如来；真知灼见，振聋发聩；灵机妙绪，启人心扉……确不乏枕中之秘，囊底之珍，快何如之！

《古今名医临证金鉴》出版后为诸多中医前辈所嘉许垂青，得到了临床界朋友们的肯定和关爱，一些朋友说：真的是与丛书相伴，步入临床的，对于提高临床功力，功莫大焉！其中的不少人已成为医坛翘楚，中流砥柱，得到他们的高度评价，于心甚慰！

《古今名医临证金鉴》出版已 16 年了，一直无暇修订。且古代医家经验之选辑，乃仓促之举，疏欠砥砺，故作重订以臻于完善，方不负同道之厚望。这次修订，由原来 22 卷重订至 36 卷，妇、儿、外、五官科等卷，重订均以病名为卷，新增之内容，以古代、近代医家经验为主。囿于篇幅之限，现代医家经验增补尚少。

蒙国内名宿鼎力支持，惠赐大作，直令丛书琳琅满目，美不胜收。重订之际，一些老先生已仙逝，音容宛在，手泽犹存，不尽萦思，心香一瓣，遥祭诸老。

感谢老先生的高足们，探蠡得珠，筚路蓝缕，传承衣钵，弘扬法乳，诸君奠基，于丛书篇成厥功伟矣！

著名中医学家国医大师朱良春先生为丛书作序，奖掖有加，惓惓于中医事业之振兴，意切情殷，余五内俱感！

《古今名医临证金鉴》丛书是1998年应余之挚友吴少祯先生之嘱编纂完成的，八年前少祯社长即要求我尽快修订，出版家之高屋建瓴，选题谋划，构架设计，功不可没。中国医药科技出版社范志霞主任，主持丛书之编辑加工，核正疏漏，指摘瑕疵，并鼓励我把自己对中医学术发展的一些思考，写成长序，于兹谨致谢忱！

我的夫人徐杰编审，抄校核勘，工作繁巨，感谢她帮助我完成重订工作！

尝见一联"徐灵胎目尽五千年，叶天士学经十七师"，与杜甫诗句"别裁伪体亲风雅，转益多师是汝师"异曲同工，指导中医治学切中肯綮。

文章千古事，得失寸心知。相信《重订古今名医临证金鉴》不会辜负朋友们的厚望。

单书健

二〇一六年孟夏于不悔书屋